助产技能实训

主　审　李映桃

主　编　蔡文智

副主编　王志坚　周肖郁　张　军

编　者（以姓氏笔画为序）

王志坚（南方医科大学南方医院）
邬俏璇（深圳市妇幼保健院）
李映桃（广州医科大学附属第三医院）
杨丽霞（南方医科大学珠江医院）
吴瑜瑜（南方医科大学南方医院）
邹芳亮（南方医科大学护理学院）
张　军（南方医科大学南方医院）
张宏玉（海南医学院）
陈改婷（河北邯郸市中心医院）
周　璇（南方医科大学护理学院）
周立平（广东省妇幼保健院）
周肖郁（佛山市南海区人民医院）
周燕莉（南方医科大学南方医院）
徐　敏（中山大学附属第一医院）
徐慧颖（南方医科大学南方医院）
曹文静（湘南学院）
梁丽碧（佛山市顺德区妇幼保健院）
蔡文智（南方医科大学护理学院）

秘　书　邹芳亮（南方医科大学护理学院）

人民卫生出版社

图书在版编目(CIP)数据

助产技能实训 / 蔡文智主编. —北京：人民卫生出版社，2015

ISBN 978-7-117-20607-5

Ⅰ. ①助… Ⅱ. ①蔡… Ⅲ. ①助产学 Ⅳ. ①R717

中国版本图书馆 CIP 数据核字(2015)第 134710 号

助产技能实训

主　　编：蔡文智
出版发行：人民卫生出版社（中继线 010-59780011）
地　　址：北京市朝阳区潘家园南里 19 号
邮　　编：100021
E - mail：pmph @ pmph.com
购书热线：010-59787592　010-59787584　010-65264830
印　　刷：北京盛通数码印刷有限公司
经　　销：新华书店
开　　本：787 × 1092　1/16　　印张：13
字　　数：324 千字
版　　次：2015 年 8 月第 1 版　2024 年 10 月第 1 版第 10 次印刷
标准书号：ISBN 978-7-117-20607-5/R · 20608
定　　价：33.00 元
打击盗版举报电话：010-59787491　E-mail：WQ @ pmph.com
质量问题联系电话：010-59787234　E-mail：zhiliang @ pmph.com
数字融合服务电话：4001118166　E-mail：zengzhi @ pmph.com

前　言

助产学是一门研究助产理论知识、发展规律及相关技能的学科，是医学领域的重要组成部分，在临床工作中对保障母婴安全起着不可低估的作用。母婴安全代表一个国家的医疗健康水平，是衡量一个国家和地区社会经济、医疗卫生及妇幼保健水平的重要指标。我国助产专业教育已有一百年的历史，但目前助产专业与护理专业仍同属护理大类，未独立分开，体系缺失，缺乏独立系统的专业教育和临床实践，相应专业领域探究相对匮乏，所以难以形成广泛的理论支撑，从而导致助产士严重缺乏，助产教育质量不高，而适用于助产教学的专业教材更是屈指可数。因此，为培养高素质、高水平的助产士以服务于广大人民编写本书，将作者近年积累的研究成果及经验介绍给读者。

本书从助产学实用技能出发，系统介绍助产专业的各种实用技术，主要内容包括妊娠期、分娩期妇女临床评估技术、自然分娩技术、阴道分娩辅助技术、产褥期产妇护理技术、新生儿护理技术、产科常用急救技术及其他常用专科技术等方面。目的在于为助产士提供专业系统化指导，使助产士能胜任其工作，应用专业知识为孕产妇提供连续性照顾的专业医疗服务，协助产科医师对异常情况进行抢救和处置；实施新生儿护理；进行孕期保健、产后妇婴保健等，从而提高正常产率，减少妊娠期住院时间，减少产妇的痛苦。

本书内容新颖，紧扣产科领域最新进展，并根据各位编者长期临床工作经验及知识的积累、认识的深化及系统化，力争做到理论与实践紧密结合，重点突出操作技能。本书编写层次分明，具有很好的指导性和实用性，是培训助产专业人员的规范教材。

在本书编写过程中，得到了南方医科大学护理学院、南方医科大学南方医院、广州医科大学附属第三医院等各编者所在单位的大力支持，使教材编写工作得以顺利进行，在此表示诚挚谢意！

本书内容及编排难免存在疏漏和不妥之处，殷切期望广大师生和同行提出宝贵意见，以改进完善。

蔡文智

2015年7月

目 录

第一章
妊娠期妇女临床评估技术

妊娠期临床评估主要是对孕妇、胎儿、胎盘及胎儿成熟度进行监测，以保障孕妇及胎儿的健康，及早发现高危妊娠，预防妊娠并发症的发生。国际助产联盟提出助产士的职责是为孕期、产时、产后的妇女及新生儿提供支持和护理。因此，妊娠期妇女的临床评估技术是助产士必须掌握的基本技能之一。本章实训项目包括：孕妇病史资料采集、孕妇相关体格检查评估、宫底高度和腹围测量、腹部四步触诊、骨盆外测量、胎心音听诊、胎心监护、孕期超声检查评估及孕期常用实验室检查。

技术一　孕妇病史资料采集技术

病史资料的采集是临床评估的第一步，也是极为关键的一步。通过对孕妇病史资料的收集可以获得大量与其妊娠相关的信息，对下一步检查或治疗均有重要意义。

【目的】

1. 了解孕妇的一般情况、本次妊娠情况、既往孕产史、既往史和家族史、月经史。

2. 推算预产期。

【用物准备】

围生保健手册、笔。

【操作程序】

1. 评估

(1) 孕妇评估：核对姓名，解释操作目的。

(2) 环境评估：环境是否舒适、安静。

2. 准备

(1) 助产士准备：着装整齐，洗手。

(2) 物品准备：备齐用物，将用物放在合适的位置。

3. 病史采集内容(首次)

(1) 一般情况：询问孕妇的基本信息，如年龄、职业、孕产次、籍贯和住址，并填写在围产保健手册上。

(2) 本次妊娠情况：询问妊娠早期有无早孕反应、病毒感染史和用药史；胎动开始时间；有无阴道流血、头晕、头痛、心悸、气短及下肢水肿等不适症状。

(3) 既往孕产史：了解有无流产、早产、难产、死产、产后出血史，以及分娩方式和新生儿情况。

(4) 既往史和家族史：了解有无高血压、心脏病、糖尿病、血液病、肝肾疾病等，有无手术史；家族中有无精神病史、遗传病史，以及丈夫的健康状况（吸烟、饮酒等不良嗜好和遗传病史）。

(5) 月经史及推算预产期（expected date of confinement，EDC）：了解初潮年龄、月经周期及末次月经时间（last menstrual period，LMP）。从末次月经第一天算起，月份减 3 或加 9，日期加 7，来推算预产期。

4. 记录。

5. 交代注意事项，预约下一次产检。

【注意事项】

1. 病史采集一定要详细准确、内容要完整。

2. 与孕妇沟通时，注意态度温和。

【结局评价】

1. 孕妇知道自己的预产期。

2. 孕妇明确孕期注意事项及下次产检时间。

【技术拓展】

1. 复诊病史采集的内容　询问两次产检之间孕妇及胎儿的情况，如有无头晕、眼花、水肿、阴道流血流液或分泌物异常；有无自觉胎动、腹部异常增大等。

2. 其他推算预产期的方法　如末次月经记不清或月经不规律者，可依据早孕反应开始时间（孕 6 周左右开始）、胎动开始时间（初产妇一般在孕 18～20 周左右，经产妇最早可在孕 16 周自觉胎动）、宫底高度（孕 12 周末在耻骨联合上 2～3 横指；孕 16 周末在脐耻之间）和 B 超等综合推算预产期。

【临床情境】

李女士，33 岁，已婚，50kg，155cm，现妊娠 16^{+2} 周。3 年前曾怀孕，妊娠 25 周时早产，未成活，此后有过一次流产史。现来医院进行本次妊娠的首次产检。请问助产士应从哪些方面收集该孕妇的病史资料？如何推算其预产期？

【操作考核评分标准】

孕妇病史采集操作考核评分标准如表 1-1 所示。

表 1-1　孕妇病史采集操作考核评分标准

班级：　　　　　　学号：　　　　　　姓名：　　　　　　得分：

项目	分值	评分细则	评分等级				得分	备注
			A ×1.0	B ×0.8	C ×0.6	D ×(0～0.5)		
操作前	5	助产士着装及用物准备						
	5	孕妇评估						
	5	环境评估						
操作中	10	询问一般情况						
	10	询问既往孕产史						
	10	询问既往史						

续表

项目	分值	评分细则	评分等级				得分	备注
			A ×1.0	B ×0.8	C ×0.6	D ×(0～0.5)		
操作中	5	询问家族史						
	5	询问丈夫健康状况						
	10	询问月经史						
	10	推算预产期						
操作后	5	记录						
	5	交代注意事项，预约下次检查						
其他	10	过程熟练、内容完整						
	5	人文关怀，爱伤观念						

（周　旋）

技术二　孕妇相关体格检查评估技术

体格检查往往在病史采集结束后进行。因为有专门的产科检查，孕妇的体格检查主要从体重、血压、水肿情况及乳房评估四个方面进行。

【目的】

1. 评估孕妇一般状况、乳房及水肿情况。

2. 监测孕期体重和血压的变化。

【用物准备】

血压计、听诊器、一次性垫单、体重测量仪、笔。

【操作程序】

1. 评估

(1) 孕妇评估：核对孕妇基本信息，解释操作目的。

(2) 环境评估：环境是否舒适、安全，能否保护孕妇隐私；光线是否充足。

2. 准备

(1) 助产士准备：着装整齐，洗手（并温暖双手），戴口罩。

(2) 物品准备：备齐用物，将用物放在合适的位置。

3. 操作

(1) 观察孕妇精神、发育、营养及步态。

(2) 协助孕妇测量体重（冬天尽量脱去外套），并记录。

(3) 测量血压（正常不应超过140/90mmHg；若超过基础血压的30/15mmHg，但未超过140/90mmHg，不作为诊断依据，需严密观察）：协助孕妇取仰卧位或坐位，放置血压计，使之与孕妇心脏在同一水平面，打开血压计，排净袖袋中空气，在肘窝上方2～3cm处缠绕袖带，松紧可插入一指为宜。开启水银槽，一手将听诊器胸件放置于肘动脉搏动最强处，一手关闭气门，打气至肱动脉搏动消失后再升高20～30mmHg，然后缓慢放气，听到第一声搏动音时水银柱的刻度为收缩压，搏动音消失或明显减弱时的水银柱刻度为舒张压。整理血压计并记录。

(4) 乳房评估：协助孕妇坐于或仰卧于检查床上，暴露胸部，观察乳房发育情况、外形、大小，双侧乳房是否对称，评估乳头是否正常（图 1-1），有无平坦（图 1-2）或凹陷（图 1-3）。如发现异常，请按照乳头平坦或凹陷护理技术进行相关干预。详见第五章技术八。

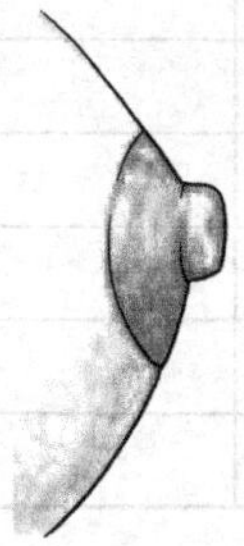

图 1-1 乳头正常

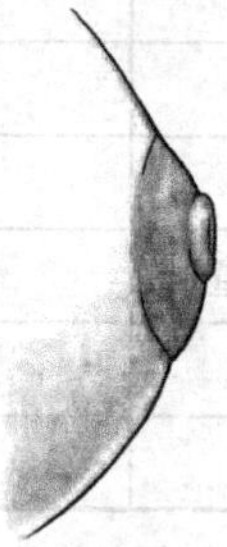

图 1-2 乳头平坦

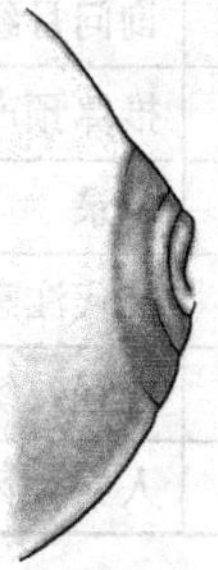

图 1-3 乳头凹陷

(5) 水肿评估：助产士以右手大拇指稍用力按压孕妇脚踝及小腿胫前区域，观察有无凹陷。若有水肿，休息后可缓解属于正常；不能缓解，应判断水肿程度分级，并监测体重及血压情况。

4. 协助孕妇整理衣物，洗手。

5. 记录，告知检查结果及注意事项。

6. 预约下次检查时间。

【注意事项】

1. 血压测量时注意袖带缠绕位置要准确，松紧度以胸件不能塞入袖带内为宜，放气时均匀缓慢。

2. 乳房评估时注意保护孕妇隐私。

【结局评价】

1. 孕妇知道身体的异常情况及注意事项。

2. 孕妇明确下次产检时间。

【技术拓展】

水肿临床分级：①隐性水肿，体重异常增加（每周 > 0.5kg）；②“+”，水肿局限于膝以下；③“++”，水肿延及大腿；④“+++”，水肿延及外阴和腹壁；⑤“++++”，全身水肿或伴腹水。

【临床情境】

李女士，33 岁，已婚，50kg，155cm，现妊娠 16^{+2} 周。3 年前曾怀孕，妊娠 25 周时早产，未成活，此后有过一次流产史。现来医院进行本次妊娠的首次产检。作为助产士，应该从哪些方面进行全身检查呢？该孕妇现在可能存在的主要问题是什么？

【操作考核评分标准】

孕妇相关体格检查操作考核评分标准如表 1-2 所示。

表 1-2　孕妇相关体格检查操作考核评分标准

班级：　　　学号：　　　姓名：　　　得分：

项目	分值	评分细则	评分等级				得分	备注
			A ×1.0	B ×0.8	C ×0.6	D ×(0～0.5)		
操作前	5	助产士着装及用物准备						
	5	孕妇评估						
	5	环境评估						
操作中	5	观察孕妇精神、发育、营养及步态						
	5	测量体重						
	15	测血压						
	15	评估乳房						
	15	评估水肿						
操作后	5	洗手、记录						
	5	针对性的健康教育						
	5	预约下次检查						
其他	10	操作熟练、手法正确						
	5	人文关怀，爱伤观念						

（周　璇）

技术三　宫底高度和腹围测量技术

宫底高度是指孕妇平卧时，从耻骨联合上缘中点至子宫底最高点之间的距离（厘米）；腹围是指平脐，绕腹一周所测量的长度（厘米）。测量宫底高度和腹围是产前检查必不可少的重要组成部分。

【目的】

1. 了解胎儿宫内发育情况。

2. 估计胎儿体重，并判断与孕周是否相符。

【用物准备】

软尺、一次性垫单。

【操作程序】

1. 评估

(1) 孕妇评估：评估孕周；解释操作目的，嘱孕妇排空膀胱。

(2) 环境评估：环境是否舒适、安全，能否保护孕妇隐私；光线是否充足。

2. 准备

(1) 助产士准备：着装整齐，洗手（并温暖双手），戴口罩。

(2) 物品准备：备齐用物，将用物放在合适的位置。

(3) 孕妇准备：排空膀胱。

3. 操作

(1) 核对孕妇，再次核对孕周；协助孕妇上检查床，取仰卧屈膝位，充分暴露腹部；评估腹部皮肤及腹壁张力。

(2) 测量宫高：助产士立于孕妇右侧，左手持软尺零端并放置子宫底最高点，右手沿腹壁正中线将皮尺向下拉开至耻骨联合上缘中点，读数并记录(图1-4)。

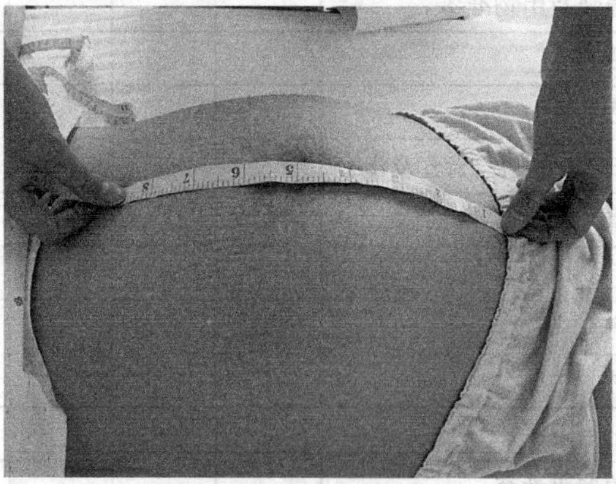

图1-4 宫底高度的测量

(3) 测量腹围：助产士立于孕妇右侧，平脐水平，将软尺经脐部绕腹一周，读数并记录(图1-5)。

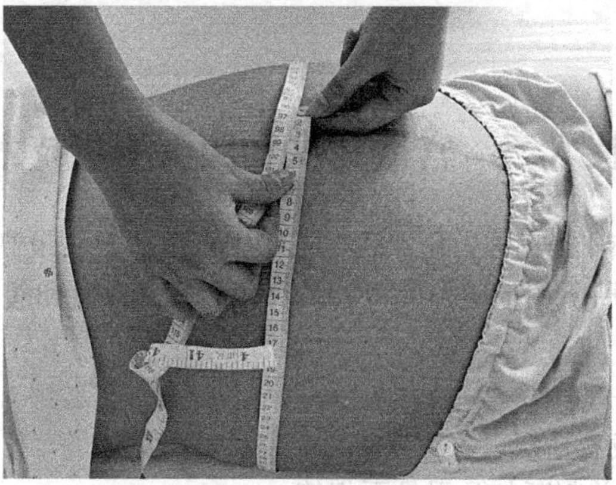

图1-5 腹围的测量

4. 协助孕妇整理衣物，并扶她下检查床。

5. 整理用物，洗手。

6. 告知检查结果及注意事项，预约下次产检时间。

【注意事项】

1. 注意保暖并保护孕妇隐私。

2. 测量时，注意软尺紧贴腹壁，松紧适宜。

3. 动作轻柔，注意子宫敏感度。

【结局评价】

1. 孕妇对检查过程满意，无不适感受。

2. 孕妇知道其宫高和腹围是否符合孕周。

3. 孕妇明确注意事项及下次产检时间。

【技术拓展】

1. 测量宫底高度和腹围的时间　孕 20 周前，手测宫底高度和腹围；20 周以后，尺测宫底高度和腹围。

2. 宫底高度与孕周的关系　孕 12 周末在耻骨联合上 2～3 横指；孕 16 周末在脐耻之间；孕 20 周末在脐下一横指；孕 24 周末在脐上一横指；孕 28 周在脐上 3 横指；孕 32 周末在脐与剑突之间；孕 36 周末在剑突下 2 横指；孕 40 周在脐与剑突之间或略高。

3. 估计胎儿体重　胎儿体重(g)＝宫高(cm)×腹围(cm)＋200g

【临床情境】

王女士，26 岁，已婚，孕 24^{+3} 周，第一胎，前来进行常规产检。如何为孕妇测量宫高和腹围？测量后，请估计胎儿体重。

【操作考核评分标准】

宫底高度和腹围测量操作考核评分标准如表 1-3 所示。

表 1-3　宫底高度和腹围测量操作考核评分标准

班级：　　　　学号：　　　　姓名：　　　　得分：

项目	分值	评分细则	评分等级 A ×1.0	B ×0.8	C ×0.6	D ×(0～0.5)	得分	备注
操作前	5	助产士着装及用物准备						
	5	孕妇评估及准备						
	5	环境评估						
操作中	5	核对孕妇及孕周						
	5	取仰卧屈膝位						
	5	评估腹部皮肤及腹壁张力						
	25	测量宫底高度						
	20	测量腹围						
操作后	5	洗手、记录						
	5	注意事项 预约下次检查						
其他	10	操作熟练、手法正确						
	5	人文关怀，爱伤观念						

（周　璇）

技术四　腹部四步触诊技术

四步触诊是产科常用的一种检查技术，用以判定胎产式、胎先露、胎方位、子宫大小及胎先露是否衔接。前三步手法要求检查者面向孕妇，第四步则需检查者面对孕妇足部。

【目的】

1. 判断胎先露、胎方位、胎先露是否衔接。

2. 估计胎儿大小及羊水量。

【用物准备】

一次性垫单。

【操作程序】

1. 评估

(1) 孕妇评估：评估孕周；解释操作目的，嘱孕妇排空膀胱。

(2) 环境评估：环境是否舒适、安全，能否保护孕妇隐私；光线是否充足。

2. 准备

(1) 助产士准备：着装整齐，洗手（并温暖双手），戴口罩。

(2) 物品准备：备齐用物，将用物放在合适的位置。

(3) 孕妇准备：排空膀胱。

3. 操作

(1) 核对孕妇，再次核对孕周；协助孕妇上检查床，取仰卧屈膝位，充分暴露腹部；助产士立于孕妇右侧，评估腹部皮肤及腹壁张力。

(2) 第一步：助产士面向孕妇，将双手放置于子宫底部，了解宫底高度，估计胎儿大小与孕周是否相符；接下来以双手指腹相对交替轻推，感受并判断子宫底部胎儿部分（图 1-6）。若是胎头，则硬而有浮球感（ballottement）；若是胎臀，则软而宽，形状也不规则。

(3) 第二步：助产士将两手分别放置于腹部两侧，一只手固定，另一只手轻轻向对侧深压检查，双手交替，仔细判断胎儿背部与四肢的位置，同时可感受羊水的多少（图 1-7）。凹凸不平者为胎儿肢体，有时可感受到肢体的活动；平坦饱满者为胎背。

(4) 第三步：助产士右手与其余四指分开，放置于耻骨联合上方，握住胎先露部分，判断是头部还是臀部；然后左右推动先露部分，判断其衔接情况（图 1-8）。如不能推动，则先露部已衔接；如先露部浮动，则还未衔接。

(5) 第四步：助产士面向孕妇足部，双手分别放置于胎先露部的两侧，向骨盆入口方向压，进一步确诊胎先露及其衔接情况（图 1-9），略有活动为“半固定”；不能活动为“固定”。

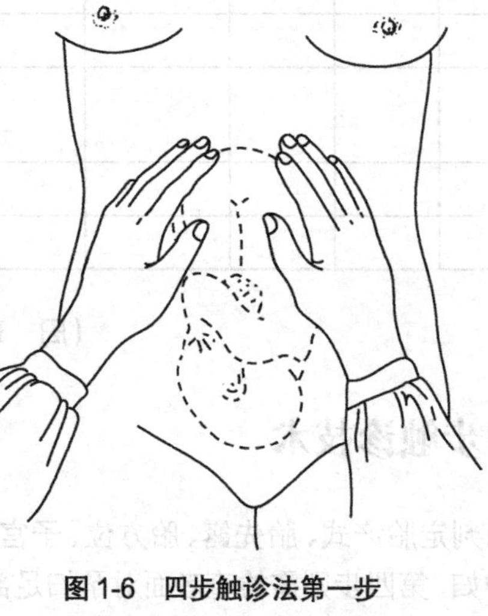

图 1-6　四步触诊法第一步

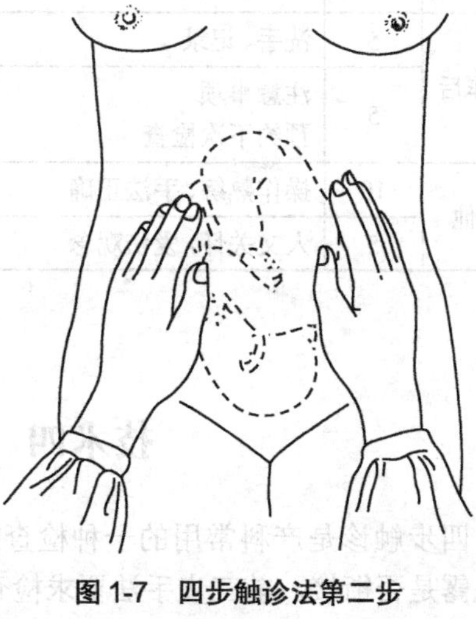

图 1-7　四步触诊法第二步

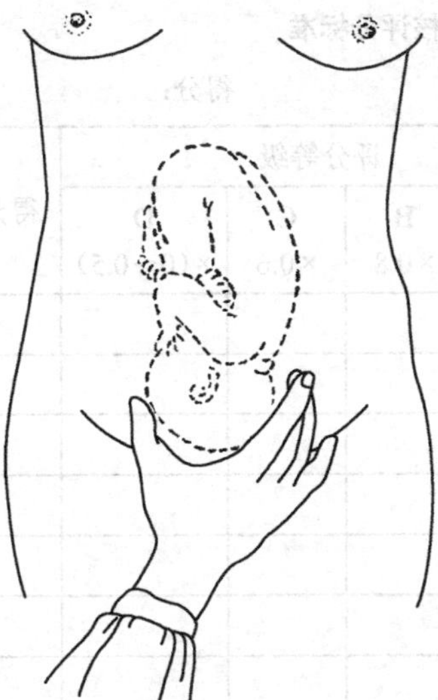

图 1-8 四步触诊法第三步

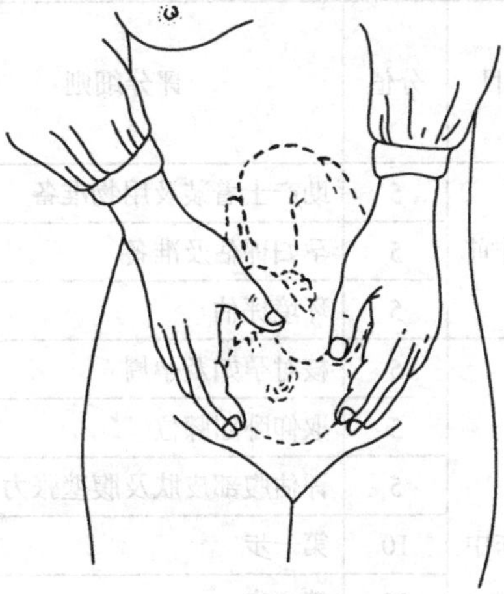

图 1-9 四步触诊法第四步

4. 协助孕妇整理衣物，并扶她下检查床。

5. 整理用物，洗手，记录。

6. 告知检查结果及注意事项，预约下次产检时间。

【注意事项】

1. 注意保暖并保护孕妇隐私。

2. 检查的位置注意保持正确。始终立于孕妇右侧，第一步至第三步面向孕妇，最后一步面向孕妇的足部。

3. 动作轻柔，注意子宫敏感度，随时注意观察孕妇表情。

【结局评价】

1. 孕妇对检查过程满意，无不适感受。

2. 孕妇知道胎先露、胎方位、胎头是否衔接。

3. 孕妇明确注意事项及下次产检时间。

【技术拓展】

1. 胎方位　胎儿先露部指示点与母体骨盆的关系。头先露以枕骨为指示点，而臀先露以骶骨为指示点。胎方位的描述总是涉及孕妇骨盆的左侧或右侧。

2. 胎先露　胎儿最先进入部分与骨盆入口的关系。分头先露、臀先露或肩先露。

3. 胎产式　胎儿纵轴与母体纵轴的关系。分纵产式、斜产式或横产式。

4. 衔接　指胎儿先露部最宽的径线（头先露是双顶径，臀先露是坐骨结节间径）通过骨盆入口平面。如头先露，胎头颅骨最低点达到或低于坐骨棘水平为衔接。

【临床情境】

王女士，26 岁，已婚，孕 24^{+3} 周，第一胎，前来进行常规产检。如何判断该孕妇的胎位是否正常？

【操作考核评分标准】

腹部四步触诊操作考核评分标准如表 1-4 所示。

表 1-4 腹部四步触诊操作考核评分标准

班级： 学号： 姓名： 得分：

项目	分值	评分细则	评分等级				得分	备注
			A ×1.0	B ×0.8	C ×0.6	D ×（0～0.5）		
操作前	5	助产士着装及用物准备						
	5	孕妇评估及准备						
	5	环境评估						
操作中	5	核对孕妇及孕周						
	5	取仰卧屈膝位						
	5	评估腹部皮肤及腹壁张力						
	10	第一步						
	10	第二步						
	10	第三步						
	15	第四步						
操作后	5	洗手、记录						
	5	注意事项 预约下次检查						
其他	10	操作熟练、手法正确						
	5	人文关怀，爱伤观念						

（周 璇）

技术五 骨盆外测量技术

骨盆是产道的最重要的组成部分，骨盆外测量是指用骨盆测量尺测量骨盆各平面的径线，间接了解骨盆大小和形态，狭小或畸形骨盆均可引起难产。

【目的】

评估骨盆外径线大小，为判断胎儿的分娩方式提供参考。

【用物准备】

检查床、骨盆测量尺。

【操作程序】

1. 评估

(1) 孕妇评估：孕妇精神状态及有无并发症，是否愿意配合等。

(2) 环境评估：环境是否安全、安静、温度，是否适宜，是否有屏风遮挡。

2. 准备

(1) 助产士准备：着装整齐，洗手。

(2) 物品准备：备齐用物，将用物放在合适的位置。

(3) 孕妇准备：向孕妇及其家属解释操作目的，取得其合作。

3. 操作

(1) 髂棘间径测量

1) 协助孕妇伸腿仰卧位于检查床上。

2) 触清两侧髂前上棘，测量两侧髂前上棘外侧缘间的距离（图 1-10）。

3) 查看数据并记录。正常值为 23～26cm。

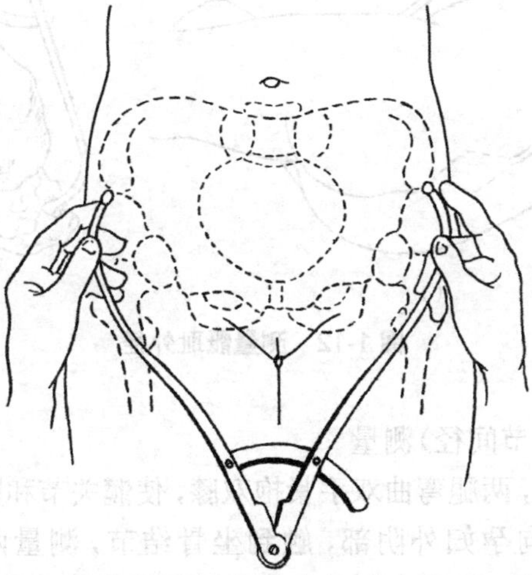

图 1-10　测量髂棘间径

(2) 髂嵴间径测量

1) 协助孕妇伸腿仰卧位于检查床上。

2) 测量两侧髂嵴外缘间的最宽距离（图 1-11）。

3) 查看数据并记录。正常值为 25～28cm。

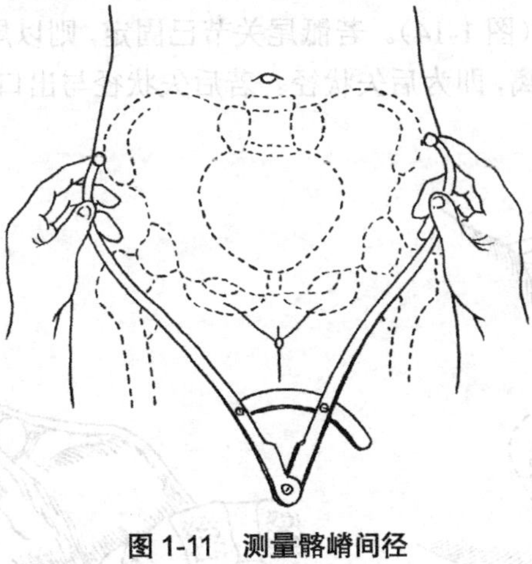

图 1-11　测量髂嵴间径

(3) 骶耻外径测量

1) 协助孕妇取左侧卧位，右腿伸直，左腿屈曲。

2) 测量耻骨联合上缘中点至第五腰椎棘突下凹陷处的距离（第五腰椎棘突下，相当于菱形窝上角；或相当于两侧髂嵴联线中点下 1～1.5cm 处）（图 1-12）。测量此径线可间接推测骨盆入口前后径长度，是骨盆外测量中最重要的径线。骶耻外径值与骨质厚薄相关，测得的骶耻外径值减去1/2尺桡周径值，即相当于骨盆入口前后径值。

3）查看数据并记录。正常值为18～20cm。

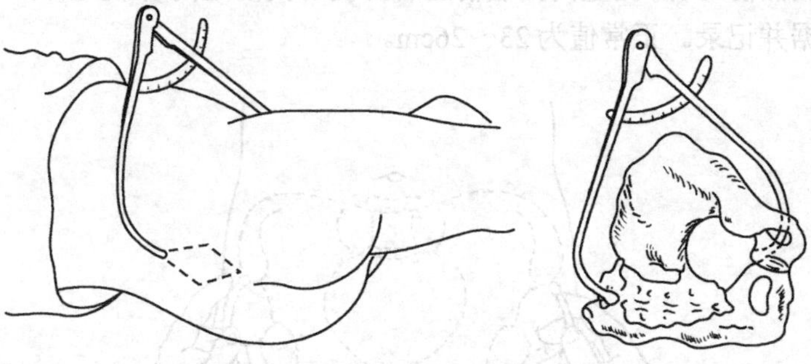

（1）　　（2）

图1-12　测量骶耻外径

（4）出口横径（坐骨结节间径）测量

1）协助孕妇呈仰卧位，两腿弯曲双手紧抱双膝，使髋关节和膝关节全屈。

2）测量时检查者面向孕妇外阴部，触到坐骨结节，测量两坐骨结节内缘间的距离（图1-13）。若无骨盆测量器，可用检查者拳头置于两坐骨结节间，可容一拳时，估计此径线大于8.5cm，属正常。测此径线，可直接了解骨盆出口横径长度。当出口横径小于8cm时，应测后矢状径。

3）查看数据并记录。正常值为8.5～9.5cm。

（5）出口后矢状径测量

1）嘱孕妇取膝胸或左侧卧位。

2）检查者右手示指戴指套并涂润滑油后，伸入肛门，指腹朝骶骨方向与拇指共同协作找到骶尾关节后予以标记（图1-14）。若骶尾关节已固定，则以尾骨尖为标记，测量从标记处至出口横径中点间的距离，即为后矢状径。若后矢状径与出口横径之和大于15cm，表明骨盆出口狭窄不明显。

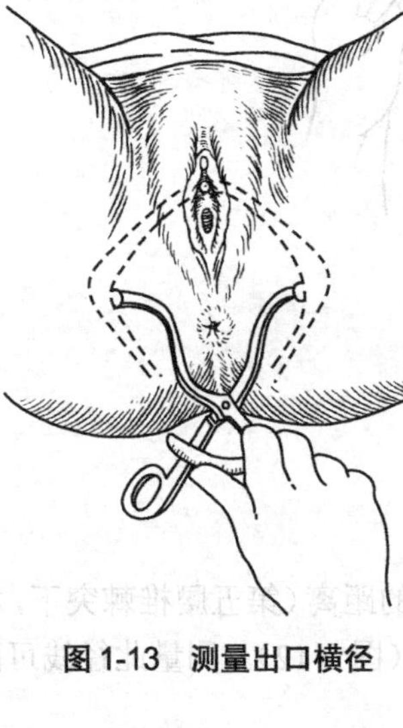

图1-13　测量出口横径

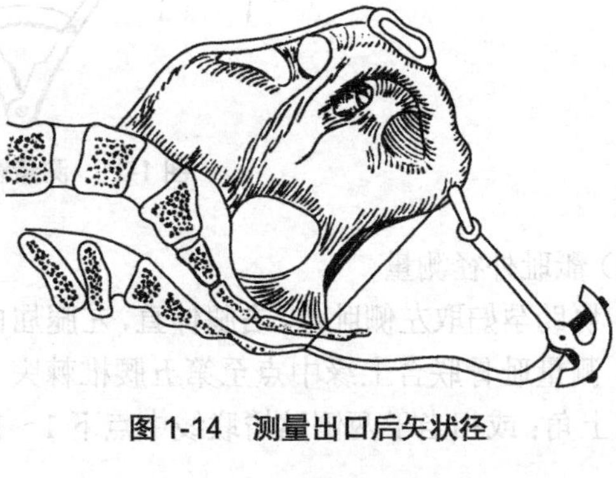

图1-14　测量出口后矢状径

3）查看数据并记录。正常值为8～9cm。

（6）耻骨弓角度测量

1）协助孕妇呈仰卧位，两腿弯曲。双手紧抱双膝。

2）用左右两拇指尖斜着对拢，放置于耻骨联合下缘，左右两拇指平放于耻骨降支上面（图1-15）。

3）测量两拇指间的角度并记录。正常值为90°，小于80°为不正常。此角度反映骨盆出口横径的宽度。

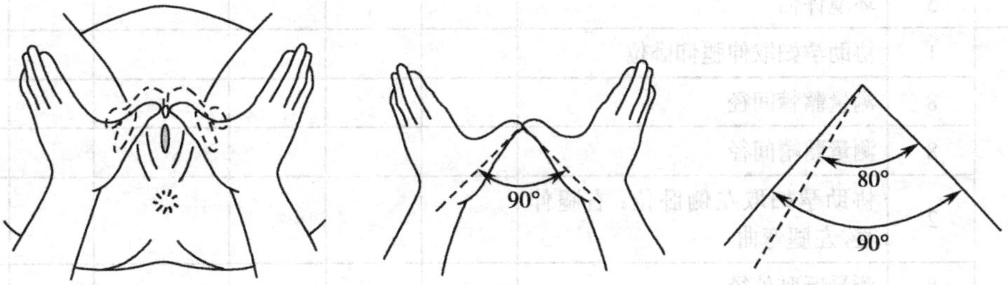

图1-15 测量耻骨弓角度

4. 协助孕妇整理衣裤，盖好被子。

5. 整理用物，洗手。

6. 记录。

【注意事项】

1. 操作时站在孕妇右侧。

2. 动作要轻柔，注意保暖和遮挡孕妇。

3. 测量数据要准确。

【结局评价】

1. 骨盆外测量操作正确、熟练。

2. 孕妇及家属对操作过程满意。

【技术拓展】

1. 骨盆外测量的时间 临床上各医院略有不同。有的医院在初诊时就测量骨盆，大多数医院在妊娠28～34周之间测量骨盆，也有医院在妊娠37～38周时，但初孕妇及有难产史的孕妇，在初次产前检查时，均应常规作骨盆测量及检查。

2. 常见的异常情况 ①均小骨盆：骨盆形态正常，但各条径线均小于正常径线最低值2cm以上，可发生难产；②扁平骨盆：对角径＜11.5cm，表现为胎头衔接受阻，不能入盆，前羊水囊受力不均，易致胎膜早破，继发性宫缩乏力，潜伏期和活跃期延长；③骨盆出口平面狭窄：骨盆出口横径（坐骨结节间径）＜7.5cm为出口狭窄。一般出口狭窄不宜试产，如胎儿＞3500g，阴道分娩可能有困难，密切观察产程进展，放宽手术指征。

【临床情境】

李女士，22岁，已婚，G_1P_0，妊娠39^{+6}周，因不规律宫缩于早上9点入院。入院生命体征正常，胎心120次/分，宫口未开。请为该孕妇测量骨盆外径线，并判断骨盆大小与形态。

【操作考核评分标准】

骨盆外测量操作考核评分标准如表1-5所示。

表 1-5 骨盆外测量操作考核评分标准

班级：　　　　学号：　　　　姓名：　　　　得分：

项目	分值	评分细则	评分等级 A ×1.0	B ×0.8	C ×0.6	D ×(0～0.5)	得分	备注
操作前	5	助产士着装及用物准备						
	5	孕妇评估						
	5	环境评估						
操作中	1	协助孕妇取伸腿仰卧位						
	8	测量髂棘间径						
	8	测量髂嵴间径						
	2	协助孕妇取左侧卧位：右腿伸直，左腿弯曲						
	8	测量骶耻外径						
	2	协助孕妇取仰卧位：双手抱膝使双腿向腹部屈曲						
	8	测量坐骨结节间径						
	2	协助孕妇取膝胸或左侧卧位						
	8	测出口后矢状径						
	6	测量耻骨弓角度						
	2	协助孕妇穿好衣服						
操作后	5	洗手、记录						
	10	对骨盆大小及形态作出判断						
其他	10	操作熟练、手法正确						
	5	人文关怀，爱伤观念						

（曹文静）

技术六　胎心音听诊技术

胎心音听诊是指临床用多普勒听诊器经孕妇腹部听诊胎儿心音，是了解胎儿宫内情况最常用的手段之一。

【目的】

了解胎心音是否正常，监测胎儿在子宫内的情况。

【用物准备】

超声多普勒、耦合剂、消毒液、卫生纸、笔、纸、秒表，必要时备屏风。

【操作程序】

1. 评估

(1) 孕妇评估：询问病史，如妊娠周数、胎动出现时间、每日胎动情况、妊娠经过；检查孕妇腹部局部皮肤、胎方位；了解孕妇进食情况、日常卧位等。

（2）环境评估：环境是否私密、安静、光线充足、温度适宜。

2. 准备

（1）助产士准备：着装整齐，洗手，剪指甲。

（2）物品准备：备齐用物，将用物放在合适的位置。

（3）孕妇准备：排空大小便，舒适体位。

3. 操作

（1）取屏风遮挡，注意保护孕妇隐私，暴露腹部。

（2）用四步触诊法判断胎背的位置，将多普勒探头涂上耦合剂置于胎背对应母体腹壁处，寻找听胎心音最强处，听诊胎心音（图 1-16），听到如钟表的"滴答"双音后，计数 1 分钟。正常胎心音为双音，第 1 音与第 2 音相接近，速度较快，节律规整，正常胎心音为 110～160 次 / 分。

（3）用卫生纸分别擦净孕妇腹部和探头的耦合剂，协助孕妇穿好衣裤。

（4）告知孕妇正常胎心率的范围：110～160 次 / 分。告知孕妇此次听诊的结果为实时监测结果。

（5）告知孕妇自我检测胎动的方法，详见【技术拓展】。

（6）整理用物、洗手并记录听诊胎心音时间及次数。

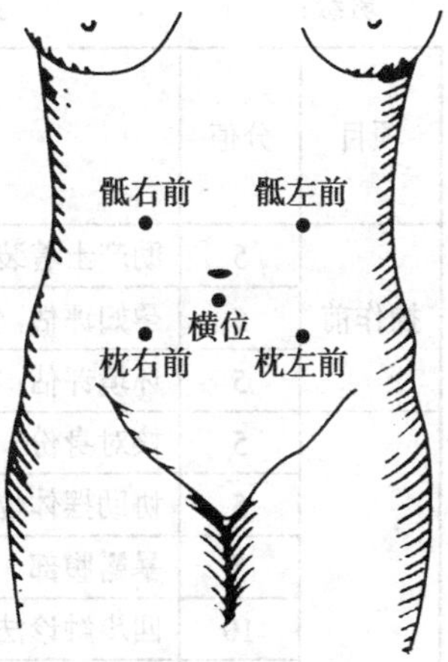

图 1-16　听诊胎心音的位置

【注意事项】

1. 如孕妇有宫缩，应选择宫缩后间歇期听诊。听到的胎心音需要与子宫杂音、腹主动脉音、胎动音及脐带杂音相鉴别。子宫杂音为血液流过扩大的子宫血管时出现的柔和吹风样低音响，腹主动脉音为单调的咚咚样强音响，这两种杂音均与孕妇脉搏数一致，脐带杂音为脐带血流受阻出现的与胎心率一致的吹风样低音响，改变体位后可消失，如持续存在脐带杂音，应注意有无脐带缠绕的可能。

2. 注意观察孕妇有无异常情况，如仰卧位会有呼吸不畅情况等。若胎心音＜110 次 / 分或者＞160 次 / 分，需立即触诊孕妇脉搏作对比鉴别，如胎心音有明显减慢或加快，可先给予间断吸氧，改变孕妇体位，进行胎心监护，通知医师。

【结局评价】

1. 听诊位置正确，了解到胎儿胎心节律。

2. 孕妇及家属对操作过程满意，孕妇了解胎儿在宫内安全，无焦虑与恐惧。

【技术拓展】

孕期自我胎动计数　数胎动是孕妇自我监护胎儿情况的一种简易有效的方法。孕妇 18～20 周开始自感有胎动，一般每小时 3～5 次。过频或过少均应警惕胎儿宫内缺氧而导致胎儿窘迫。缺氧早期胎儿烦躁不安，表现为胎动明显增多，当缺氧严重时，胎动减少减弱或消失，胎动消失后，胎心一般在 24～48 小时内消失，胎死宫内。孕妇自 28 周开始应学会自数胎动，计数方法：每天早、中、晚固定时间各数 1 小时，每小时大于 3 次（连续胎动为 1 次），说明胎儿情况良好。也可以将早、中、晚三次胎动次数的和乘 4，即 12 小时胎动计数；12 小时胎动达 30 次以上，说明胎儿情况良好，少于 20 次，说明胎儿异常，应及时就诊，如果胎动少于 10 次，则提示胎儿宫内缺氧。

【临床情境】

孕妇，30 岁，已婚，G_1P_0，宫内妊娠 28^{+6} 周，自觉有胎动，有轻微腹痛不适，收入院保胎。办理入院后，作为助产士，请你为该孕妇听诊胎心音并判断胎心音是否正常。

【操作考核评分标准】

听诊胎心音操作考核评分标准如表 1-6 所示。

表 1-6 听诊胎心音操作考核评分标准

班级： 学号： 姓名： 得分：

项目	分值	评分细则	评分等级				得分	备注
			A ×1.0	B ×0.8	C ×0.6	D ×(0～0.5)		
操作前	5	助产士着装及用物准备						
	5	孕妇评估，告知操作目的						
	5	环境评估：室温、光线						
操作中	5	核对身份						
	5	协助摆体位						
	5	暴露腹部						
	10	四步触诊法判断胎背位置						
	5	涂耦合剂于多普勒探头						
	10	胎背对应母体腹壁处听诊						
	5	听到钟表“滴答”双音后，数 1 分钟						
	5	告知胎心音结果及正常范围						
	5	擦去腹部及探头耦合剂						
	5	协助孕妇穿衣下床						
	10	健康教育						
操作后	5	整理用物、洗手、记录						
其他	5	操作正确、熟练、流畅						
	5	保护孕妇隐私观念强						

（邬俏璇）

技术七 胎心监护技术

胎儿电子监护分为产前监护和产时监护。本章节阐述的是产前监护，产前胎儿电子监护用于 32 周后常规产前监测、高危妊娠和怀疑胎盘功能低下者、其他相关检查提示胎儿在宫内可能有缺氧状况者。临床常用胎儿电子监护包括无应激试验（NST）和缩宫素激惹试验（OCT），胎儿宫内安危的其他评估详见第二章技术六。

一、无应激试验

无应激试验（NST）又称胎儿加速试验，是指在无宫缩、无外界负荷刺激下，观察和记录胎儿胎心率及宫缩情况的一种试验。孕周≥32 周后，为常规产前监测项目。

【目的】

通过胎心基线率水平、胎心基线变异、周期性胎心改变来综合判断胎儿储备能力，评估胎儿宫内安危情况。

【用物准备】

胎心监护仪、胎心监护带、多普勒、耦合剂、胎心监护打印纸、卫生纸、笔、纸，必要时备吸氧装置和屏风。

【操作程序】

1. 评估

(1) 孕妇评估：孕周大小、胎方位、宫底高度、腹部局部皮肤情况。

(2) 环境评估：环境是否安静、光线充足、温度适宜。

(3) 胎心监护仪评估：仪器处于良好备用状态，打印正常。

2. 准备

(1) 助产士准备：着装整齐，洗手，剪指甲。

(2) 物品准备：备齐用物，将用物放在合适的位置。

(3) 孕妇准备：排空大小便，不宜空腹、舒适体位，轻松配合。

3. 操作

(1) 取屏风遮挡，注意保护孕妇隐私，暴露腹部。

(2) 用四步触诊法了解胎方位，判断胎背的位置。

(3) 用多普勒在胎背上方听诊，确定胎心听诊最清楚的部位。

(4) 将耦合剂涂于胎心探头上，将探头放置于孕妇腹壁胎心听诊最明显处并用胎心监护带固定(图 1-17)。

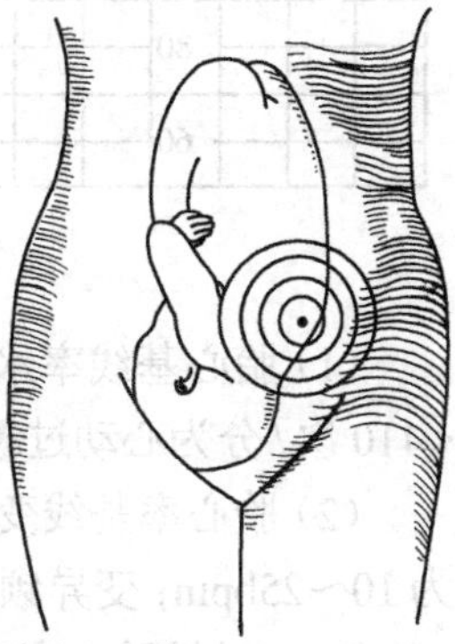

图 1-17　确定胎心听诊最清楚的部位

(5) 放置宫缩感应探头于宫底下 3 横指处，并用胎心监护带固定。

(6) 孕妇手握胎动感应手动按钮，教会孕妇每胎动 1 次按钮 1 次，连续胎动为 1 次。

(7) 打开胎心监护仪开关，观察显示情况，打开走纸开关，注意孕妇有无不适主诉。

(8) 监护 20 分钟后，视胎心监护情况决定是否延长监测情况，关闭胎心监护仪开关，取下探头，松解胎心监护带。

(9) 取卫生纸擦净孕妇腹部和胎心探头的耦合剂，协助孕妇穿好衣裤。

(10) 告知孕妇自我检测胎动的重要性与方法。

(11) 待医师做出报告后，将胎心监护记录纸贴于病历上保存。

(12) 整理用物、洗手并记录。

【注意事项】

1. 尽量避免仰卧位，避免空腹监护，以免饥饿引起胎心加快导致假阳性率高。

2. 胎心监护结果及时告知孕妇，减少其焦虑。

【结局评价】

1. 助产士操作方法正确，测量结果能准确反映胎儿宫内情况。正常胎心监护结果应包括以下几项：胎心率基线波动在 110～160 次 / 分，变异振幅 10～25bpm，变异频率≥3 次 / 分；胎心率至少有 3 次加速，加速 > 15bpm，并且持续时间 > 15 秒；图谱示胎动次数≥3 次，胎心监护中无减速发生。

2. 孕妇对助产士操作满意，操作未给孕妇造成不适。

【技术拓展】

常见胎心监护图谱识别

1. 胎心率基线　指在没有胎动和宫缩的情况下记录10分钟的胎心率平均值，即每分钟的心搏数（bpm）。心率水平至少保持10分钟大体不变才能确定基础胎心率，若发生变化，而变化需持续10分钟以上才认为新的胎心率（图1-18）。

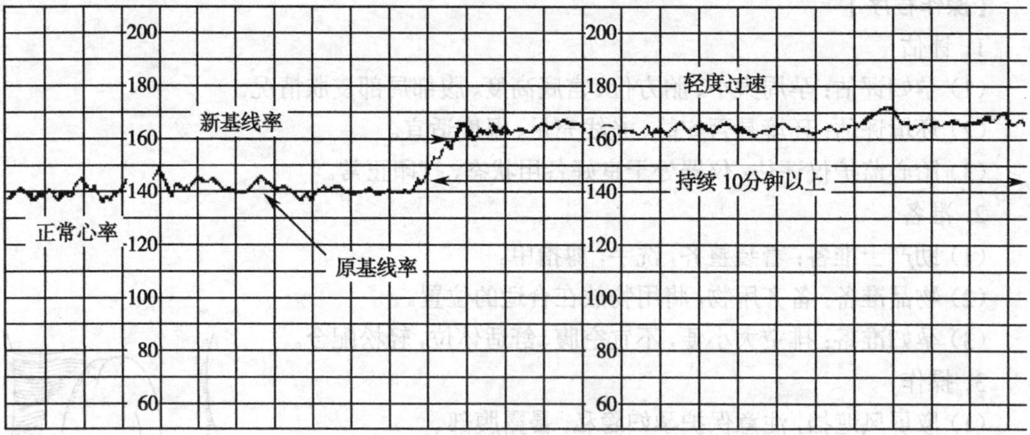

图1-18　胎心率基线

（1）胎心基线率水平：正常胎心率范围为110～160次/分，>160次/分为心动过速，<110次/分为心动过缓。

（2）胎心率基线变异：包括变异振幅及变异频率。变异振幅为胎心率的波动范围，一般为10～25bpm；变异频率为1分钟内胎心率波动的次数，正常≥6次。

2. 一过性胎心率变化　包括加速和减速两种变化。

（1）加速是指宫缩时胎心率基线暂时增加，>15bpm，并且持续时间>15秒。随胎动或腹部触诊等刺激而发生者称非周期性加速（图1-19）；伴随宫缩发生的加速称周期性加速（图1-20）。

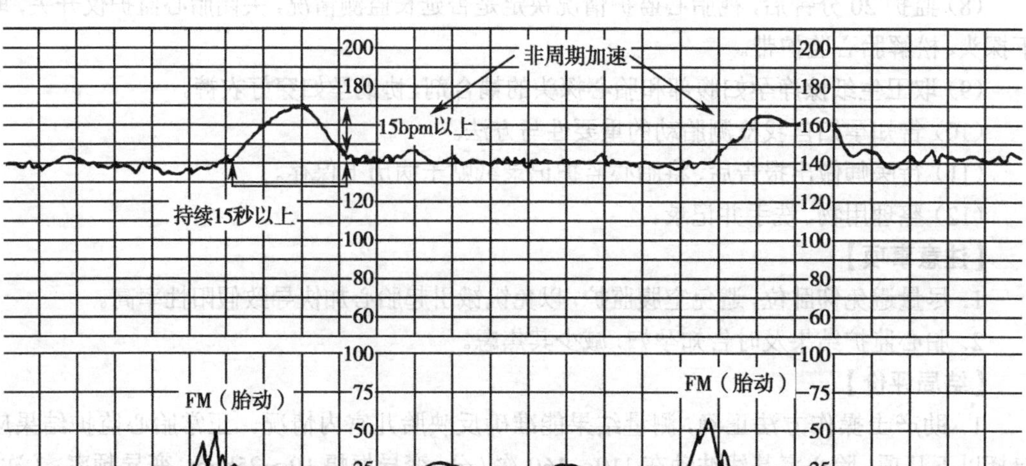

图1-19　非周期性加速

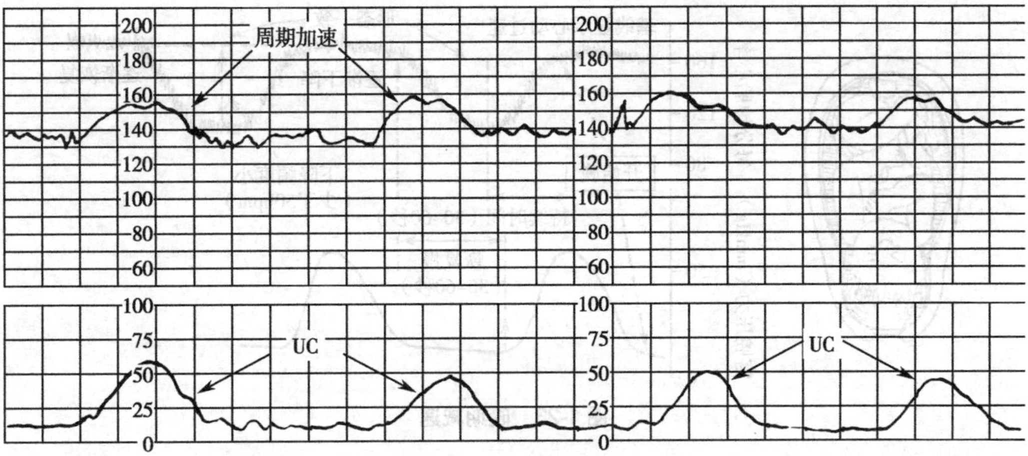

图 1-20　周期性加速

（2）减速是指宫缩时胎心率出现短暂的减慢，分为 3 种情况：①早期减速：与宫缩同时开始，下降幅度 < 40bpm，持续时间短，恢复快，提示胎头受压（图 1-21）；②变异减速：与宫缩无恒定关系，变异形态不规则，下降幅度 > 70bpm，持续时间不定，恢复迅速，提示脐带受压，可改变体位或吸氧，情况将好转（图 1-22）；③晚期减速：在宫缩高峰后出现，下降缓慢，< 50bpm，持续时间长，恢复缓慢，提示胎盘功能障碍，胎儿宫内缺氧（图 1-23）。

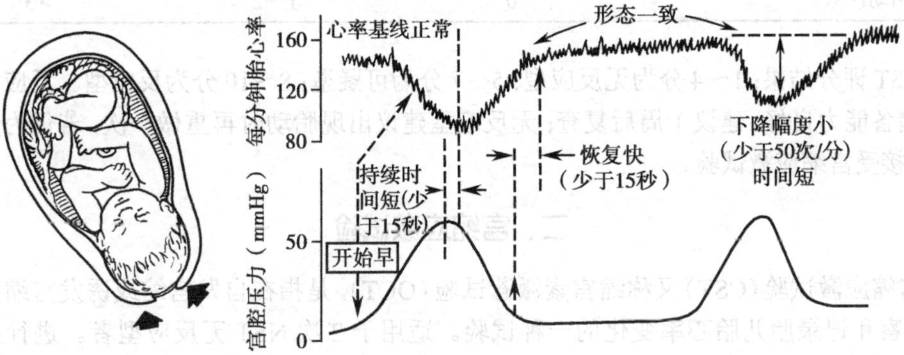

图 1-21　早期减速

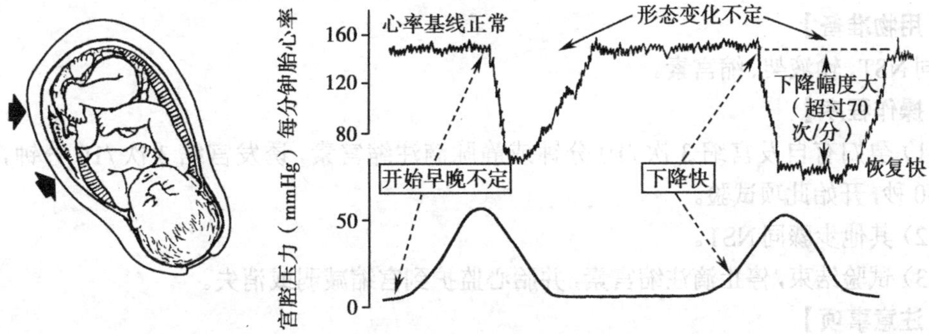

图 1-22　变异减速

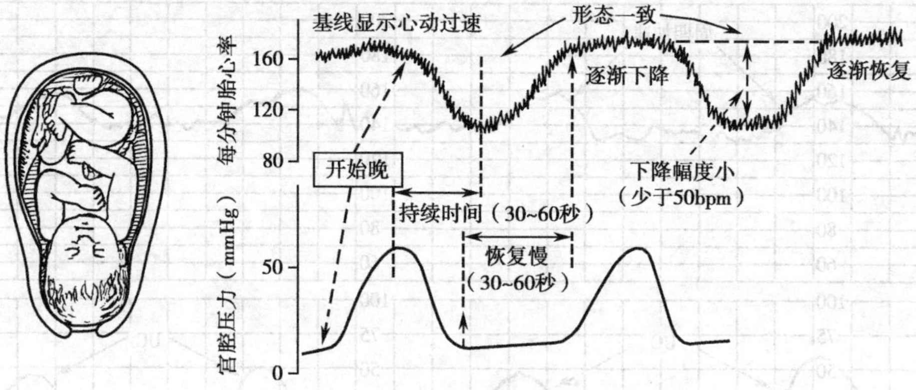

图 1-23 晚期减速

（3）无应激试验的评分标准（表 1-7）

表 1-7 无应激试验评分表

评分	0 分	1 分	2 分
基线率（bpm）	<100	<110 或>160	110～160
振幅（bpm）	<5	5～9 或>30	10～30
胎动时胎心上升（秒）	<10	10～15	>15
胎动时胎心改变（bpm）	<10	10～15	>15
胎动次数	0	1～2	>3

NST 评分结果：1～4 分为无反应型；5～7 分为可疑型；8～10 分为反应型。反应型说明胎儿储备能力良好，建议 1 周后复查；无反应型建议出现胎动时再重做一次，若仍为无反应型，需接受宫缩应激试验。

二、宫缩应激试验

宫缩应激试验（CST）又称缩宫素激惹试验（OCT），是指在自发宫缩或诱发宫缩的刺激下，观察和记录胎儿胎心率变化的一种试验。适用于 2 次 NST 无反应型者。进行此试验时，孕妇必须住院，并做好急救胎儿窘迫的准备，备好氧气和宫缩抑制剂。

【目的】

了解胎盘于宫缩时一过性缺氧的负荷变化，测定胎儿的储备能力。

【用物准备】

同 NST，输液架、缩宫素。

【操作程序】

（1）孕妇有自发宫缩 3 次 /10 分钟或静脉滴注缩宫素，诱发宫缩 3 次 /10 分钟，持续 40～60 秒，开始此项试验。

（2）其他步骤同 NST。

（3）试验结束，停止滴注缩宫素，并胎心监护到宫缩减弱或消失。

【注意事项】

1. 用缩宫素诱发宫缩时，将缩宫素 1～2.5U 加入 5% 葡萄糖溶液（妊娠期糖尿病的产妇可以根据医嘱使用 0.9% 生理盐水）500ml 中静脉滴注，从 8 滴 / 分开始，以后每 5 分钟增加 2 滴，至 10 分钟有 3 次宫缩，持续 40～60 秒，不再增加滴数。进行该试验时以观察 10 次宫缩为宜。

2. 试验中一旦出现宫缩过强，应立即减慢或停药。

【结局评价】

1. 助产士操作方法正确，测量结果能准确反映胎儿宫内情况。

2. 孕妇对助产士操作满意。

【技术拓展】

宫缩应激试验评分标准（表 1-8）

CST 评分结果：1～4 分为阳性；5～7 分为可疑；8～10 分为阴性。阳性提示胎盘功能减退，谨防胎儿窘迫发生；阴性则提示胎盘功能良好，1 周内无胎儿死亡危险。

表 1-8　宫缩应激试验评分标准

评分	0 分	1 分	2 分
基线率（bpm）	＜100 或＞180	＜110 或＞160	110～160
变异振幅（bpm）	＜5	5～9 或＞30	10～30
变异频率（次 / 分）	＜2	3～6	＞6
胎心率加速	无	周期性	散在性
胎心率减速	变异减速或晚期减速	变异减速	无

【临床情境】

王女士，35 岁，G_1P_0，孕 35^{+1} 周，单活胎未临产，自觉胎动减少 2 天，该孕妇入院后应立即做何种检查？怎样去评估？

【操作考核评分标准】

胎心监护操作考核评分标准如表 1-9 所示。

表 1-9　胎心监护操作考核评分标准

班级：　　　　　　学号：　　　　　　姓名：　　　　　　得分：

项目	分值	评分细则	评分等级 A ×1.0	B ×0.8	C ×0.6	D ×（0～0.5）	得分	备注
操作前	5	助产士着装及用物准备						
	5	孕妇评估						
	5	环境评估：室温、光线						
操作中	5	核对孕妇身份						
	5	介绍本操作的作用目的						
	5	协助摆好体位						
	5	四步触诊法判断胎背位置						
	5	放置胎心探头并固定						

续表

项目	分值	评分细则	评分等级				得分	备注
			A ×1.0	B ×0.8	C ×0.6	D ×(0～0.5)		
操作中	5	放置宫缩探头并固定						
	5	教会孕妇使用胎动按钮						
	5	保持监护仪正常运行						
	5	关闭胎心监护，取下探头						
	5	擦去腹部及探头耦合剂						
	5	协助孕妇穿衣						
	10	相关健康教育						
操作后	5	整理用物、洗手、记录						
	10	能基本识别胎心监护图的异常						
其他	5	操作熟练、手法正确、人文关怀						

（邬俏璇）

技术八　孕期超声检查评估技术

孕期产科超声检查可分为3类：①Ⅰ级产前超声检查：包括早期妊娠和中、晚期妊娠一般超声检查；②Ⅱ级产前超声检查：包括中、晚期妊娠胎儿超声检查（即超声产前筛查），主要在妊娠16～24周进行；③Ⅲ级产前超声检查：包括中、晚期妊娠系统胎儿超声检查（即超声产前诊断）和针对性（特定目的）超声检查。要明确告知孕妇产科超声检查不能发现所有胎儿畸形。本章节重点介绍常规的Ⅰ级产前超声检查，要求助产士能正确解读超声检查报告。

【目的】

1. 早期妊娠Ⅰ级产前超声检查　确定宫内孕、诊断多胎妊娠、评估孕周、排除妊娠有关异常（异位妊娠、葡萄胎、阴道流血）、排除其他妇科疾患（盆腔肿块、子宫畸形）、辅助绒毛活检等。

2. 中、晚期妊娠Ⅰ级产前超声检查　胎儿生长参数评估（间隔3周以上），评估羊水、胎盘、确定妊娠数、胎位。

【用物准备】

超声仪，经腹部超声检查探头或经阴道超声检查探头，耦合剂，纸巾，如使用阴道探头还需备碘附、消毒橡胶手套。

【操作程序】

1. 早期妊娠Ⅰ级产前超声检查

（1）查看胎囊大小、形状、位置：胎囊只在怀孕早期见到。在孕1.5个月时直径约2cm，2.5个月时约5cm为正常。胎囊位置在子宫的宫底、前壁、后壁、上部、中部都属正常；形态圆形、椭圆形、清晰为正常；如胎囊为不规则形、模糊，且位置在下部，孕妇同时有腹痛或阴道流血时，可能要流产。

（2）查看胎芽或胎头臀长、胎心搏动情况：停经5周时，妊娠囊内可见胚芽和原始血管波动为正常。

（3）查看胎囊是否在子宫内，查看双附件是否有包块，排除宫外妊娠。

2．中、晚期妊娠Ⅰ级产前超声检查 胎儿双顶径、股骨长、腹围、胎位、胎心率及节律；胎盘、羊水等大体形态指标；估计胎儿大小。

（1）查看胎头轮廓和胎儿双顶径：胎头轮廓完整为正常，缺损、变形为异常，脑中线无移位和无脑积水为正常。BPD代表胎头双顶径，怀孕到足月时应达到9.3cm或以上。按一般规律，在孕5个月以后，基本与怀孕月份相符，也就是，妊娠28周（7个月）时BPD约为7.0cm；孕32周（8个月）时约为8.0cm，以此类推。孕8个月以后，平均每周增长约0.2cm为正常。

（2）查看胎心有或无、强或弱：胎心频率为110～160次/分。

（3）查看胎动有或无、强或弱：无或弱可能胎儿在睡眠中，也可能为异常情况，要结合其他项目综合分析。

（4）查看胎盘子宫壁的位置：胎盘的正常厚度应在2.5～5cm之间。是否有钙化点分为Ⅲ级：Ⅰ级为胎盘成熟的早期阶段，回声均匀，在孕30～32周可见到此种变化；Ⅱ级表示胎盘接近成熟；Ⅲ级提示胎盘已经成熟。越接近足月，胎盘越成熟，回声不均匀。

（5）查看股骨长度：即胎儿大腿骨的长度，正常值与相应怀孕月份的BPD值差2～3cm左右，比如说BPD为9.3cm，股骨长度应为7.3cm；BPD为8.9cm，股骨长度应为6.9cm。

（6）查看羊水：羊水深度在3～7cm之间为正常，超过7cm为羊水增多，少于3cm为羊水减少。

（7）查看胎儿脊柱：连续为正常，缺损为异常，可能脊柱有畸形。

（8）查看脐带：正常情况下，脐带应漂浮在羊水中，如在胎儿颈部见到脐带影像，可能为脐带绕颈。

当超声检查诊断报告显示孕妇或胎儿有异常时，助产士应指引孕妇就诊产科专科医师。

【结局评价】

1．助产士能读懂胎儿B型超声检查报告书，知道相关参数及正常值。

2．孕妇满意助产士的超声诊断报告解读。

【技术拓展】

1．中、晚期妊娠胎儿超声检查（Ⅱ级产前超声检查） Ⅱ级产前超声检查适宜在妊娠18～24周进行，除包括Ⅰ级产前超声检查的内容外，还包括对胎儿主要脏器进行形态学观察，如颅内某些重要结构，四腔心切面，腹腔内的肝、胃、肾等脏器的观察，对胎儿严重致死性畸形进行粗略的筛查。妊娠18～24周应诊断的致死性畸形包括无脑儿、严重的脑膨出、严重的开放性脊柱裂、单腔心、致死性软骨发育不全及严重胸、腹壁缺损内脏外翻等。

正常胎儿Ⅱ级产前超声检查报告示范：

胎儿超声测值：双顶径6.06cm，腹围20.44cm，股骨长4.48cm。最大羊水暗区4.5cm。

胎儿超声结构描述：增大的子宫切面内可见胎儿回声，胎位为LOA，颅骨呈圆形光环，脑中线居中，双侧脑室对称。脊柱双光带平行排列，整齐连续。胎儿心脏：四腔心切面可显示，左、右房室大小基本对称。胎儿心率145次/分，心律齐。胎儿四肢部分切面可见。胎儿腹部内脏：肝、胃、双肾、膀胱可见，胎儿双肾盂未见分离。胎儿脐带：脐动脉2条，胎儿颈部未见U形压迹。胎盘附着在子宫前壁，厚度2.13cm，胎盘0级。胎儿上唇连续。

超声提示：宫内妊娠，单活胎，LOA，胎盘0级。

2．中、晚期妊娠系统胎儿超声检查（Ⅲ级产前超声检查） 中、晚期妊娠一般产前超声检查和胎儿超声检查发现或疑诊胎儿畸形或有胎儿畸形高危因素时，应及时进行系统胎儿超声检查，也就是Ⅲ级产前超声检查。如有条件应在妊娠18～24周进行一次系统胎儿超声检查。

异常胎儿Ⅲ级产前超声检查报告示范：

胎儿超声测值：双顶径5.01cm，头围18.65cm，腹围13.69cm，股骨长3.93cm，小脑横径2.13cm，肱骨长3.82cm。羊水暗区最大深度6.54cm，羊水指数为18.96cm，胎儿心率145次/分，心律齐。胎位：LOA。

胎儿超声结构描述：胎儿头面部：颅骨呈圆形光环，脑内结构明显异常，前脑未分开，无大脑半球间裂，未见脑中线回声，顶叶与颞叶间未见明显外侧裂回声，仅可见单一侧脑室声像，前角、后角均融合一起，且明显扩张，其内为大量无回声区，可见双侧的脉络丛回声，漂浮于其中，大脑皮质明显变薄，较薄处厚约0.35cm，两侧丘脑完全融合，其间未见明显第三脑室回声，前上方未见明显透明隔腔及胼胝体，小脑前方未见明显第四脑室回声。小脑半球形态无明显异常，小脑蚓部可见，后颅窝池无明显增大。胎儿颜面部冠状切面及矢状切面显示胎儿鼻子呈柱状，位于眼眶上方，长约2.31cm，在鼻子下仅可见单一菱形眼眶回声，在眼眶内可见2个细小且紧挨在一起的眼球，双眼球的直径均约0.38cm。胎儿上唇连续，但未见人中声像。

超声提示：宫内妊娠，单活胎，LOA，胎盘0级。

胎儿颅脑结构及颜面部有喙鼻、独眼、小眼、人中缺如缺陷，符合无叶全前脑声像改变。建议产前咨询和脐血染色体检查。

3．针对性检查 针对性检查应在系统胎儿超声检查基础上，针对胎儿、孕妇特殊问题进行特定目的的检查，如测量透明带，以及胎儿神经系统、心血管系统等更细致的超声检查。包括胎儿超声心动图检查、颜面部针对性超声检查、肢体畸形的针对性超声检查。

【临床情境】

××医院中晚期妊娠一般产前超声检查（Ⅰ级）报告单

检查参数：双顶径9.7cm，头围34.9cm，腹围36cm，股骨长7.1cm，羊水暗区最大深度9.5cm，羊水指数为29.2cm，胎心率150次/分，心律齐，胎盘厚4cm，脐动脉Vmax 47.4cm/s，脐动脉Vmin 22.3cm/s，脐动脉RI 0.53，脐动脉S/D 2.13。

检查所见：胎位：胎位为右枕前位。APTD 10.7cm。胎儿头部：颅骨呈椭圆形，肝、胃、膀胱可见。胎儿四肢：显示一侧股骨并测量其长度。胎盘：附着在子宫前壁，胎盘Ⅱ级。颈部皮肤未见压迹。末次月经2012年12月18日，孕36周。作为一名助产士，你认为该孕妇B超检查中哪些指标存在异常？如何与孕妇解读该B超结果？当该孕妇超声报告有异常时应如何建议孕妇？

【操作考核评分标准】

中、晚孕期Ⅰ级超声检查评估操作考核评分标准如表1-10所示。

表 1-10　中、晚孕期Ⅰ级超声检查评估操作考核评分标准

班级：　　　学号：　　　姓名：　　　得分：

项目	分值	评分细则	评分等级				得分	备注
			A ×1.0	B ×0.8	C ×0.6	D ×（0~0.5）		
操作前	10	孕妇评估：末次月经及妊娠过程						
	5	环境评估：安静、保护隐私						
操作中	10	查看胎头轮廓、双顶径						
	10	查看胎心有或无						
	5	查看胎动有或无						
	5	查看胎盘位置、厚度、成熟度						
	5	查看股骨长度						
	5	查看羊水深度						
	5	查看胎儿脊柱情况						
	5	查看脐带有否绕颈						
操作后	10	超声诊断报告有异常应建议孕妇就诊产科专科医师						
	5	孕妇及家属满意助产士的解读						
其他	10	掌握常用超声诊断各指标与正常参数						
	10	具备良好沟通能力						

（邬俏璇）

技术九　孕期常用实验室检查评估技术

孕期常用的实验室检验项目主要指血标本与尿标本检查。

一、孕期常规血标本采集与评估

孕期血标本检查包括常规检查红细胞计数、血红蛋白值、血细胞比容、白细胞总数及分类、血小板数、血型、肝功能、肾功能、血糖及糖耐量、乙型肝炎抗原抗体检查。

【目的】

1. 助产士与孕妇沟通，能有效缓解孕妇紧张情绪，减轻采血过程中的不适感。
2. 采集标本正确，符合检验要求。
3. 标本送检及时。

【用物准备】

1. 操作者　洗手，戴口罩。
2. 环境　私密性好、宽敞、清洁、采光好。
3. 用物　常规消毒物品 1 套、止血带，按医嘱选择不同的采血管、采血针或注射器，手套。
4. 孕妇　舒适平卧或坐位。

【操作步骤】

1. 核对医嘱，确认采血项目，核对采血管选用正确、条形码信息相符和孕妇身份。

2. 评估孕妇病情、进食情况、正进行的静脉药物治疗；评估肢体活动与静脉情况；评估将要穿刺部位皮肤情况：有无水肿、结节、瘢痕、伤口等；评估孕妇沟通与合作能力。

3. 告知孕妇采血步骤和配合事项，减轻其焦虑情绪。

4. 询问孕妇饮食情况，了解有否与采血项目不符的生活习惯和用药情况。

5. 环境要私密性好、宽敞、清洁、采光好。

6. 协助孕妇舒适平卧或坐位。

7. 操作者洗手，戴口罩。

8. 查看孕妇血管的可用性，选择合适血管（一般多选择肘正中静脉）。

9. 选择适当采血方法和适当型号的采血针头。

10. 系止血带在选择好的静脉穿刺点上方约 6cm 处，常规消毒皮肤，范围直径不少于 5cm，嘱孕妇握拳。

11. 戴手套。

12. 采血 ①拔除采血穿刺针护套，一手固定血管，另一手拇指和示指持穿刺针，按静脉穿刺法穿刺血管；②见回血后将胶塞穿刺针直接刺入真空采血管胶塞盖的中央，血液被自动吸入采血管内；③如需采多管血样，将刺塞针反折拔出后再刺入另一采血管。

13. 嘱孕妇松拳，同时松止血带，拔出针头，用干棉棍按压穿刺点 1～2 分钟。

14. 含抗凝剂的采血管要立即上下摇匀 8 次。

15. 采用注射器采血的，拔出针头后需取下针头，将所需血量沿管壁注入采血容器中，如有抗凝剂要充分混匀。

16. 协助孕妇整理衣物，按《医疗废物处理条例》处置用物，脱手套，洗手。

17. 再次查对医嘱、孕妇身份、标本及条形码，送检，记录。

【注意事项】

1. 采集血标本应严格执行无菌操作。

2. 止血带压迫时间不宜过长，推荐时间为 40～120 秒。

3. 严禁在输液或输血的肢体或针头、输液或输血穿刺点上方及皮管内采集血标本，应在对侧肢体采血。如双侧肢体均有输液的孕妇应在停止一侧输液后即刻从此侧肢体开始采血，先采 10ml 血弃去，再采出所需要的血标本检验，不会对检验结果产生影响。

4. 对于有留置中心静脉置管的孕妇则从置管处抽出 10ml 血弃去后再采集所需的标本血液。

5. 如同时采多个项目的标本，采血顺序为血培养、无添加剂标本、凝血试管标本、含抗凝剂标本、含促凝剂标本。

6. 凝血功能障碍孕妇拔针后按压时间延长至 10 分钟。

【结局评价】

1. 助产士与孕妇建立良好的沟通渠道，孕妇接受采血时情绪稳定、体位舒适，无晕针或晕血情况发生。

2. 采血后穿刺点按压好，孕妇局部皮肤无瘀斑、皮下血肿，无因扎止血带时间过长而出现血液循环障碍。

3. 标本采集正确，送检及时。

4. 标本异常结果回报及时，孕妇得到及时治疗和护理。

【技术拓展】

1. 血标本检查正常值　成年女性：白细胞数（4～10）×10^9/L，红细胞数（3.5～5.0）×10^{12}/L，血红蛋白 110～150g/L，血细胞比容 0.37～0.48，血小板（100～300）×10^{12}/L。孕妇：白细胞数（6～20）×10^9/L，血红蛋白 100～130g/L，血细胞比容＜0.35。白细胞总数从妊娠 7～8 周开始轻度升高，至妊娠 30 周达到高峰，常为（5～12）×10^9/L，有时可达 15×10^9/L，主要为中性粒细胞增多，单核细胞和嗜酸性粒细胞改变不明显。

由于妊娠中、后期的孕妇血浆容量增加使血液稀释，红细胞计数、血红蛋白浓度和血细胞比容较非孕时轻度下降，此为生理性减少。通过血常规测定可了解孕妇有无贫血。如果血小板低于 100×10^9/L，需进一步做凝血功能及相关检查，以明确血小板降低的原因。

2. 常规的 ABO 血型鉴定　包括 A 型、B 型、O 型和 AB 型；常规的 Rh 血型检测，包括 Rh 阴性和 Rh 阳性。如果孕妇血型为 O 型，丈夫为 A 型、B 型或 AB 型，新生儿有 ABO 溶血的可能，要进一步检查孕妇血清中 IgG 抗 A（B）效价。亚洲人中大多数为 Rh 血型阳性，Rh 血型阴性的较少。如果夫妻 Rh 血型不合，也有可能发生新生儿溶血；如果孕妇血型为 Rh 阴性，丈夫血型为 Rh 阳性，要进一步测定孕妇血中的抗体水平。Rh 血型不合抗体效价≥1∶32，ABO 血型不合抗体效价＞1∶512 者提示病情严重。

3. 妊娠 24～28 周进行口服葡萄糖耐量试验（OGTT）。成年女性空腹血糖正常值 3.9～5.1mmol/L，孕妇空腹血糖 3.6～5.1mmol/L。75g OGTT：空腹血糖＜5.1mmol/L，1 小时血糖＜10.0mmol/L，2 小时血糖＜8.5mmol/L。某些生理因素（如情绪紧张、饭后 1～2 小时）及静脉注射肾上腺素后可引起血糖增高。

检查应在晨 7～9 时开始，受试者空腹（8～10 小时）后口服葡萄糖水（75g 无水葡萄糖粉溶于 300ml 温水）。糖水在 5 分钟之内服完。从服糖水第一口开始计时，于服前和服后 1、2 小时分别在前臂采血测血糖。试验过程中，受试者不进食、不喝茶及咖啡，不吸烟，不做剧烈运动，但也无须绝对卧床。血标本应尽早送检。试验前 3 天内，每日碳水化合物摄入量不少于 150g。试验前停用可能影响 OGTT 的药物（如利尿剂或苯妥英钠等）3～7 天。

【临床情境】

张女士，34 岁，已婚，孕 2 产 1，孕 32^{+3} 周，末次月经 2012 年 12 月 18 日，预产期 2013 年 9 月 25 日。平素月经规律，孕 5^+ 月自觉胎动，活动至今，孕期建档，定期产检。6 月 3 日 B 超示羊水指数 24.5cm，行胎儿无创基因检测技术因未见异常。7 月 17 日 OGTT 4.98、10.27、7.55mmol/L。孕期顺利、无自觉不适，无下腹痛，无阴道流水、流血。该孕妇的临床诊断是什么？正常孕妇血糖范围？护理方面应该注意哪些？

二、孕期常规尿标本采集与评估

孕期尿标本检查包括常规检查及尿蛋白等检查。

【目的】

1. 留取晨尿、随机尿标本的方法正确，标本符合检验标准。

2. 助产士根据检验结果对孕妇实施个体化的健康宣教。

【用物准备】

尿标本容器、标签或条形码、纸巾。

【操作步骤】

1. 核对医嘱、孕妇身份和采集容器，并贴标签于采集容器上。

2. 评估孕妇沟通与合作能力，孕妇排尿情况及需求。

3. 告知尿标本采集的目的和配合方法。

4. 按项目要求给予尿标本容器，必要时备便盆和屏风。

5. 有需要时协助孕妇取舒适体位。

6. 提供私密性好、宽敞光亮、安全的环境。

7. 可下床活动者直接给予容器，嘱取清晨第1次尿液10～50ml送检。

8. 行动不便者，协助在床上使用便器后，留取足量尿液于容器中送检。

9. 昏迷或尿潴留者必要时可通过导尿术留取尿标本。

10. 留置导尿管者留取尿标本时，先放空尿袋中的尿，待重新有尿排出后再打开尿袋引流孔处胶塞收集尿液送检。

11. 按《医疗废物处理条例》处置用物，洗手。

12. 再次查对医嘱和标本，及时送检，做好交接和记录。

【注意事项】

1. 正常成人新鲜尿液为淡黄色、清晰透明液体，留取标本首次晨尿为佳，也可留取新鲜随机尿液，2小时内完成检查，如污染、放置时间过长可直接影响尿液分析结果。

2. 需注意一些常见的可能影响尿液检测的因素：①尿亚硝酸盐还原试验阳性提示尿液中细菌存在，但革兰阳性球菌和假单胞菌感染时，由于不能还原硝酸盐而呈假阴性反应，尿液在膀胱逗留时间不够长未能经细菌充分作用也会造成假阴性结果；②放置过久的标本因粒细胞酯酶的失活会导致白细胞呈假阴性结果；③隐血试验在血红蛋白尿、肌红蛋白尿标本中呈阳性反应；④由于女性尿中易混入阴道分泌物，故孕妇在无任何症状的情况下可能尿中会出现大量扁平上皮细胞和较多白细胞。

【结局评价】

1. 助产士与孕妇建立良好的沟通渠道，使所采集的尿培养标本尽可能少受非疾病因素的影响，保证标本客观真实地反映孕妇当前后疾病状态。

2. 采取导尿方法留取尿培养标本的孕妇，不发生因操作所致或加重尿路感染。

3. 标本留取方法正确，送检及时。

【技术拓展】

正常尿液检查：24小时尿量1500～2000ml；尿比重1.003～1.030；pH 4.5～8.0；干式化学定性分析：阴性或正常；尿沉渣检查：红细胞0～偶见/高倍视野，白细胞＜3/高倍视野，上皮细胞0～少量/低倍视野，透明管型0～偶见/低倍视野；尿蛋白定量：20～80mg。

1. 所有初诊孕妇均应做尿糖测定，如果早孕期阴性者，中、晚期需重复测定，如果尿糖或尿酮体阳性，需进一步进行空腹血糖和糖耐量测定以明确诊断。

2. 尿蛋白阳性，提示有妊娠期高血压疾病、肾脏疾病的可能，还需要复查尿常规或检验24小时尿蛋白定量。

3. 若尿液沉渣镜检有红细胞和白细胞增多，则提示有尿路感染的可能。

【临床情境】

胡某，21岁，已婚，G_1P_0，孕29^{+5}周，尿比重1.009，pH 5.2，未见红细胞，尿蛋白(++)。请问尿常规检查有哪些注意事项？该孕妇还需要进行哪项检查？

【技术拓展】

孕期除了常规的实验室辅助检查，还有多项为预防或防治母儿发生严重合并症、并发症的特殊实验室辅助检查。分述如下：

1. 阴道分泌物检查　通过取白带常规检查、采集宫颈分泌物涂片、显微镜检查等手段。主要包括阴道清洁度、假丝酵母菌、阴道毛滴虫、线索细胞和淋病奈瑟菌等的检查。正常情况下清洁度为Ⅰ～Ⅱ度，无假丝酵母菌、阴道毛滴虫；淋病奈瑟菌阴性。清洁度为Ⅲ～Ⅳ度为异常白带，提示阴道炎症。假丝酵母菌或阴道毛滴虫阳性说明有感染，需进行相应治疗。线索细胞是细菌性阴道病较敏感和特异的指标，在阴道分泌物中找到线索细胞可诊断细菌性阴道病。

2. 微量元素检查　采血清标本进行检查，正常值为Cu 13～24μmol/L，Zn 7.5～22.5μmol/L，Fe 9～27μmol/L。

微量元素在维持正常妊娠中具有保护胎儿生长发育及免疫保护作用。妊娠中晚期孕妇锌与胎儿出生体重相关，锌缺乏时可直接影响核酸及蛋白质的合成，导致生长停滞，系统发育不良。锌对抑制宫缩有一定的作用，孕妇妊娠早中期低血锌时，常伴有乏力性子宫出血。铜是构成铜氧化酶的主要成分，缺乏时可引起胎儿及婴幼儿发育不良、新生儿贫血等。孕妇妊娠早中期低血铜与胎膜早破和胎盘功能有一定联系。近年来通过动物试验和临床研究证明，孕妇妊娠早期铜锌缺乏可致严重的胎儿畸形。血清铁浓度增高见于溶血性贫血、再生障碍性贫血、巨幼细胞贫血、急性肝细胞损害、坏死性肝炎等。孕妇最常见的贫血为缺铁性贫血，缺铁严重时可造成胎儿宫内发育迟缓。微量元素不足亦可能是导致胎儿宫内生长受限发生的重要原因。因此，在产前诊断时了解孕妇血清Zn、Cu、Fe水平，有利于孕期保健，监护胎儿及孕妇可能发生的病变。

3. 甲状腺功能检查　甲状腺功能五项是T_3、T_4、FT_3、FT_4和TSH的总称，它与甲状腺功能有密切关系，是诊断甲状腺功能亢进、甲状腺功能减退的重要依据。成年女性正常值TT_3 0.89～2.44nmol/L，TT_4 62.7～150.8nmol/L；孕5月TT_4 79～227nmol/L，FT_3 32.62～5.70pmol/L，FT_4 49.0～19.1pmol/L，TSH 0.27～4.20mIU/L。

血清总三碘甲状腺原氨酸T_3（TT_3）升高是诊断甲状腺功能亢进最敏感的指标，也可判断甲状腺功能亢进有无复发，也见于功能亢进型甲状腺腺瘤、多发性甲状腺结节性肿大，降低见于甲状腺功能减退、肢端肥大症、肝硬化、肾病综合征等，总甲状腺素（TT_4）测定可用于甲状腺功能亢进、原发性和继发性甲状腺功能减退的诊断及TSH抑制治疗的监测。TSH检测是查明甲状腺功能的初筛试验。

血清总三碘甲状腺原氨酸（FT）含量对鉴别诊断甲状腺功能是否正常、亢进或减退有重要意义，对甲状腺功能亢进的诊断很敏感，是诊断T_3型甲状腺功能亢进的特异性指标。检查前1周内避免含碘高的食物，早7～9点空腹抽血检查，效果最为精准。检查前注意休息，避免熬夜。

4. 人绒毛膜促性腺激素检查（hCG）　使用最广泛的检测人绒毛膜促性腺激素的工具是hCG检测试纸。清晨尿hCG水平最高，接近血清水平。

血清hCG升高，在育龄妇女，最常见于早孕。正常人受孕后，血中hCG含量迅速增加，孕60～80天达到最高峰，峰值为10 000～12 000μg/L，随后逐渐下降，孕160～180天时降到最低，但仍明显高于正常，此后又稍回升继续保持到分娩；双胎妊娠时，血清hCG比单胎增加1倍以上；宫外孕时，血清hCG低于同期正常妊娠值。若早孕妇女血清hCG明显低值或连续监测呈下降趋势，则预示先兆流产。

5. 病毒检查

(1) 乙型肝炎、丙型肝炎、梅毒、HIV：传染病四项筛查试验主要包括乙型肝炎病毒表面抗原(HBsAg)、抗丙型肝炎病毒(HCV)抗体测定、梅毒血清学试验、艾滋病病毒(HIV)抗体检测，产前需常规进行筛查以排除或确定传染病。乙型肝炎、丙型肝炎病毒是丙肝的病原体，孕妇症状大多不明显，仅部分孕妇有发热、呕吐、腹泻等。丙型肝炎病毒可通过胎盘传给胎儿。梅毒是由梅毒螺旋体引起的一种性传播性疾病，孕妇如患梅毒可通过胎盘直接传给胎儿，有导致新生儿先天梅毒的可能，因此妊娠期的梅毒筛查很重要。妊娠期感染性疾病是孕产妇和胎儿发病与死亡的主要原因之一。孕妇感染后，绝大部分病原体可以通过胎盘、产道、产后哺乳或密切接触感染胚胎、胎儿或新生儿，导致流产、早产、胎儿生长受限、死胎、出生缺陷或新生儿感染等，严重危害母儿健康。

(2) TORCH 检测：指包括弓形虫(TOX)、风疹病毒(RUV)、巨细胞病毒(CMV)、单纯疱疹病毒Ⅰ和Ⅱ(HSVⅠ、Ⅱ)的五项联检。孕妇由于内分泌改变和免疫力下降，易发生 TORCH 病原体的原发感染，既往感染的孕妇体内潜在病毒也容易被激活而发生复发感染。TORCH 在临床被认为可以导致胎儿发育畸形，但病因与原理尚未明了。

6. 珠蛋白生产障碍性贫血(地中海贫血)检查　珠蛋生产障碍性贫血是一组遗传性溶血性贫血，其共同特点是由于珠蛋白基因的缺陷使血红蛋白中的珠蛋白肽链有一种或几种合成减少或不能合成，导致血红蛋白的组成成分改变，本组疾病的临床症状轻重不一，大多表现为慢性进行性溶血性贫血。通常分为α、β、δβ和δ 4 种类型，其中以β和α型较为常见。

(1) 夫妻中如果只有一方带有珠蛋白生产障碍性贫血的基因，则胎儿不会有严重或致命的后果。然而若双方都带有隐性基因时，胎儿有 1/4 的几率可能得到严重或致命的贫血，1/2 的几率和双亲一样带有基因，但不至于致命或严重影响健康，1/4 的孕妇几率可能完全正常。

(2) 如果夫妻同时带有同型珠蛋白生产障碍性贫血的基因，则孕妇须接受绒毛采检或羊膜穿刺或抽胎儿脐带血等检验，来分析胎儿的基因。

(3) 重度珠蛋白生产障碍性贫血可能引起胎儿水肿、胎死宫内，胎儿出生后需要长期输血或接受骨髓移植。经检查证实胎儿有重度珠蛋白生产障碍性贫血，最好施行人工流产，终止妊娠。如果检查的结果表明胎儿的基因正常，则可继续妊娠。

7. 唐氏综合征检查　又称 21 三体综合征，或称先天愚型，指患者的第 21 对染色体比正常人多出一条(正常人为一对)，是最常见的染色体非整倍体疾病。

(1) 唐氏综合征筛查：通过抽取孕妇血，检测母体血清中甲型胎儿蛋白、绒毛促性腺激素和游离雌三醇的浓度，并结合孕妇的预产期、体重、年龄和采血时的孕周等，计算生出先天缺陷胎儿危险系数的检测方法。根据检查时间分为孕早期(9～13 周)和孕中期(14～21 周)。如果筛查结果显示胎儿患有唐氏综合征的危险性比较高，就应进一步进行确诊性的检查——羊膜穿刺检查或绒毛检查。

(2) 胎儿无创基因检测：通过采集孕妇外周血，提取游离 DNA，采用新一代高通量测序技术，结合生物信息分析，得出胎儿发生染色体非整倍体(21 三体，18 三体，13 三体)的风险率。检出率和特异性均达到 99.9% 以上。24 周以内为最佳检查时间，检查时无须空腹。

(3) 羊膜腔穿刺检查：抽取孕妇子宫内羊膜腔的羊水进行检测，能得知胎儿的染色体是否有异常状况，进而得知有无可能患唐氏综合征。需要约 2 周时间进行细胞培养才能得知结果，其准确率高达99%以上，最佳检测时间是孕15～20周。

8. 胎盘功能检查　包括胎盘功能和胎儿胎盘单位功能的检查。

（1）测定孕妇尿中雌三醇值：正常值为15mg/24小时尿，10～15mg/24小时尿为警戒值，<10mg/24小时尿为危险值。若妊娠晚期连续多次测得雌三醇值<10mg/24小时尿，表示胎盘功能低下。也可用孕妇随意尿测雌激素/肌酐（E/C）比值，以估计胎儿胎盘单位功能。

（2）测定孕妇血清游离雌三醇值：采用放射免疫法。妊娠足月，该值的下限为40nmol/L，若低于此值，表示胎儿胎盘单位功能低下。

（3）测定孕妇血清胎盘生乳素（HPL）值：采用放射免疫法。妊娠足月，该值<4μg/L，提示胎盘功能低下。

（4）测定孕妇血清缩宫素酶值：5mg/（dl•h）为警戒值，<2.5mg/（dl•h）为危险值。若测得的数值急剧降低50%时，提示胎盘有急性功能障碍。

（5）阴道脱落细胞检查：舟状细胞成堆、无表层细胞、嗜酸细胞指数（EI）<10%、致密核少者，提示胎盘功能良好。

（邬俏璇）

第二章

分娩期妇女临床评估技术

分娩期是一个非常关键时期，产妇发生了一系列的生理心理变化。在这期间，助产士应认真细致观察，及时做出正确的评估和处理是非常重要的。分娩期的评估与管理也是助产士核心职能。本章实训项目包括：宫缩评估、头盆评估、阴道检查评估、肛门指诊、会阴组织评估、胎儿宫内安危评估。

技术一　宫缩评估技术

宫缩即子宫收缩力，是产力最主要部分，通过子宫收缩使子宫下段和子宫颈进行性扩张，胎儿下降，最后将胎儿及其附属物自产道排出。正常宫缩是宫体肌不随意、有规律的阵发性收缩并伴有疼痛，故有“阵痛”之称。每次宫缩从弱到强，维持一定时间，一般持续30秒左右，随后由强渐弱，直至消失进入间歇期，一般5～6分钟，正常宫缩强度随产程进展逐渐增加。宫缩评估技术适用于待产妇宫缩的评估，以判断产程的进展。

【目的】

准确评估宫缩的频率和强度。

【用物准备】

胎心监护仪、带秒针的表、纸、笔。

【操作程序】

1. 评估

(1) 待产妇的孕产史，本次妊娠的情况，包括孕周、妊娠合并症和并发症、相关检查结果（B超等）、腹痛和阴道流血的情况。

(2) 待产妇对宫缩检查的认知程度和心理反应。

(3) 环境舒适和隐蔽程度。

2. 准备

(1) 助产士准备：着装整齐，洗手，剪指甲，并温暖双手。

(2) 物品准备：备齐用物，将用物放在合适的位置。

3. 操作步骤

(1) 告知待产妇检查宫缩的目的、意义及配合方法。

(2) 嘱待产妇排空膀胱，仰卧于床上，露出腹部。

(3) 检查者将手掌放在待产妇的腹壁上感觉宫缩情况，在子宫收缩时，子宫体部隆起变硬，收缩后间歇期子宫松弛变软。

(4) 记录子宫收缩的持续时间、间隔时间及收缩强度。

(5) 观察并记录胎心监护结果，监测胎儿宫内情况。详见第一章技术七。

【注意事项】

1. 触诊法评估宫缩情况，必须检查者亲自操作，不能凭待产妇的主诉，并且每次至少观察10分钟以上，待产妇有规律宫缩时至少要观察2～3次宫缩再评价记录。

2. 使用胎心监护仪时容易受待产妇体位改变、咳嗽和呼吸的影响，对于胎心监护的宫缩结果，要结合触诊法进行判断。

3. 过于肥胖或腹部过度松弛的待产妇不适宜用胎心监护仪监测宫缩的情况。

【结局评价】

1. 待产妇宫缩未表现异常。

2. 助产士能准确评估了待产妇的宫缩情况，待产妇未有不适。

【技术拓展】

正常的宫缩具有自主的节律性、对称性、极性和缩复作用的特征。子宫收缩异常分为高张性和低张性。宫缩乏力的界限：①在分娩的过程中不断发生变化，如在产程中周期>5分钟，可诊断为宫缩乏力；②宫缩程度，分娩开始时为4.0kPa（30mmHg），第二产程为6.67kPa（50mmHg），如宫缩在3.33kPa（25mmHg）以下，并且反复长时间，可诊断为宫缩乏力；③不协调的子宫收缩，呈多起点子宫收缩，收缩力相互干扰，力量微弱，波形不一，有时出现二重、三重不规则峰值，可诊断为宫缩乏力。宫缩过强在使用产程图时可见子宫收缩曲线上，子宫收缩间隔时间和持续时间，两线交叉过早或过晚或永不交叉。

【临床情境】

王女士，G_1P_0，孕37^{+4}周，无妊娠合并症。专科检查：骨盆外测量各径线正常。B超结果为胎儿估重3200g，胎方位为LOA。自诉有规律宫缩10小时。阴道检查结果：宫颈管消退10%。该待产妇是否可以进行阴道试产？如何评估其宫缩情况？

（徐　敏）

技术二　头盆评估技术

“头位分娩评分法”是采用一种将分娩三大因素分别评分以综合判断分娩难易度的方法，包括头位分娩评分和头盆评分两个部分。头盆评分包括骨盆和胎儿体重；头位分娩评分包括骨盆大小、胎儿大小、胎头位置及产力。评分结果提示难产倾向不高者，应争取由阴道分娩；评分结果提示难产倾向高者，经短期试产，若进展不顺利宜及早行剖宫产结束分娩以免给母儿带来危害。

【目的】

通过骨盆外测量及胎儿体重的估计做出胎儿与骨盆的评分，根据头盆评分估计阴道分娩的可能性，确保孕妇和胎儿的安全。

【用物准备】

一次性手套、骨盆测量器、皮尺、一次性垫巾。

【操作程序】

1. 评估

(1) 孕妇评估：沟通、理解和合作能力。

(2) 环境评估：环境是否安全、安静、私密，温度是否适宜。

2. 准备

(1) 助产士准备：着装整齐，洗手。

(2) 物品准备：备齐用物，将用物放在合适的位置。

(3) 孕妇准备：向孕妇和家属解释操作目的，取得其合作。

3. 操作步骤

(1) 调节室温（24～26℃），拉好帘子，保护隐私。

(2) 协助孕妇取平卧位，臀部放置一次性垫巾，松解裤带。

(3) 测量宫高和腹围，评估胎儿体重。详见第一章技术三。

(4) 测量骨盆外径线，间接判断骨盆大小及形状。详见第一章技术五。

(5) 采用头盆评分法评分（表 2-1）。

4. 协助孕妇穿好衣服，注意保暖。

5. 用物整理，洗手。

6. 记录。

表 2-1 头盆评分标准

头盆关系	骨盆大小	评分	胎儿体重（g）	评分	头盆评分
头盆相称	＞正常	6	3500±250	2	8
	正常	5	3000±250	3	8
	临界狭窄	4	2500±250	4	8
临界不称	正常	5	3500±250	2	7
	临界狭窄	4	3000±250	3	7
	轻度狭窄	3	2500±250	4	7
轻度不称	正常	5	4000±250	1	6
	临界狭窄	4	3500±250	2	6
	轻度狭窄	3	3000±250	3	6
中度不称	临界狭窄	4	4000±250	1	5
	轻度狭窄	3	3500±250	2	5
	中度狭窄	2	3000±250	3	5
重度不称	轻度狭窄	3	4000±250	1	4
	中度狭窄	2	3500±250	2	4
	重度狭窄	1	3000±250	3	4

【注意事项】

1. 头位评分累计总分以 10 分为分界线，评分＞10 分者有利于阴道分娩，≤10 分者不利于阴道分娩。

2. 一般头位评分可进行 3 次：第 1 次，于妊娠 38 周以后至临产前，此时只有骨盆和胎儿两项指标，称头盆评分；第 2 次在产程的活跃期进行；第 3 次为产程发生延缓或停滞，经处理产程有进展后再作评分。

【结局评价】

孕妇对操作过程满意，对检查评估结果知情。

【技术拓展】

1. 头盆评分是指初产妇妊娠38周至临产所做的骨盆和胎儿大小的评分，用来估计头盆的关系：①头盆相称：头盆评分为8分；②临界头盆不称：头盆评分均为7分；③轻度头盆不称：头盆评分均为6分；④中度头盆不称：头盆评分为5分；⑤重度头盆不称：头盆评分为<5分。临床应用时把临界不称及轻度不称（头盆评分为6～7分者）归为轻微不称，中度不称与重度不称（头盆评分为4～5分者）归为严重不称，头盆评分≤4分者为绝对不称。头盆评分越高，阴道分娩率越高，两者呈正相关。

2. 当产程中，如活跃期和产程发生延缓或停滞时，采用凌萝达头位分娩评分标准（表2-2）。

表2-2　凌萝达头位分娩评分标准

骨盆大小评分		胎儿体重（g）评分		胎头位置评分		产力评分	
>正常	6	2500±250	4	枕前位	3	强	3
正常	5	3000±250	3	枕横位	2	中（正常）	2
临界狭窄	4	3500±250	2	枕后位	1	弱	1
轻度狭窄	3	4000±250	1	高直前位	0		
中度狭窄	2			面位	0		
重度狭窄	1						

【临床情境】

李女士，28岁，已婚，身高162cm，G_2P_0，孕40^{+2}周，孕期检查10次，无异常发现，先兆临产入院。现请为待产妇进行头盆评分。

【操作考核评分标准】

头盆评估操作考核评分标准如表2-3所示。

表2-3　头盆评估操作考核评分标准

班级：　　学号：　　姓名：　　得分：

项目	分值	评分细则	评分等级				得分	备注
			A ×1.0	B ×0.8	C ×0.6	D ×（0～0.5）		
操作前	5	助产士着装及用物准备						
	5	待产妇评估						
	5	环境评估：室温、光线、清洁、私密						
操作中	5	核对待产妇身份						
	5	拉好床帘，保护隐私						
	5	协助待产妇摆正体位						
	5	松解裤腰至大腿						
	5	臀部垫一次性垫巾						

续表

项目	分值	评分细则	评分等级				得分	备注
			A ×1.0	B ×0.8	C ×0.6	D ×(0～0.5)		
操作中	10	测量宫高和腹围						
	10	测量骨盆外径线						
	10	测量方法正确						
	5	协助穿好裤子						
操作后	5	整理用物、洗手、记录						
	5	检查后注意告知产孕妇结果						
其他	10	操作熟练、手法正确						
	5	人文关怀，爱伤观念						

（周肖郁）

技术三　阴道检查评估技术

在分娩过程中直接通过阴道来检查胎儿情况和产程进展。适用于宫颈扩张及胎头下降不明；产程进展缓慢，试产 6～8 小时无进展；疑有脐带先露或头盆不称者。禁用于前置胎盘或疑是前置胎盘者。

【目的】

1. 评估待产妇的宫颈情况、胎膜是否破裂、胎先露部及下降位置。

2. 初步判断待产妇是否可以进行阴道试产。

【用物准备】

冲洗车、安多福消毒液、无菌棉球、镊子、弯盘、一次性垫巾、妇科检查包、无菌液状石蜡、无菌手套。

【操作程序】

1. 评估

(1) 待产妇的孕产史，本次妊娠的情况，包括孕周、妊娠合并症和并发症、相关检查结果(B 超等)、腹痛和阴道流血的情况。

(2) 待产妇对阴道检查的认知程度和心理反应。

(3) 环境舒适和隐蔽程度。

2. 准备

(1) 助产士准备：着装整齐，洗手，剪指甲。

(2) 物品准备：备齐用物，将用物放在合适的位置。

(3) 待产妇准备：排空膀胱。

3. 操作步骤

(1) 用物推至待产妇旁边，遮挡、查对，向待产妇解释检查的目的。

(2) 协助待产妇取截石位，暴露会阴。

(3) 按外阴消毒的程序消毒外阴。

(4) 打开妇科检查包，分别往两个小圆杯里加入安多福和无菌液状石蜡，戴无菌手套。

(5) 铺无菌孔巾，暴露会阴。

(6) 右手示指和中指伸入阴道，检查坐骨棘、宫颈、胎先露和羊膜囊等情况。

(7) 为待产妇穿上裤子，摆好舒适的体位，整理床单位。

(8) 记录阴道检查结果。

【注意事项】

1. 在检查的过程中，指导待产妇放松，配合检查。
2. 检查前手指应涂抹液状石蜡，以减少待产妇的不适。
3. 注意无菌操作。

【结局评价】

1. 准确评估待产妇的软产道、骨产道、胎方位及胎先露下降情况。
2. 未给待产妇造成不适。

【技术拓展】

通过阴道检查可以了解骨产道的情况，包括骨盆的对角径、坐骨棘间径、坐骨切迹的情况。对角径的正常值为12.5～13cm，坐骨棘正常值平均为10cm，坐骨切迹宽度正常为3横指。

阴道检查可以了解软产道的情况，包括宫口开大的情况、宫颈成熟度及有无水肿，还可以了解先露部的方位和下降程度。触诊宫口开大情况时，示指先触到胎儿的先露部，然后由中心向外摸清宫颈的边缘，再沿边缘画圈并估计宫颈开大的程度（以厘米为单位），如已摸不到宫颈边缘表明宫口已开全。触诊时摸清颅缝和囟门的位置可以确定先露部的方位，再以先露部骨质最低点与坐骨棘平面的关系来确定。在坐骨棘平面定位“0”，在坐骨棘平面以上为“−”，在坐骨棘平面以下为“+”，以厘米为单位。临床常用Bishop宫颈成熟度评分法（表2-4）来评估宫颈的情况。

表2-4 Bishop宫颈成熟度评分表

指标	分数			
	0	1	2	3
宫口开大（cm）	0	1～2	3～4	5～6
宫颈管消退（%）（未消退为2cm）	0～30	40～50	60～70	80～100
先露位置（坐骨棘水平=0）	−3	−2	−1～0	+1～+2
宫颈硬度	硬	中	软	
宫口位置	后	中	前	

评分≤4分提示宫颈不成熟，需促宫颈成熟。评分≥7分提示宫颈成熟。评分越高，宫颈越成熟，引产成功率越高。0～3分引产不易成功；4～6分成功率仅50%；7～8分成功率80%；评分≥8分者，引产成功率与阴道分娩自然临产结果相似。

【临床情境】

王女士，G_1P_0，孕37^{+4}周，无妊娠合并症。专科检查：骨盆外测量各径线正常。现宫缩为20～30秒/3～4分。B超结果：胎儿估重3200g，胎方位为LOA。待产妇是否可以进行阴道试产？还需要从哪些方面进行评估？

【操作考核评分标准】

阴道检查评估操作考核评分标准如表2-5所示。

表2-5 阴道检查评估操作考核评分标准

班级： 学号： 姓名： 得分：

项目	分值	评分细则	评分等级				得分	备注
			A ×1.0	B ×0.8	C ×0.6	D ×(0～0.5)		
操作前	5	助产士着装及用物准备						
	5	待产妇的评估						
	5	环境评估：室温、光线、隐蔽						
操作中	10	取截石位						
	15	消毒外阴						
	15	开妇科检查包，铺孔巾，暴露会阴						
	20	右手示指和中指伸入阴道内检查						
操作后	5	整理用物、洗手、记录						
	5	检查未给待产妇造成不适						
其他	10	操作熟练、手法正确						
	5	人文关怀，爱伤观念						

（徐 敏）

技术四 肛门指诊技术

临产后应适时在宫缩时进行肛门指检，肛门指诊的次数应根据胎产次、宫缩情况和产程的阶段确定，肛门指诊最好在宫缩时进行，以便能了解真实的宫口开大情况。目前临床上大部分医院已取消肛门指诊检查，第8版《妇产科学》也注明"阴道检查有取代肛门检查趋势"，本节作为了解内容。

【目的】

1. 评估孕妇的宫颈情况。

2. 初步判断待产妇是否可以进行阴道试产。

【用物准备】

一次性垫巾、消毒卫生纸、液状石蜡、无菌手套。

【操作程序】

1. 评估

(1) 待产妇的孕产史，本次妊娠的情况，包括孕周、妊娠合并症和并发症、相关检查结果（B超等）、腹痛和阴道流血的情况。

(2) 待产妇对肛门指诊的认知程度和心理反应。

(3) 环境舒适和隐蔽程度。

2. 准备

(1) 助产士准备：着装整齐，洗手，剪指甲。

(2) 物品准备：备齐用物，将用物放在合适的位置。

(3) 待产妇准备：排空膀胱。

3. 操作步骤

(1) 用物推至待产妇旁边，遮挡、查对。

(2) 向待产妇解释肛门检查的目的，取得理解和同意。

(3) 协助待产妇取平卧位，臀下垫一次性垫巾，两腿屈曲，暴露会阴和肛门。

(4) 用消毒卫生纸遮盖阴道口，避免粪便污染。

(5) 右手戴一次性手套，示指蘸液状石蜡，先按摩肛门使之松弛，后深入肠道内检查，拇指伸直，其余各指屈曲。

(6) 左手放在待产妇的宫底处，扶住宫底，示指向后触及尾骨尖端，向两侧摸清坐骨棘，向前探查子宫颈。

(7) 抽出示指，擦净肛门周围的液状石蜡，脱去手套。

(8) 为待产妇穿上裤子，摆好舒适体位，整理床单位。

(9) 记录肛门指诊检结果。

【注意事项】

1. 在检查的过程中，指导待产妇放松，配合检查。

2. 检查前手指应涂抹液状石蜡，以减少待产妇的不适。

【结局评价】

1. 准确评估待产妇的软产道、骨产道、胎方位及胎先露的下降情况。

2. 未给待产妇造成不适。

（徐　敏）

技术五　会阴组织评估技术

会阴为阴道口与肛门之间的软组织，是由皮肤、肌肉及筋膜组成，由上至下约3～4cm。由会阴浅横肌、会阴深横肌、球海绵体肌及肛门外括约肌等肌腱联合组成的中心腱，称“会阴体”。待产妇入院时常规评估会阴部组织是否有水肿、炎症、白斑和瘢痕情况；分娩时重点评估会阴体伸展长度和弹性度，衡量会阴是否有损伤的可能，以及损伤的程度，是否需要行会阴切开术。

【目的】

通过评估会阴组织，为指导是否需要实施会阴切开术提供参考依据。

【用物准备】

无菌手套、无菌棉球、无菌镊子。

【操作程序】

1. 评估

(1) 待产妇评估：沟通、理解和合作能力。

(2) 环境评估：环境是否安全、安静、私密，温度是否适宜。

2. 准备

(1) 助产士准备：着装整齐，戴口罩和帽子，手消毒。

（2）物品准备：备齐用物，将用物放在合适的位置。

（3）孕妇准备：向孕妇解释操作目的，取得其合作。

3．操作步骤

（1）调节室温（24～26℃），拉好帘子，保护隐私。

（2）协助孕妇取仰卧位，两腿屈曲分开。

（3）测量会阴体伸展长度方法：在胎头拨露3～4cm时进行测量，助产士示指、中指和无名指横放于会阴部，测量点的上缘为会阴6点部位，测量点下缘相当于肛门的12点部位，以手指宽度测量。

（4）测量会阴弹性度方法：在胎头拨露或着冠时，如无会阴水肿、无处女膜、阴道黏膜出血撕裂，皮肤色泽正常，表示弹性好；若向下向外牵拉会阴部组织，感觉坚韧，或已有阴道黏膜裂伤出血，会阴皮肤发亮或水肿，细纹状破裂纹，表示弹性度差。

4．用物整理，洗手。

5．记录。

【注意事项】

1．产时会阴评估前，助产士要先测量自身手指的宽度，测量过程注意指导待产妇配合，以防用力过猛导致会阴严重裂伤。

2．消毒会阴顺序　大阴唇、小阴唇、阴阜、大腿内上1/3、会阴、肛门周围。

3．评估是否需要行会阴切开术时，除了评估会阴条件，还需要评估胎儿大小、待产妇配合程度等进行综合评价。

【结局评价】

待产妇对操作过程满意，助产士评估结果正确。

【技术拓展】

1．会阴体特性　厚约3～4cm，表层较宽厚，深部逐渐变窄呈楔形。会阴的伸展性很大，妊娠后组织松软，分娩期会阴的伸展度由正常状态2～3cm，在拨露期可达到5～10cm，伸展度达6～7cm者占77%左右，有利于阴道口扩张，胎儿娩出。

2．产时胎儿大小估计方法　若会阴弹性好，在胎儿拨露3～4cm时，助产士用左手的示、中指插入先露与会阴之间向四周触摸胎头的顶骨，能够顺利地分别触摸到胎儿顶骨两侧部的4～5cm，则表示胎儿不是很大或者说是阴道不紧，胎儿大小与阴道松紧度能适应。

3．当评估会阴条件较差时，建议可行会阴麻醉，降低会阴张力，使会阴组织松弛，能有效减轻裂伤程度。

4．可采用产时会阴评估法（表2-6）。

表2-6　产时会阴评估法

评估内容	评估方法	等级		
		3分	2分	1分
会阴弹性	胎头拨露时助产士用左手示指及中指插入胎头与会阴之间向下向外缓缓牵拉会阴部组织	阴道黏膜及处女膜无损伤，皮肤为深色	阴道黏膜及处女膜有微细损伤，皮肤变为紫白色或瘢痕<1cm	阴道黏膜及处女膜有明显损伤，皮肤变为纯白色或瘢痕>1cm或合并有外阴阴道炎症者

续表

评估内容	评估方法	等级		
		3分	2分	1分
会阴体长度	当胎头拨露4～5cm时，测量会阴体的长度，测量点上缘为会阴6点处，测量点下缘为肛门12点处	会阴体长度4～5cm	会阴体长度＜4cm或＞6cm	会阴体长度＜3cm或＞7cm

若会阴弹性差，会阴体长度＜3cm，＞7cm时，建议及早做好会阴切开准备。

【临床情境】

张女士，31岁，已婚，身高162cm，G_1P_0，孕38^{+2}周，孕期检查8次，无异常发现，现宫口开全，胎头拨露2～3cm。请你为其进行会阴组织评估。

【操作考核评分标准】

会阴组织评估操作考核评分标准如表2-7所示。

表2-7 会阴组织评估操作考核评分标准

班级： 学号： 姓名： 得分：

项目	分值	评分细则	评分等级				得分	备注
			A ×1.0	B ×0.8	C ×0.6	D ×(0～0.5)		
操作前	5	助产士着装及用物准备						
	5	待产妇评估						
	5	环境评估：室温、光线、清洁、私密						
操作中	5	拉好床帘，保护隐私						
	5	协助待产妇摆正体位						
	5	消毒会阴部						
	5	戴无菌手套						
	5	指导待产妇配合						
	10	测量会阴体伸展长度						
	10	测量会阴弹性度						
	10	测量方法正确						
	5	脱手套						
操作后	5	整理用物、洗手、记录						
	5	检查后注意告知待产妇结果						
其他	10	操作熟练、手法正确						
	5	人文关怀，爱伤观念						

（周肖郁）

技术六 胎儿宫内安危评估技术

胎儿宫内安危评估技术，是指通过各种评估方法对胎儿进行监测，早期发现和处理分娩过程中的异常情况。评估方法包括行胎心监测（包括胎动监测）、生物物理评分、羊水检查、胎盘功能检查、胎儿头皮血酸碱度监测等。

【目的】

准确评估胎儿宫内安危，以及时处理发生的胎儿宫内窘迫危险情况，保证母儿安全。

【用物准备】

B型超声、胎心监护仪、羊膜镜、给氧设备、急救药品（如特布他林、哌替啶、硫酸镁等）。

【评估方法】

（一）胎心监护（包括胎动）

胎心监护判断胎儿宫内储备情况，详见第一章技术七。胎儿宫内缺氧早期，胎动减少，<10次/12小时，胎心率于无宫缩时加快，>160bpm；胎儿缺氧严重时，胎心率<120bpm，可出现多发晚期减速、中毒变异减速。胎心率<100bpm，基线变异<5bpm，伴频繁晚期减速提示胎儿缺氧严重，可随时胎死宫内。

（二）胎儿生物物理评分法

胎儿生物物理评分法是利用胎儿电子监护仪和B超联合检测胎儿宫内缺氧和胎儿酸中毒情况（表2-8）。

表2-8 胎儿生物物理评分表

项目	2分（正常）	0分（异常）
无应激试验（20分钟）	≥2次胎动伴胎心加速≥15bpm，持续≥15秒	<2次胎动伴胎心加速<15bpm，持续<15秒
胎儿呼吸运动（30分钟）	≥1次，持续≥30秒	无或持续<30秒
胎动（30分钟）	≥3次躯干和肢体活动（连续出现计1次）	≤2次躯干和肢体活动
胎儿肌张力	≥1次躯干和肢体伸展复屈，手指摊开合拢	无活动，肢体完全伸展，伸展缓慢，部分复屈
羊水量	羊水暗区垂直直径≥2cm	无；或最大暗区垂直直径<2cm

胎儿生物物理评分≤3分提示胎儿窘迫，4～7分为胎儿可疑缺氧。因为30分钟的B超耗时较长，大量试验表明10分钟与30分钟观察的各项指标效果特异性是93.1%，敏感性是90.7%。

（三）羊水检查

胎膜未破时，应用羊膜镜观察，透过胎膜了解羊水情况；胎膜已破，直接观察羊水性状。胎膜未破时，应用羊膜镜观察，透过胎膜了解羊水情况；胎膜已破，直接观察羊水性状。妊娠足月羊水略混浊、不透明（正常羊水为乳白色或淡青色）混有胎脂，如果混有胎粪为黄绿色甚至棕黄色。羊水污染可分为3度：Ⅰ度浅绿色，常见胎儿慢性缺氧；Ⅱ度深绿色或黄绿色，提示胎儿急性缺氧；Ⅲ度呈棕黄色，稠厚，提示胎儿缺氧严重。

（四）胎盘功能检查

通过测量孕妇尿中或血清中某些物质的含量检查胎盘功能，从而间接判断胎儿宫内状态，早期发现隐性胎儿窘迫。

1. 孕妇尿中雌三醇值 ＞15mg/24 小时尿为正常，10～15mg/24 小时尿为警戒值，＜10mg/24 小时尿为危险值。尿雌激素 / 肌酐比值：＞15 为正常，10～15 为警戒值，＜10 为危险值。若妊娠后期多次检测都＜10mg/24 小时尿，尿雌激素 / 肌酐比值＜10 则表示胎盘功能低下。

2. 孕妇血清胎盘生乳素值　妊娠足月时正常值为 4～11mg/L，＜4mg/L 或突然下降 50% 提示胎盘功能低下。

3. 孕妇血清中妊娠特异性 β 糖蛋白值　妊娠足月时＜170mg/L 提示胎盘功能低下。

（五）胎儿头皮血酸碱度监测

临产后，尤其是第二产程，胎儿头皮血 pH 值测定是监测胎儿宫内状况的良好指标。胎儿头皮血标本采集方法：

1. 临产并破水后，产妇取截石位，根据宫口开大及先露高低，选用合适套筒，对准胎先露，采血部位应尽量靠近前后囟门。用棉球擦净局部头皮后，喷涂氯乙烷使局部充血，待其挥发后用硅油棉球涂局部头皮。

2. 在两次宫缩间期，用特制的长柄小刀切开头皮 2mm × 1.5mm，待血滴出后，立即用 2 支肝素化毛细玻璃管吸血，每管约 0.2～0.25ml。

3. 标本应立刻放在冰块内送检。头皮小切口无须特殊处理，但需注意预防切口感染和出血。

胎儿头皮血测定 pH 正常值为 7.25～7.35；pH 7.20～7.24，提示胎儿轻度酸中毒；pH＜7.20，提示有严重的酸中毒存在。

【注意事项】

临床上常采取综合的方法评估胎儿在宫内是否安全，如指导孕妇自数胎动、B 超检查等，详见第一章技术七、技术八、技术九。

各种现有的监测手段均存在假阴性和假阳性，并且助产人员在判断结果时存在很大的个体差异，所以诊断应根据各种监测方法的结果综合临床全面分析。

【结局评价】

1. 胎儿宫内状况良好。

2. 助产士能准确评估胎儿在宫内是否安全。

【技术拓展】

胎儿在宫内有缺氧征象危及胎儿健康和生命者，称胎儿窘迫。急性胎儿窘迫多发生在分娩期，慢性胎儿窘迫常发生在妊娠晚期。胎儿窘迫的处理方法：

1. 指导孕产妇卧床休息，左侧卧位，做好心理安慰及鼓励、支持。

2. 给氧，急性窘迫 10L/min，吸氧 30 分 / 次，间隔 5 分钟；慢性窘迫，定时吸氧，每日 2～3 次，每次 30 分钟。

3. 持续监测胎心变化。

4. 急性窘迫，尽快行剖宫产术终止妊娠。慢性窘迫，若孕周小则保胎促胎肺成熟；若近足月，行剖宫产术终止妊娠。

5. 做好新生儿窒息抢救准备。

【临床情境】

王女士，G_1P_0，孕 37^{+4} 周，无妊娠合并症。专科检查：骨盆外测量各径线正常，B 超结果为胎儿估重 3200g，胎方位为 LOA，现宫缩为 20～30 秒 /3～4 分钟，孕妇希望可以进行阴道试产，在产程的进展过程中，除了评估产程的进展，还需要从哪些方面进行评估？

（邹芳亮 徐 敏）

第三章
自然分娩技术

分娩是一个健康、自然、正常的生理过程，但从怀孕到分娩，女性的身体和心理要经受一系列巨大的变化，让产妇在分娩过程中选择自己喜欢和感觉舒适的自由体位，是分娩回归自然，减少医疗干预的体现。如何为产妇提供最安全、最舒适的辅助方式顺利度过分娩，促进母婴安全是当前每一个产科工作者的重要课题。本章实训项目包括分娩球使用、拉玛泽呼吸指导、导乐、产程中体位管理、产程中导尿、外阴消毒、阴道分娩铺巾、接产、新生儿脐带处理、胎盘娩出与检查、产后出血量评估、产程图绘制与记录单的书写规范。本章就自然分娩技术中助产士应掌握的十二项技术的实训进行介绍。

技术一　分娩球使用技术

分娩球是指专门为产妇设计的橡胶材质球体，又叫健身球。根据身高可选择直径 65cm 和 75cm 两种（直径 65cm 适合身高 155～165cm 者使用；直径 75cm 适合身高 165～175cm 者使用）。产妇可以在产前、产时、产后在专业人员的指导下利用分娩球进行有氧运动，达到减轻不适、加速产程及促进自然分娩及产妇恢复的目的。经产科医师评估的低危产妇可使用分娩球进行有氧运动，但下列情况者除外：①胎位不正（臀位、横位）；②妊娠合并症（高血压、心脏病等内科疾病）；③脐带脱垂、胎盘异常（前置胎盘、胎盘早剥）；④有早产征兆者；⑤其他产科医师认为不合适者。

【目的】

1. 产前缓解孕期不适，减轻分娩疼痛，促进产程进展。
2. 产前增强产妇肌肉、韧带的弹性，促进自然分娩。
3. 产后加速子宫复旧，促进形体恢复。

【用物准备】

分娩球（根据产妇身高选择大小，充气状态 85%～95%）、瑜伽垫、护膝、音乐设备、CD 碟等。

【操作程序】

1. 评估

（1）产妇评估：评估产妇的精神状态、产程进展情况、宫缩情况、胎方位、有无使用分娩球禁忌证，是否了解分娩球相关知识等。

（2）环境评估：环境是否安全、安静，温度是否适宜，室温宜 22～24℃，光线柔和，避免刺激性光源，播放轻缓柔和的音乐，避免尖锐物件刺破分娩球，避免在光滑地面使用。

2. 准备

(1) 助产士准备：着装整齐，摘掉手表等饰物。

(2) 物品准备：分娩球大小合适，根据孕产妇身高选择直径 65cm 或直径 75cm 大小的分娩球，检查球的充气状态，适宜充气量为 85% 左右，将分娩球置于瑜伽垫上。

(3) 产妇准备：排空膀胱，向产妇及家属解释使用分娩球运动的目的、方法、过程及注意事项，指导产妇配合。

3. 操作

(1) 平铺瑜伽垫于地板上，分娩球固定于瑜伽垫上。

(2) 不同体位分娩球使用技术指导

1) 坐位：扶产妇直坐于球上，重心靠球后 2/3 部，双腿张开撑地，膝关节呈 90°，两脚放在前方，两脚间距离为 60～70cm，取上下震荡或左右摇摆（图 3-1）。

2) 跪趴位：协助产妇跪于瑜伽垫上，两膝盖戴护膝，上身趴于分娩球上。

3) 站趴位：放分娩球于床上，协助产妇站着趴在分娩球上，两脚分开呈 45° 角，左右摇摆或转圈摇摆。

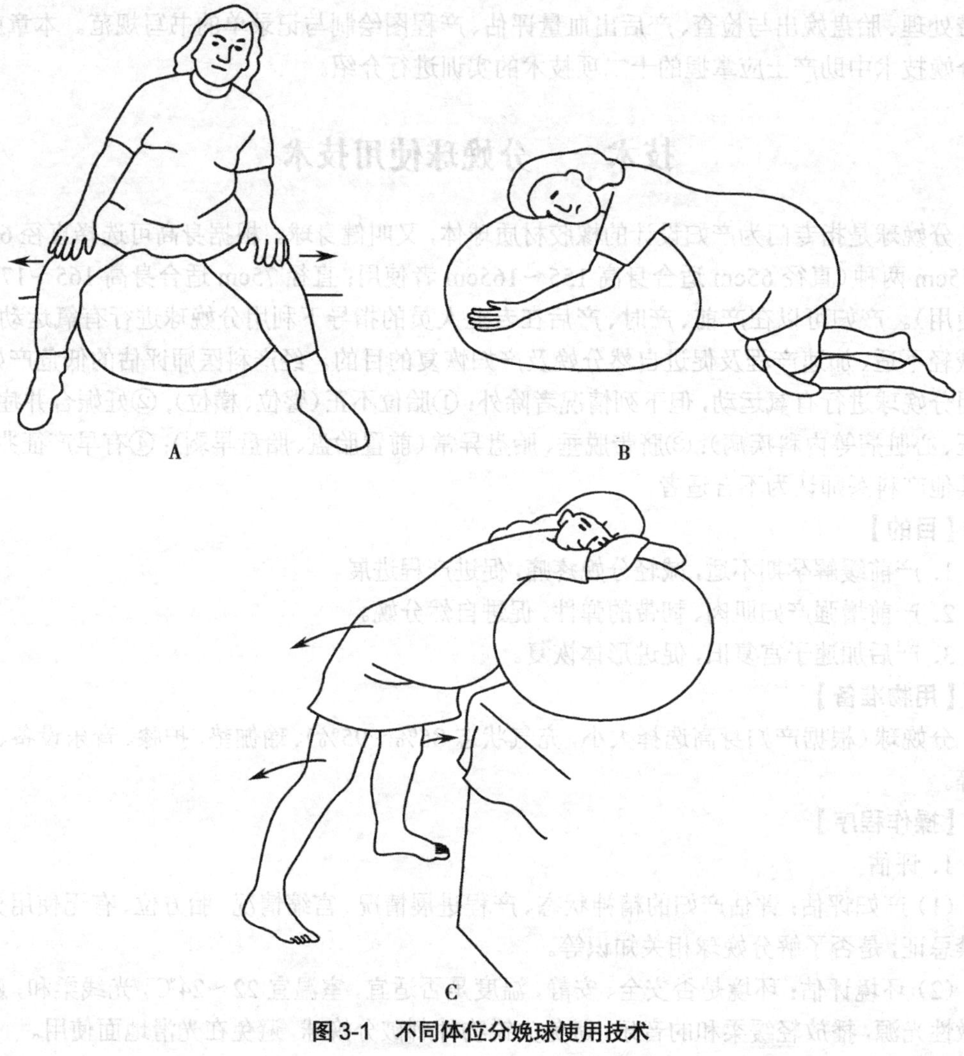

图 3-1 不同体位分娩球使用技术

【注意事项】

1. 使用分娩球前一定要检查充气量，根据产妇身高选择合适大小的分娩球。
2. 固定分娩球，避免球体滚动。
3. 适时指导其进食和排大小便。
4. 每个体位持续时间以10～15分钟为宜，以产妇感觉舒适为准。
5. 使用分娩球时严密监测胎心音变化并记录。
6. 初产妇宫口开大7～8cm（经产妇4cm）时停止。

【结局评价】

1. 产妇感觉舒适，对整个操作过程满意。
2. 有效缓解宫缩疼痛，帮助纠正胎方位或有效促进产程进展。

【技术拓展】

产妇最初几次坐于分娩球上可能会坐不稳，此时可扶着床沿或助产士，直到感觉完全平稳为止，确保产妇能控制住球，不让球滚动而造成危险。使用分娩球时，产妇可闭目养神、倾听音乐或听取助产士讲解有关分娩知识，助产士主动询问产妇有怎样的感觉，解答产妇心中疑虑，适时指导其进食和排空膀胱，并严密监测宫缩和胎心情况，初产妇宫口开大7～8cm，经产妇宫口开大4cm将其送入产房。

【临床情境】

洪女士，29岁，已婚，孕39^{+5}周，G_1P_0，LOA，无妊娠合并症。临产6小时，现宫口开大2cm，未破膜，宫缩间隔3～4分钟，持续45秒，洪女士希望能顺利经阴道分娩，但感觉腰背部疼痛厉害，向助产士寻求非药物分娩减痛及促进产程进展的方法。

【操作考核评分标准】

分娩球使用操作考核评分标准如表3-1所示。

表3-1 分娩球使用操作考核评分标准

班级：　　　　学号：　　　　姓名：　　　　得分：

项目	分值	评分细则	评分等级				得分	备注
			A ×1.0	B ×0.8	C ×0.6	D ×（0～0.5）		
操作前	5	助产士着装及用物准备						
	5	产妇评估						
	5	环境评估：室温、光线						
操作中	5	核对产妇						
	5	检查分娩球充气状态						
	5	选择分娩球大小						
	5	操作前解释						
	10	坐位使用分娩球						
	10	跪趴位使用分娩球						
	10	站趴位使用分娩球						
	5	监测胎心、宫缩情况						

续表

项目	分值	评分细则	评分等级				得分	备注
			A ×1.0	B ×0.8	C ×0.6	D ×(0～0.5)		
操作后	5	整理用物、记录						
	5	操作过程孕产妇满意						
	10	孕产妇感觉舒适						
其他	10	耐心、爱伤观念						

（杨丽霞）

技术二 拉玛泽呼吸指导技术

拉玛泽呼吸减痛源于1952年，由产科医师拉玛泽（Lamaze）先生研究、发明并发扬。它是根据条件反射的原理，在分娩的过程中，当听到口令或感觉收缩开始时，使自己自动放松，将精神集中于呼吸上，先占据脑中用以识别疼痛的神经细胞，使痛的冲动无法被识别，从而达到减轻疼痛的目的。低危产妇妊娠满28周后可进行拉玛泽呼吸减痛技巧的练习，但有以下高危因素者禁忌：①妊娠合并症、并发症，如前置胎盘、妊娠高血压疾病等；②自然流产史，习惯性流产史，有早产征兆、胆汁淤积症等；③内科合并症，如心脏病、肝、肾脏疾病，甲亢，糖尿病等；④外科合并症，如扭伤、摔伤等；有不适症状，如头痛、腹痛、出血或窦性心动过速、心律不齐等；⑤其他产科医师认为不适合者。

【目的】

1. 子宫收缩时，能主动地运用呼吸技巧，适度地放松肌肉，减少分娩时子宫收缩引起的不适。

2. 减少对分娩恐惧，增强自然分娩的信心。

【用物准备】

瑜伽垫、音响设备。

【操作程序】

1. 评估

（1）孕妇评估：孕妇已获得有关分娩方面的知识，无拉玛泽呼吸减痛技术禁忌证。

（2）环境评估：环境是否安全、安静，温度是否适宜。室温宜22～24℃，光线柔和，避免刺激性光源，播放轻缓柔和的音乐。

2. 准备

（1）助产士准备：着装整齐，摘掉手表等饰物，洗手。

（2）孕妇准备：向孕妇及家属解释拉玛泽呼吸减痛技的目的，取得其合作。

3. 操作

（1）取舒适体位，将瑜伽垫平铺于地板上或硬板床上，协助孕妇取仰卧位。

（2）拉玛泽呼吸技术指导

1）廓清式呼吸：即深呼吸，全身肌肉放松，每一个动作前后均需做此呼吸，孕妇取坐位或者平躺，眼睛注视一个定点，身体完全放松，用鼻子慢慢吸气至肚子，用嘴唇像吹蜡烛一样慢慢呼气。

2）胸式呼吸初步阶段，宫口开大0～3cm，即潜伏期时使用，由鼻孔吸气，由口吐气，腹部保持放松，每分钟6～9次吸吐，每次速度平稳，吸呼气量均匀。

助产士在孕妇宫缩时喊口令：

收缩开始。

廓清式呼吸。

吸二三四，吐二三四 吸二三四，吐二三四……

廓清式呼吸。

收缩结束。

3）浅而慢加速呼吸：加速阶段，宫口开大4～8cm时使用，由鼻孔吸气，由口吐气，随子宫收缩增强而加速，随其减弱而减缓。

助产士在孕妇宫缩时喊口令：

收缩开始。

廓清式呼吸。

吸二三四、吐二三四；吸二三吐二三；吸二吐二；吸吐；吸吐……吸二吐二；吸二三、吐二三；吸二三四、吐二三四。

廓清式呼吸。

收缩结束。

4）浅的呼吸：宫口开8～10cm时使用，微张嘴吸吐（发出嘻嘻嘻音），保持高位呼吸，在喉咙处发音，呼吸速度依子宫强度调整，吸及吐的气一样量，避免换气过度，连续4～6个快速吸吐再大力吐气，重复至收缩结束。

助产士在孕妇宫缩时喊口令：

收缩开始。

廓清式呼吸。

嘻嘻嘻嘻吐、嘻嘻嘻嘻吐、嘻嘻嘻嘻吐、嘻嘻嘻嘻吐……

廓清式呼吸。

收缩结束。

5）闭气用力运动：宫口开全，指导孕妇用力时使用。大口吸气后闭气往下用力，头略抬起看肚脐，下巴前缩，憋气20～30秒，吐气后马上用力到收缩结束。

助产士在孕妇宫缩开时喊口令：

收缩开始。

廓清式呼吸。

吸气、憋气、往下用力、用力……吐气。吸气、憋气、往下用力、用力……吐气……

廓清式呼吸。

收缩结束。

6）哈气运动：宫口未完全扩张而有强烈便意感时或当胎头娩出2/3时使用，全身放松，嘴巴张开，像喘息式的急促呼吸。

【注意事项】

1. 建立基本分娩过程（包括产兆）概念，以配合呼吸技巧并应用。
2. 怀孕满7个月后开始练习呼吸技巧，须反复练习至技巧熟练。

3. 在医护人员的指导下进行，运动前先排空膀胱，穿宽松的衣服，在硬板床或地板上进行。

【结局评价】

孕妇能正确运用拉玛泽呼吸减痛法，对整个操作过程满意。

【技术拓展】

除拉玛泽呼吸分娩减痛法外，亦有其他的分娩减痛法，包括药物及非药物的分娩减痛法。非药物分娩减痛法有热敷、冷敷、水疗、针灸、按摩及导乐分娩减痛法等。药物分娩减痛法包括地西泮、盐酸哌替啶的使用及硬腰联合阻滞麻醉等方法。

传统的中医肾俞穴位按摩技术也有缓解孕妇腰酸背痛作用，即第二腰椎棘突下缘旁两指处，即从肚脐向后对到脊椎旁两指，再往下 1 指所在，可用大拇指轻轻按压此处。

【临床情境】

李女士，27 岁，已婚，G_1P_0，孕 39^{+3} 周，LOA，无妊娠合并症。临产 9 小时，现宫口开大 6cm，宫缩间隔 2～3 分钟，持续 50 秒，李女士希望能经阴道分娩，但难以承受宫缩疼痛，向助产士寻求非药物分娩减痛方法。助产士可为其提供何种分娩减痛法？如何实施？

【操作考核评分标准】

拉玛泽呼吸法操作考核评分标准如表 3-2 所示。

表 3-2 拉玛泽呼吸法操作考核评分标准

班级： 学号： 姓名： 得分：

项目	分值	评分细则	评分等级				得分	备注
			A ×1.0	B ×0.8	C ×0.6	D ×（0～0.5）		
操作前	5	助产士着装及用物准备						
	10	孕妇评估						
	10	环境评估：室温、光线						
操作中	5	核对孕妇身份						
	5	孕妇体位舒适						
	20	口令正确						
	10	呼吸技巧符合孕妇产程进展阶段						
操作后	20	孕妇疼痛缓解						
	10	孕妇对操作过程满意						
其他	5	有耐心、爱伤观念						

（杨丽霞）

技术三 导乐技术

“导乐”一词来源于希腊语“doula”，是指有分娩经验或接生经验的妇女在产前、产时、产后给予持续的生理上支持、帮助及精神上的安慰、鼓励，使其顺利完成分娩过程。经过国家正式教育和训练的专业人员，如助产士和产科医师，应该指导、教育和培训导乐人员，使她们更好地为妇女和新生儿提供支持性服务。在保证母儿健康的前提下，导乐陪伴分娩的重点是情感、信息、体位、减痛及饮食等基本生理支持。

【目的】

1. 降低产妇焦虑、担心、孤独、陌生感，促进产妇获得积极的情感体验。

2. 树立产妇分娩信心，增进产妇舒适，减轻分娩疼痛与痛苦，缩短产程。

【用物准备】

多普勒听诊仪、分娩球、桌椅、毛巾、纸巾、水杯、小折扇、暖水袋、按摩小物件（如精油）、冰袋、热敷物品（如豆包、米袋）、食物（如红牛饮料及巧克力）等。

【操作程序】

1. 评估

(1) 产妇评估：询问孕期检查地点，是否有参加产前教育或参观产房，是否认识产房助产士或其他工作人员，有助建立信任关系；询问饮食及排泄情况，观察产妇体位、表情、语言、形象及应对疼痛方式，评估情感状态、疼痛程度与自理能力。

(2) 导乐人员评估：导乐人员不仅需要知道分娩的相关知识及妇女孕期、产时、产后期各个阶段的生理心理和感情变化特征等，还要求对人际交流技巧、移情技巧、非药物镇痛技术等有一个基本的了解。

(3) 环境评估：待产室和产房应暗光或避免强光、安静、温度适宜。待产室应有扶手栏杆和足够的空间供产妇自由走动，提供椅子、靠垫、分娩球等。

2. 准备

(1) 导乐准备：着装整齐，洗手，剪指甲。

(2) 物品准备：备齐用物，放置在合适的位置。

(3) 产妇及家属准备：解释陪伴分娩的目的，取得合作。

3. 操作

(1) 导乐人员向产妇讲解产房管理规章，介绍环境及用物使用方法。

(2) 介绍产房助产士，告诉产妇助产士是分娩专家，帮助产妇与助产士建立信任关系。

(3) 守护在产妇身边，及时协助产妇完成各种需要，如进食、擦汗、排便等。

(4) 讲解产程进展和检查的必要性，及时告知胎心率和产程进展情况，消除产妇担心和疑虑。

(5) 讲解分娩疼痛的必要性，鼓励产妇积极配合各种非药物减痛法。

(6) 指导、协助产妇采取非药物性舒适措施

1) 自由体位：随产妇的意愿或产程进展的需要采取卧、坐、跪、立、趴、行走等各种不同的体位。详见第三章技术四。

2) 分娩球运动：根据产妇意愿协助产妇使用分娩球运动减轻疼痛，促进产程进展。详见第三章技术一。

3) 拉玛泽呼吸减痛法：指导产妇使用拉玛泽呼吸减痛法减轻分娩疼痛，详见第三章技术二。

4) 热敷：提供温热毛巾、热水袋、电热宝、热米袋、热豆包等热敷产妇下腹部耻骨联合、腹股沟、大腿、骶部、肩膀或会阴部。注意避免烫伤，热敷物不能太热，使用前可在手臂内侧感觉热度，太热时不能直接接触产妇皮肤，使用过程中及时询问产妇感觉。

5) 冷敷：若产妇痔疮明显，可使用冰袋冷敷肛门处减轻痔疮疼痛；亦可冷水或冷瓶子

滚动冷敷腰骶部缓解疼痛；用冷湿毛巾擦拭产妇的脸、手或胳膊可使产妇感觉凉爽，达到舒适的目的。

6）触摸与按摩：多种形式的触摸，包括轻拍和握住产妇的肩膀或手，轻抚产妇的脸或头发等；按摩可在产妇感觉疼痛或疲劳的部位，如手、脚、头部、肩膀或骶尾部。按摩没有统一的手法，可以辅助精油或润肤油，以产妇感觉舒适的方法和力度进行。

7）指压：按压产妇的虎口穴和三阴交穴（脚内踝向上四指宽处，胫骨内侧缘后方）可加强宫缩而不增加疼痛；或按压骶尾部（图 3-2）缓解骶尾部疼痛。

8）水疗：使用淋浴或池浴或直接用温水喷淋在产妇想喷淋的部位（如腰背部、下腹、会阴部等）以减轻疼痛（图 3-3）。

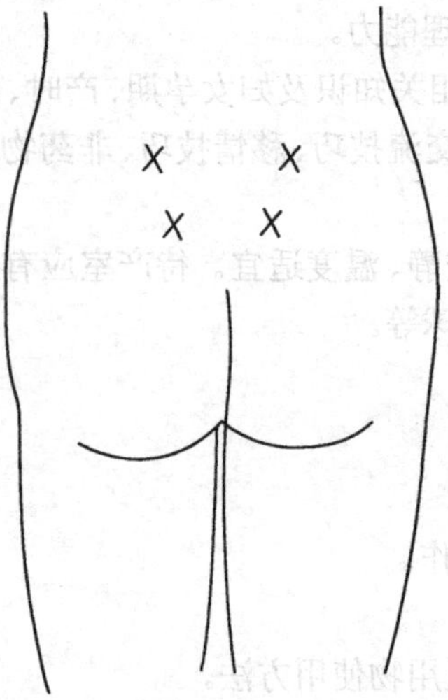

图 3-2 骶尾部按压

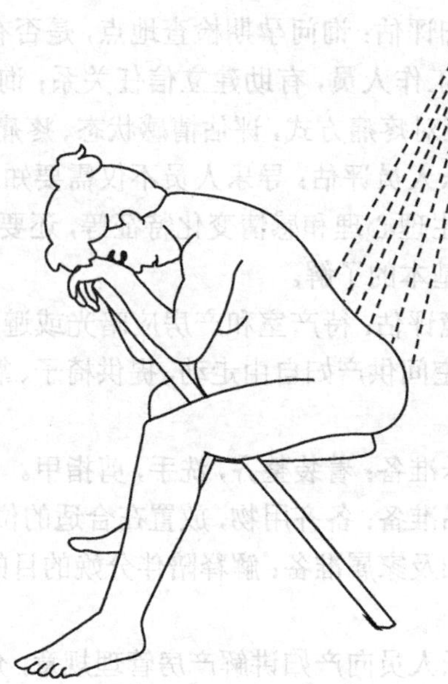

图 3-3 淋浴

（7）心理安慰措施：导乐应及时捕捉产妇的心理状态，提供有利的心理安慰措施，使产妇尽可能愉快地度过产程。

1）及时评估产妇的情绪变化：通过询问、倾听及对产妇言行举止的观察了解产妇的心理状态。如宫缩时保持平静无声的产妇可能实际上内心极度的痛苦或勉强维持着表面的镇静，而有一些宫缩时大喊大叫的产妇可能感觉更好，因为她懂得表达或释放自己的感受。

2）提供舒适的感官刺激：待产室光线柔和、播放产妇喜欢的音乐，提供产妇喜欢的果汁或冷饮，适合给予按摩、抚慰等。

3）增强产妇信心：鼓励产妇说出自己的感受并耐心解释，不断地正面称赞产妇："你这样做很好"，"接着来，你很棒，加油"，"很快就能生了，再坚持一会，你真是个伟大的妈妈"等。

4）减少可诱导恐惧的刺激行为：轻声细语，拒绝大声呵斥，如果产妇不愿意则尽量减少干预（如阴道检查、胎心监护等），保持门窗关闭，保护隐私等。

（8）指导帮助产妇进食易消化、不产气淀粉类食品，及时饮水，提醒排尿。

（9）第二产程，鼓励产妇配合助产士用力，胎头拨露时，以形象性语言告知产妇胎头露出程度，增强产妇信心。

（10）胎儿娩出后，与产妇分享快乐和幸福，稳定产妇情绪。

（11）产后帮助新生儿成功吸吮母乳，及时按摩子宫，预防产后出血。

4. 用物整理，洗手。

5. 记录。

【注意事项】

1. 准确评估产妇情感状态，适时给予情感支持，避免引起产妇反感。

2. 及时补充水分和食物，避免饱胀而致呕吐。

3. 准确告知产程进展和胎心情况，切勿提供不实信息。

4. 及时捕捉产妇体位变化迹象，及时支持或支撑，不可打断或阻止。

5. 导乐不能超越职权范围，不能妨碍助产士及其他专业人员工作。

6. 发现产妇有异常情况时，及时向医师及助产士呼叫求助。

7. 保持环境安静，避免嘈杂，及时遮盖产妇裸露的身体，保护产妇隐私。

【结局评价】

1. 产妇能树立对分娩的信心，并掌握分娩技巧，遵从导乐人员的指导，产程顺利。

2. 产妇与导乐人员、助产士建立良好关系。

【技术拓展】

在第一产程，随着产程的进展，宫缩的加强，产妇情绪会变得紧张恐惧，导乐要持续给予精神和心理上的支持和帮助，鼓励产妇进食、进水，指导产妇采取自由体位、深呼吸，给予腰骶部按摩，分散注意力，以降低产妇的痛阈；导乐是产妇与家属之间的沟通桥梁，应及时将产妇的信息传递给家属，将家属的关心与鼓励反馈给产妇。

在第二产程导乐可以与产妇亲密接触，宫缩间歇时头贴在产妇耳边鼓励支持，给予擦汗、喂水，发现产妇做对之处，要给予表扬和鼓励，对她树立信心很有帮助，使她在后来更容易接受导乐的建议，告诉产妇怎样配合接生，使分娩尽快结束。

【临床情境】

某产妇，28 岁，第一胎足月，规律性宫缩，胎膜自破。6:30 急诊入院进待产室。阴道检查：宫颈软、居中，宫颈管消退 50%、容一指，胎头 S^{-1}。羊水间断性流出，遵医嘱卧床，要求家属陪产，询问采集保存脐带血。

9:00 自述羊水流出减少，但仍然仰卧在床，身体僵硬，询问是否可以翻身。宫缩良好，自述腰骶部酸痛，肛门坠胀，难以忍受。拒绝阴道检查。

13:30 宫口开大 5cm，宫颈薄而软，胎头 S^{0}，大囟位于 11 点处，宫缩 40 秒 /3～4 分钟，自述劳累，卧床不起。宫缩期双手乱抓，在床上左右翻滚，痛苦难耐，呼喊“痛死我了！救救我吧！”，间歇期闭目、恍惚入睡，少语，拒绝饮食和活动，对工作人员的检查和谈话敏感而警觉，急切询问是否正常，渴望孩子尽快出生。

14:40 产妇忽然翻身、下地，双膝跪在地板上、双臂趴在床边，宫缩期呻吟着、双手紧握、脸上汗液流淌、头发凌乱、双眼朦胧；间歇期无力地将头侧放在床上，闭目休息。

15:10 产妇发出屏气用力声音，自述肛门坠胀、想拉大便。床上阴道检查：宫口开全，胎头 S^{+3}。产妇复又下地，宫缩期手扶床边半蹲、间歇期站立。

16:00 助产士提醒上床，观察胎头是否拨露，产妇不听劝阻，却突然大喊“出来了！”急进分娩室、上产床，胎头拨露如鸡蛋大。产妇要求晚断脐带，13 分钟后枕前位顺利娩出男婴。

（陈改婷　杨丽霞）

技术四 产程中体位管理技术

阴道分娩是胎儿顺应骨盆的各个平面，按照一定顺序完成分娩机转的过程。产程中，胎儿受力主要有产力（包括子宫收缩力、腹肌和膈肌收缩力及肛提肌收缩力）、胎儿重力和羊水对胎儿的浮力，产妇的体位改变能影响胎儿受力变化。

恰当的母体体位不仅能够促进正常产程进展，还能够纠正潜在或已确诊的胎头位置异常，促进阴道分娩。具有一定认知并获得准确分娩信息的产妇，产时能够积极主动地采取适宜的体位。因此，当产妇执意要待在某一体位时，助产士需要思考这样的体位是否有科学性，如果没有充分的理由认为是不恰当的，就不要制止产妇，而应该提供支持和帮助。产妇是分娩的主题，很多情况下，胎儿与妈妈灵性相通。

【目的】

1. 促进胎轴与骨盆轴一致，有利于胎儿下降、旋转与娩出。

2. 增进母亲舒适。

3. 矫正潜在或已经存在的胎头位置异常。

【用物准备】

陪伴者或体位支持工具，如分娩球、枕头、桌椅凳、床栏杆及专用工具等。

【操作程序】

1. 评估

(1) 产妇评估：观察产妇的精神状态，产程进展情况，有无胎位异常、宫缩乏力、产程异常、宫颈水肿。评估产妇体位需求与变化，如手、腿或躯体的动作，及时提供支持或支撑。

(2) 支持工具评估：寻找分娩现场内可以使用的工具或人力，如侧卧式不对称体位时，需要陪伴者以手支撑产妇抬高的腿，站立式上身向前倾屈位时，需要身高合适的陪伴者、桌椅、床栏或墙壁等。

(3) 环境评估：环境是否安静，温度是否合适，地板是否防滑，产妇是否感受到尊重、放心，与助产士是否建立信任。

2. 准备

(1) 助产士准备：着装整齐，双手洁净、剪指甲。

(2) 用物准备：根据体位需要准备分娩球、枕头、桌椅凳、床栏杆或其他专用工具，并将用物放在合适的位置。

(3) 向产妇和陪伴者解释操作目的及步骤，取得合作。

3. 操作

(1) 侧卧位：产妇侧卧于床上，双臀和膝盖放松，在两腿之间、背部各放一个枕头（图3-4）。第二产程中可用侧卧位用力（图3-5）。

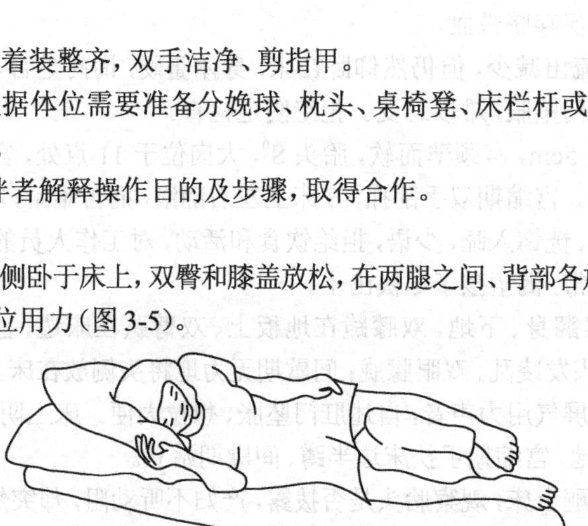

图3-4 侧卧位

（2）侧俯卧位：产妇面向一边侧躺，下面的上肢放在体后，下面的腿尽可能伸直，上面的腿弯曲呈90°，并用一两个枕头垫起来，身体就像一个转轴，不完全地转向前方（图3-6）。

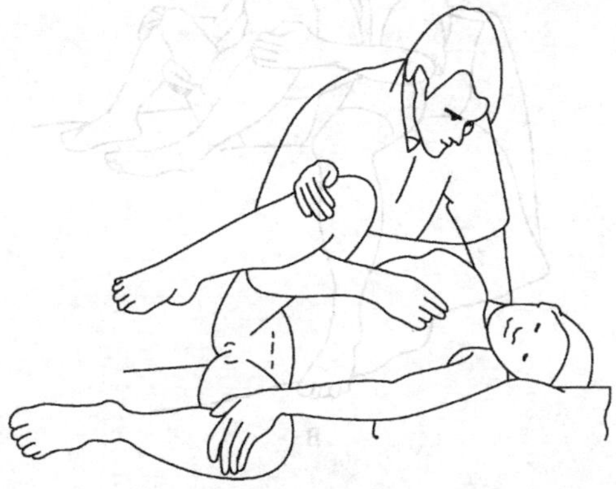

图3-5　侧卧位

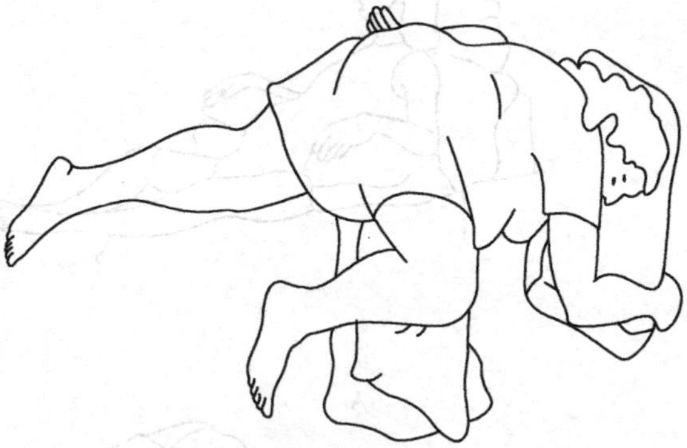

图3-6　侧俯卧位

注意事项：利用卧位纠正胎方位时应注意侧卧位与侧俯卧位时重力对胎儿的影响是不同的。胎儿枕后位时，如果产妇是侧卧位，应该面向胎背和胎枕侧躺，如果产妇是侧俯卧位，应该面向胎枕对侧躺，如胎儿左枕后应指导产妇采取左侧卧位或右侧俯卧位。

（3）侧卧位弓箭步：产妇侧俯卧位时，上面的脚用力蹬在陪伴者胯部，宫缩时陪伴者前倾身体向产妇的脚轻微用力，使产妇胯部和膝盖弯曲，将产妇的腿保持在更弯曲的位置（图3-7）。该体位可改变骨盆性状，增加枕后位或倾势不均胎儿旋转的机会。

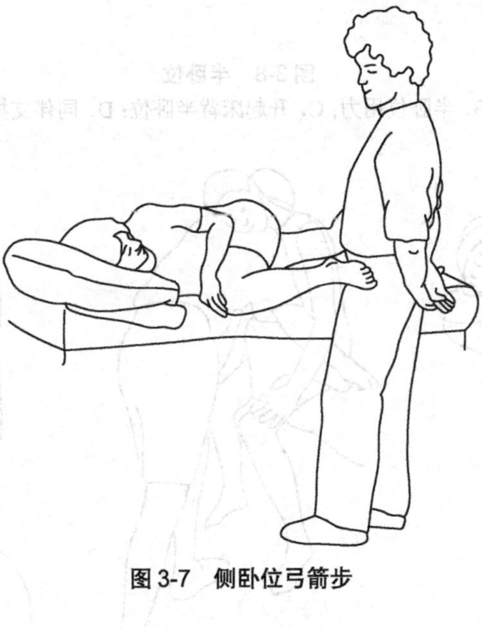

图3-7　侧卧位弓箭步

（4）半卧位：产妇坐着，上身与床夹角＞45°（图3-8），产妇产程进展良好且喜欢采取这种体位时可采取该体位，若胎儿枕后位或胎儿宫内窘迫不能采取该体位。

（5）坐位：产妇上身垂直或上身前倾坐于床上、椅子、分娩球上（图3-9）。该体位有利于借助重力优势作用，促进胎先露下降、枕后位胎儿旋转及易于进行腰骶部按摩。若采取该体位半小时后产程仍无进展考虑更换体位。

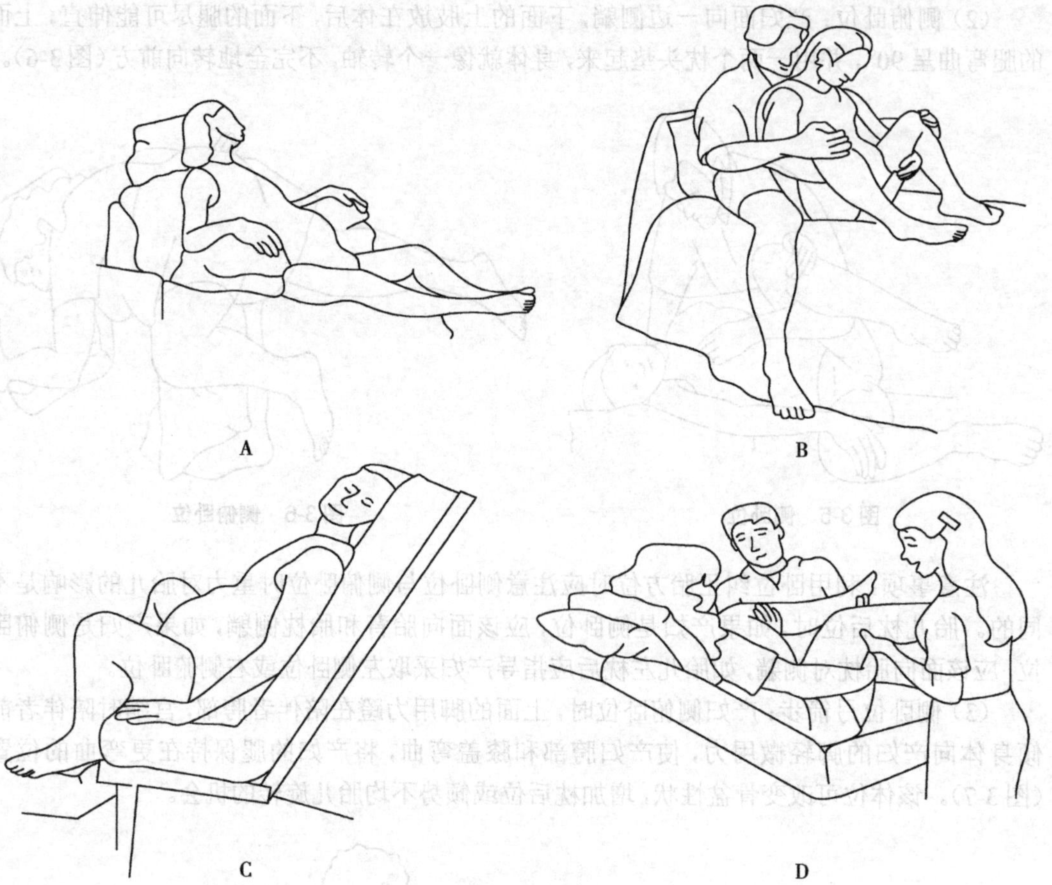

图 3-8 半卧位

A. 半卧位；B. 半卧位用力；C. 升起床背半卧位；D. 同伴支撑大腿半卧位

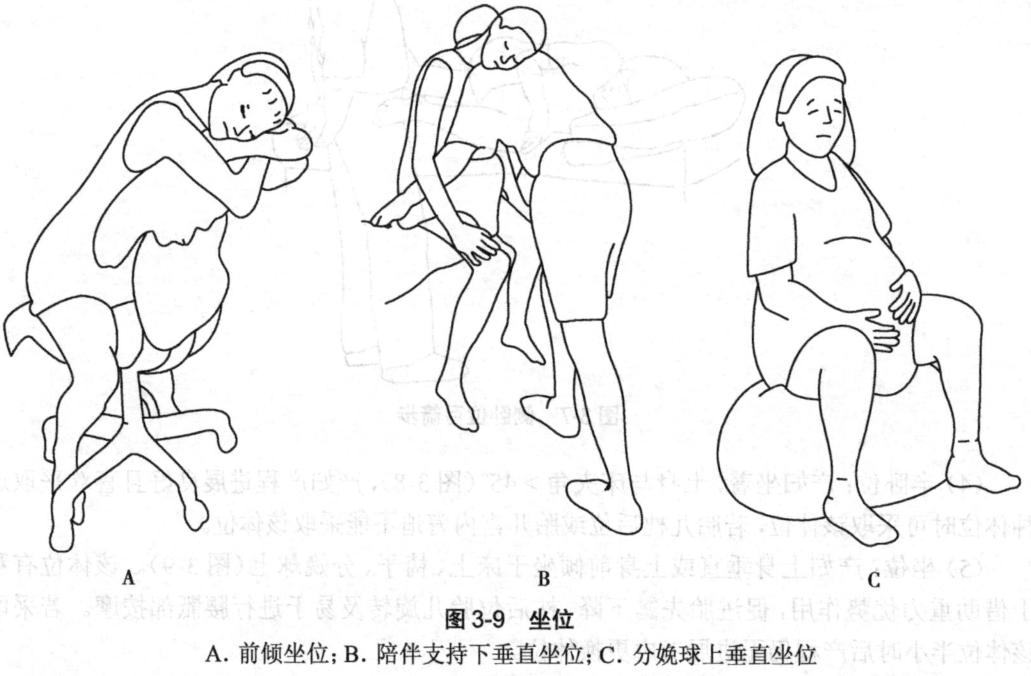

图 3-9 坐位

A. 前倾坐位；B. 陪伴支持下垂直坐位；C. 分娩球上垂直坐位

（6）站位：产妇站立，上身前倾趴在支持物上，产妇亦可同时左右摇摆骨盆。该体位增大骨盆入口，促进枕后位胎儿旋转，借助于重力优势作用，促进产程进展（图 3-10）。产妇因为疼痛加剧不愿继续采取该体位时考虑更换体位。

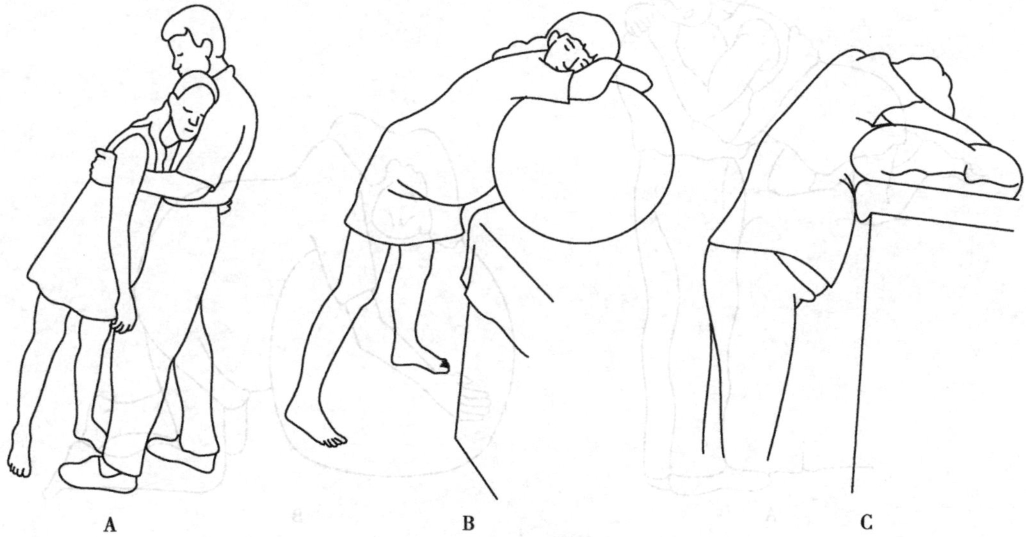

图 3-10　站位

A. 依靠同伴站位；B. 趴分娩球站位；C. 趴柜台站位

（7）蹲位：产妇双脚站在地板或床上，双手扶住床栏或陪伴者协助采取低蹲位或半蹲位（图 3-11）。该体位主要在第二产程采取，可增大骨盆出口径线，增加产妇用力欲望，促进胎儿下降，但若产妇踝关节有严重损伤、关节炎或腿部无力时不能采取该体位。

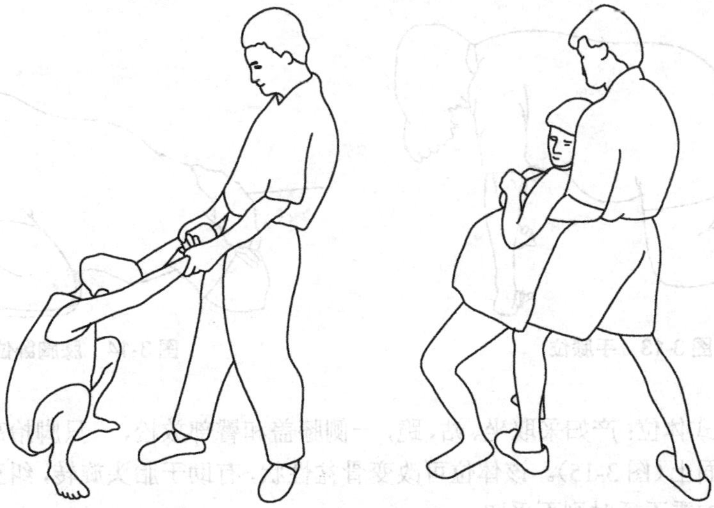

图 3-11　蹲位

A. 低蹲位；B. 半蹲位

（8）跪位：产妇跪于床上或地板上，膝下垫上软垫或戴护膝，上身前倾趴在床背、分娩球、陪伴者或其他支持物上（图3-12）。

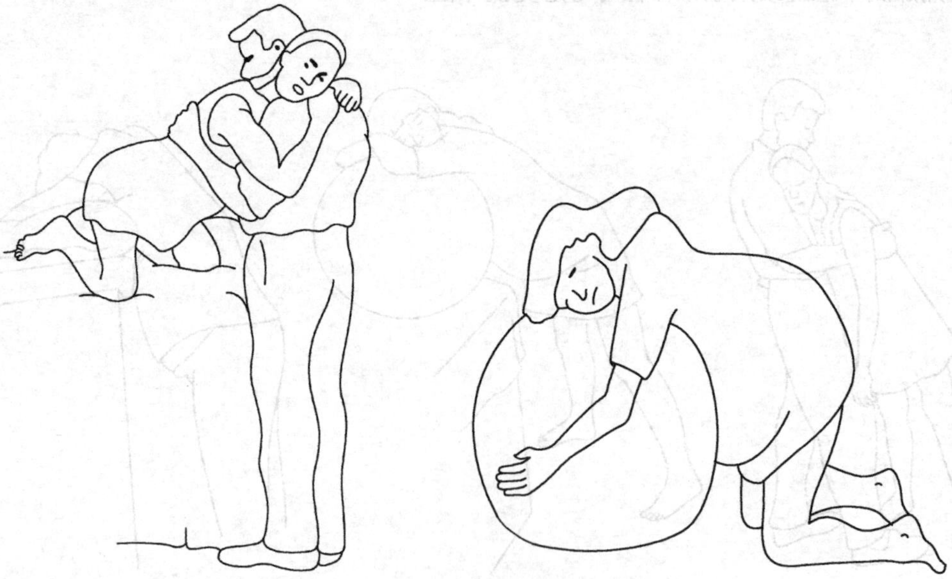

图3-12 跪位

A. 上身向前倾屈位；B. 双膝跪位

（9）手膝位：产妇双膝跪于床上或地板上（戴护膝），身体前倾，双手掌或双拳着地支撑自己（图3-13）。当胎儿枕后位、宫颈前唇消失缓慢或产妇感觉该体位较舒适时可采取该体位。

（10）膝胸卧位：产妇双膝和前臂着地，胸部紧贴地板，双臀高于胸部，前臂支撑起身体重量（图3-14）。该体位可预防脐带脱垂或发生脐带脱垂后减轻先露对脐带的压力。

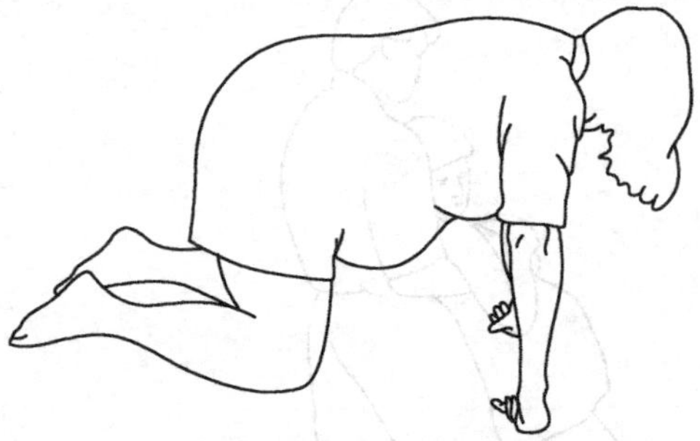

图3-13 手膝位

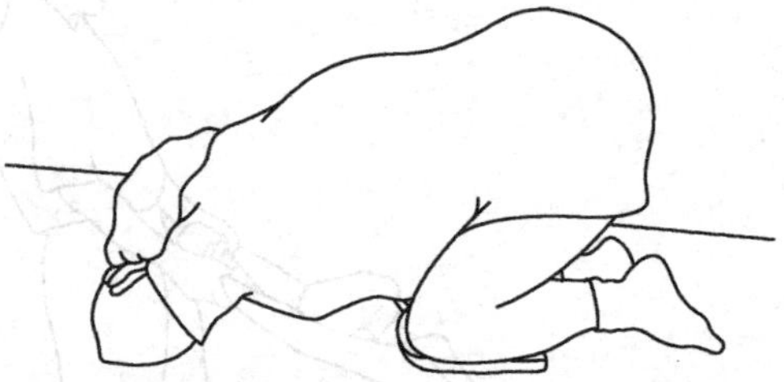

图3-14 膝胸卧位

（11）不称式体位：产妇采取坐、站、跪，一侧膝盖和臀部放松，一只脚抬高，与另一只脚不在同一水平面上（图3-15）。该体位可改变骨盆性状，有助于胎头旋转，纠正胎方位，当产妇感觉该体位加重不适时则不采取。

（12）慢舞：产妇依靠在陪伴者身上，与陪伴者面对面站立，从一边到另一边慢慢摇摆身体（图3-16）。产妇摇摆时骨盆关节发生细微变化，促使胎儿旋转和下降。

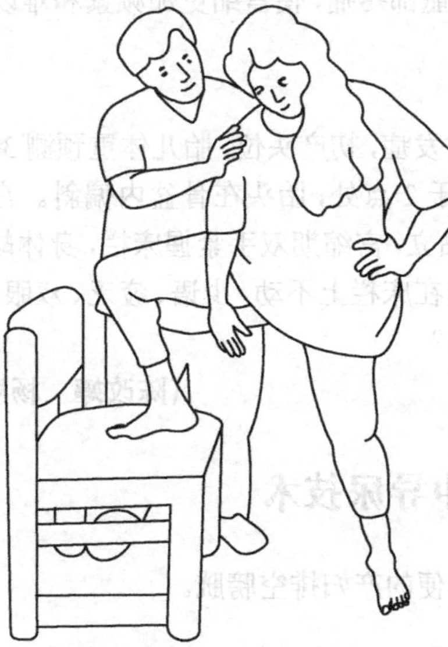

图 3-15 不对称站位

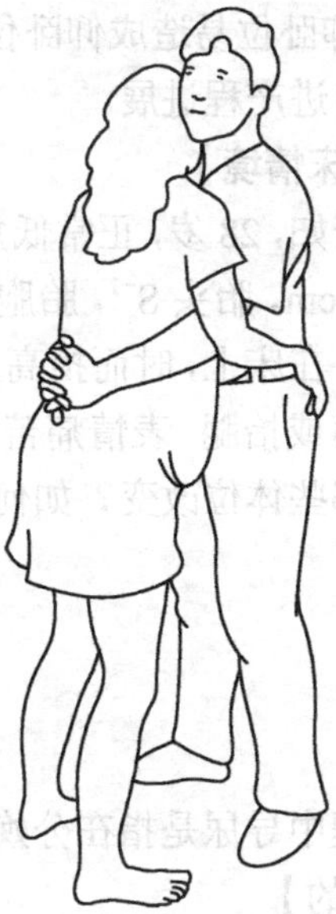

图 3-16 慢舞

4. 整理用物，及时洗手。

5. 记录 及时记录胎心、宫缩及产程进展情况。

【注意事项】

1. 循着产妇的感觉或意愿给予体位支持，促进舒适，保证身体平衡与安全。

2. 根据产程进展的需要采取相应的体位。

3. 体位支持时，用力不可过大，避免肌肉韧带损伤。

4. 密切观察产妇非语言行为，及时调整或挪动支持物。

5. 蹲位时，可使用镜子观察胎头下降情况，避免胎儿突然娩出。

6. 定期监听胎心，确保胎儿安全。

7. 支持物要清洁、舒适、稳固。

8. 保持环境安静，避免嘈杂。

【结局评价】

1. 产妇能在导乐人员或助产士的帮助与指导下改变体位，产程进展顺利。

2. 产妇感觉舒适，产妇及家属对体位改变满意，与助产士沟通良好。

【技术拓展】

1. 半卧位和侧卧位有利于产妇休息，采取该体位时，胎儿所受重力恰好在母体中央，有助于疲劳的产妇积聚体力，尤其是产妇已经长时间站立和步行后。如果产程进展较快，该体位的对抗重力作用能使产程变慢从而易于管理。

2. 直立体位可利用重力优势作用，促进胎先露紧压宫颈，提高宫缩质量，促进胎儿下降。

3. 上身前倾位能促进胎儿旋转，减轻骶部疼痛。

4. 不对称体位，即产妇朝向身体外侧抬高一条腿。能改变骨盆形状，促进胎儿旋转，减轻骶部疼痛。

5. 夸张截石位仅用于第二产程。但是，采取该体位的时间不能太长，仅限于几次宫缩时间。

6. 仰卧位易造成仰卧位低血压，会增加产妇骶部疼痛，使宫缩更加频繁和难以忍受，但很少能促进产程进展。

【临床情境】

某产妇，28 岁，正常低危，无妊娠合并症及并发症，初产头位，胎儿体重预测 3500g。宫口开大 6cm，胎头 S^{-1}，胎胞突，触诊胎头大囟位于 2 点处，胎头在骨盆内偏斜。宫缩良好。产妇侧卧在床上，时而抬高上腿；不久起身下床站立，宫缩期双手紧握床栏，身体胡乱摆动，时有下蹲或抬腿，表情痛苦，大声喊叫，间歇期趴在床栏上不动，少语、疲乏、双眼无神。该产妇有哪些体位改变？如何去指导增加其舒适感？

（陈改婷　杨丽霞）

技术五　产程中导尿技术

产程中导尿是指在分娩过程中为不能自解小便的产妇排空膀胱。

【目的】

1. 避免膀胱持续充盈引起膀胱肌的麻痹，产后并发尿潴留。

2. 有利于胎先露下降及子宫收缩，促进产程进展。

3. 为阴道检查、阴道助产做好准备。

【用物准备】

1. 无菌导尿包（内有：治疗碗或弯盘，10 号尿管，血管钳 2 把，洞巾，治疗巾，润滑油棉球）。

2. 外阴消毒用物　治疗碗（内有：安尔碘、棉球 10 个、镊子），纱布 2 块，弯盘，手套。

3. 其他　无菌持物钳和容器，无菌手套，小橡胶单和治疗巾，便器及屏风，治疗车等。

【操作程序】

1. 评估

(1) 产妇评估：精神状态、膀胱充盈程度。

(2) 环境评估：环境是否安静、光线充足，保护隐私，适当使用屏风。

2. 准备

(1) 助产士准备：着装整齐，摘掉手表等饰物，洗手，戴口罩。

(2) 物品准备：备齐用物，将用物放在合适的位置。

(3) 产妇准备：产妇理解此次导尿的目的，积极配合操作，取合适体位。

3. 操作

(1) 穿戴整齐，洗手，戴口罩。

(2) 携齐用物至产妇床边，再次核对，解释操作的目的、注意事项和需配合的动作。

(3) 取屈膝仰卧位，两腿略外展，暴露外阴。

(4) 取小橡胶单和治疗巾垫于产妇臀下，弯盘置于产妇外阴旁，治疗碗放于弯盘后侧。

(5) 进行初步消毒：一手戴手套，一手用血管钳取无菌棉球，依次消毒阴阜、大阴唇，再用戴手套的手分开大阴唇消毒小阴唇及尿道口。污染棉球放在弯盘内。消毒顺序为由外向内，自上而下，血管钳不得触碰肛门区域。

(6) 打开无菌导尿包，戴无菌手套，铺治疗巾、洞巾。

(7) 左手拇指、示指分开并固定小阴唇，消毒尿道口、两侧小阴唇，再次消毒尿道口。

(8) 导尿：在宫缩间歇，嘱产妇张口哈气，将已润滑的10号导尿管与腹部呈15°～30°插入尿道4～6cm，见尿后再轻柔插入尿管1～2cm。

(9) 松开固定小阴唇的手，固定尿管，将尿液引流至弯盘内。

(10) 放尽尿液后，在宫缩间歇缓慢退出尿管。

(11) 整理用物。

【注意事项】

1. 导尿前应充分做好解释操作，征得产妇同意及配合。
2. 导尿应在宫缩间歇进行。
3. 一次放尿不能超过1000ml。
4. 导尿时注意保护隐私。

【结局评价】

1. 产妇成功排空膀胱。
2. 产妇对整个操作过程满意。

【技术拓展】

在产程过程中，常因胎先露下降压迫尿道导致用常规导尿法不成功，此时，除上推胎先露外，亦可采取以下方法：将已润滑的10号导尿管与腹部呈15°～30°插入尿道4～6cm后，嘱产妇张口哈气，然后放平角度轻柔插入尿管1～2cm，再向下15°～30°轻柔插入尿管2～4cm。

【临床情境】

李女士，30岁，已婚，G_1P_0，孕39周。临产8小时，现宫口开大6cm，先露S^{+1}。主诉有强烈尿意感但尿不出，4小时内未解小便，按压耻骨联合上方有尿液溢出。该产妇是否应进行导尿术？作为助产士，应该从哪些方面去评估？

【操作考核评分标准】

产程中导尿操作考核评分标准如表3-3所示。

表3-3 产程中导尿操作考核评分标准

班级： 学号： 姓名： 得分：

项目	分值	评分细则	评分等级				得分	备注
			A ×1.0	B ×0.8	C ×0.6	D ×(0～0.5)		
操作前	5	助产士着装及用物准备						
	5	评估产妇，解释、取得合作						
	5	环境评估：室温、光线，保护隐私						
操作中	5	核对产妇身份						
	5	产妇体位适于操作						
	5	治疗车、用物摆放合理						
	5	无菌操作技术						
	5	第一遍消毒						
	5	第二遍消毒						

续表

项目	分值	评分细则	评分等级				得分	备注
			A ×1.0	B ×0.8	C ×0.6	D ×(0~0.5)		
操作中	5	宫缩间歇插入尿管						
	5	插入尿管的角度						
	5	插入尿管的长度						
	5	导尿是否成功						
	5	退出尿管的时机						
	5	协助产妇穿好衣服						
操作后	5	整理用物、洗手、记录						
	5	导尿过程中产妇配合、对操作满意						
其他	10	操作熟练、手法正确						
	5	人文关怀，爱伤观念						

（杨丽霞）

技术六　外阴消毒技术

外阴消毒技术是产科最常用的技术之一，产时外阴消毒是产前必要的准备步骤，用于实施接产和人工破膜等操作前。一般初产妇在胎头拨露时开始消毒，经产妇因产程进展快，上产床后开始消毒。

【目的】

清洁外阴，预防感染，促进产后会阴伤口愈合。

【用物准备】

治疗车、治疗盘（放有1000ml的量杯、盛温水的水壶、水温计、一次性会阴垫巾、无菌手套），无菌包（包括无菌弯盘2个、无菌镊子或止血钳3把、无菌治疗巾），无菌敷料罐2个（一个内盛10%~20%肥皂水纱布球，另一个盛碘伏原液纱布球），污物桶。

【操作程序】

1. 评估

(1) 产妇评估：会阴部皮肤情况，有无红肿、破损、裂伤、出血，会阴部水肿或疼痛程度；了解孕周及产程开始情况，阴道流血、流液情况。

(2) 环境评估：环境是否安静，温度是否适宜，产妇隐私有无得到保护。

2. 准备

(1) 助产士准备：着装整齐，双手洁净、剪指甲。

(2) 用物准备：检查用物，将用物放在合适的位置。

(3) 向产妇和陪伴者解释操作目的，取得合作。

3. 操作

(1) 协助产妇上产床，取膀胱截石位，垫一次性会阴垫于臀下，暴露外阴。若外阴部有血迹、黏液或肛周有粪便等，先用 39～40℃的温开水冲洗清洁，并用干纱球擦净。

（2）戴手套，用无菌大镊子夹取 10% 肥皂水纱球 4 块放入无菌弯盘内，纱球不宜太湿，以不滴水为准。

（3）夹取皂球擦洗会阴，以旋转动作擦洗外阴各部，擦洗顺序为左右小阴唇→大阴唇→阴阜→左右大腿内上 1/3 →会阴→左右臀部。一只皂球擦洗一遍，共 3 遍，第 4 只皂球擦会阴及肛门。弃掉纱球，将镊子及弯盘置于治疗车下。

（4）更换无菌大镊子，夹取 1 个无菌干纱球置于产妇阴道口，防止冲洗液流入阴道。

（5）用水温计测量水温，39～40℃为宜。

（6）用温开水冲洗肥皂沫，冲洗顺序为阴阜→大小阴唇→腹股沟、大腿内上 1/3 →会阴及肛门周围。

（7）用干纱球擦干外阴，顺序同肥皂水纱球擦洗，左右小阴唇→大阴唇→阴阜→左右大腿内上 1/3 →会阴→左右臀部。

（8）取下阴道口纱球，弃掉纱球，将镊子置于治疗车下。

（9）无菌大镊子夹取碘附纱球 4 块放入无菌弯盘内，纱球不宜太湿，以不滴水为准。

（10）夹取碘附纱球消毒会阴，以旋转动作消毒外阴各部，消毒顺序为左右小阴唇→大阴唇→阴阜→左右大腿内上 1/3 →会阴→左右臀部。一只碘附纱球消毒一遍，共 3 遍，第 4 只碘附纱球消毒会阴及肛门。消毒后自然干燥。

（11）铺无菌巾。

4. 整理用物，及时洗手。

5. 记录。

【注意事项】

1. 消毒原则为由内向外，由对侧至近侧、自上而下。

2. 操作过程中注意遮挡产妇，给予保暖，注意水温，避免受凉。

3. 进行第二遍外阴消毒时，消毒范围不能超过第一遍范围，操作中注意无菌原则。

【结局评价】

产妇无不适感觉，与助产士沟通良好。

【技术拓展】

常规的会阴消毒不仅给产妇带来了很大不适，而且步骤烦琐。目前改进的外阴消毒技术有：①采用 1∶20 碘附温水清洁，碘附原液消毒的方法进行产时外阴消毒；②单用聚维酮碘消毒会阴 3 遍；③用 0.5% 碘附液棉球擦洗消毒 2 遍；④先用 0.1% 碘附冲洗外阴，再用 0.5% 碘附擦洗外阴两步消毒；⑤先用温水冲洗会阴，再用碘附原液消毒；⑥单用醋酸氯己定溶液冲洗消毒。上述技术冲洗消毒操作顺序与常规的会阴消毒顺序一样，文献报道消毒效果无统计学差异，但改进的消毒技术步骤简便、节力、有效，在临床上具有较大的可行性。

【临床情境】

某产妇，26 岁，正常妊娠，无妊娠合并症及并发症，初产头位，胎儿体重预测 3500g。宫口开大 7cm，宫缩良好。目前已上产床，准备分娩，请你为该产妇行外阴消毒。

【操作考核评分标准】

外阴消毒操作考核评分标准如表 3-4 所示。

表 3-4 外阴消毒操作考核评分标准

班级： 学号： 姓名： 得分：

项目	分值	评分细则	评分等级				得分	备注
			A ×1.0	B ×0.8	C ×0.6	D ×(0～0.5)		
操作前	5	助产士着装及用物准备						
	10	产妇评估：会阴及产程情况						
	5	环境评估：室温，隐私保护						
操作中	5	协助产妇体位摆放，垫会阴垫						
	5	戴手套，夹肥皂水纱球至弯盘						
	10	肥皂水纱球擦洗会阴：擦洗顺序、范围及擦洗手法						
	5	更换镊子，干纱球堵住阴道口，防止冲洗液流进阴道						
	10	温水冲洗：水温的测量及冲洗顺序						
	5	干纱球擦净						
	5	更换镊子，夹取碘附纱球至另一弯盘						
	10	碘附纱球消毒：消毒顺序、范围						
	5	铺无菌巾						
操作后	5	整理用物、洗手、记录						
	5	消毒过程中产妇无明显不适						
其他	5	操作正确，无菌观念						
	5	人文关怀，爱伤观念						

（蔡文智 邹芳亮）

技术七 阴道分娩铺巾技术

阴道分娩的铺巾是指胎儿娩出前，为产妇及接产台铺上无菌手术巾，使产妇下半身与接产台形成一片无菌区域，以保证阴道分娩安全顺利进行。

【目的】

保证产妇分娩环境清洁无菌。

【用物准备】

接产车，接产灭菌器械包（内含大方盘、小弯盘 2 个、侧切剪、直剪、直止血钳 3 把、弯止血钳、持针器、巾钳、无齿镊、有齿镊、吸耳球、计血量盘、棉布两张），一次性无菌产包（内含手术衣、脚套、洞巾、吸水产妇垫 2 块、纱块 20 块、尾纱），20ml 注射器，心内注射针，吸痰器，无菌手套 2 副，安尔碘Ⅲ棉球若干，无菌气门芯。

【操作程序】

1. 评估

（1）产妇评估：孕周、产次、有无妊娠合并症、目前产程进展情况、先露部位及位置、是否需要阴道助产等。

(2) 环境评估：是否符合感染控制要求，有无新生儿抢救设施。

2. 准备

(1) 产妇准备：评估产妇即将分娩时，行外阴消毒，告知产妇助产士即将上台为其接生并做好解释工作，取得其配合。

(2) 物品准备：备齐用物，按无菌操作技术打开灭菌器械接产包置于接产车上，将一次性无菌接产包、吸痰器、注射器、心内注射针、无菌棉球等按无菌操作技术开启并置于接产包内。

(3) 助产士准备：着装整齐，戴口罩帽子，外科刷手。

3. 操作

(1) 穿手术衣，戴无菌手套。

(2) 铺无菌臀巾。

(3) 双手抓脚套协助产妇穿脚套(先铺对侧裤腿，然后铺近侧裤腿)。

(4) 铺无菌洞巾。

(5) 摆放物品：将接产车上物品摆放整齐，无菌产妇垫、棉布、计血量盆叠放整齐置于左上角；一小弯盘置于左下角；大方盘置于中间上方；器械篮置于中间下方；20 块小纱块及尾纱置于右上角；一小弯盘盛有无菌棉球置于右下角。

(6) 将一直止血钳套上气门芯一个。

(7) 将器械篮内器械按使用先后从左往右排列，分别放置：弯止血钳、侧切剪、吸耳球、直止血钳两把、直剪、套上气门芯的止血钳、巾钳、持针器、无齿镊、有齿镊。

(8) 将注射器抽吸好麻醉药接心内注射针置于器械篮与大方盘中间。

(9) 连接吸痰器并让台下护士调节吸痰器压力。

4. 铺巾准备完毕，助产士双手置于胸前，等待接生。

【注意事项】

1. 开启的接产包有效期为 4 小时。

2. 接产开启后，注意四边包布下垂部位至少 10cm。

3. 严格无菌操作。

4. 充分暴露接产的视野。

【结局评价】

1. 符合无菌操作要求，未污染接产器械及手术台。

2. 产妇积极配合，对操作过程满意。

3. 铺巾时机把握恰当。

【技术拓展】

铺巾时机把握：助产士在铺巾前要充分评估产妇经阴道分娩的可能性及是否即将分娩，一般初产妇在胎头着冠并在外阴可见 3～4cm 大小时，经产妇在宫口开全时可为其铺巾，准备接产。

【临床情境】

王女士，28 岁，已婚，G_1P_0，孕 39 周，LOA。临产 8 小时，现宫口开全，助产士正指导其用力，胎头已着冠。问是否应该为其准备阴道分娩铺巾，如何铺巾？

【操作考核评分标准】

阴道分娩铺巾操作考核评分标准如表 3-5 所示。

表 3-5 阴道分娩铺巾操作考核评分标准

班级： 学号： 姓名： 得分：

项目	分值	评分细则	评分等级				得分	备注
			A ×1.0	B ×0.8	C ×0.6	D ×(0～0.5)		
操作前	5	助产士着装及用物准备						
	5	产妇评估						
	5	环境评估：室温、光线，符合感染控制标准						
操作中	5	无菌包的开启						
	5	外科洗手						
	5	穿无菌手术衣						
	5	戴无菌手套						
	10	铺臀巾						
	10	戴脚套						
	10	铺无菌洞巾						
	5	接产包内物品齐全						
	5	物品摆放合理						
操作后	5	无菌手术台符合要求						
	5	产妇配合操作						
其他	10	符合无菌操作要求						
	5	铺巾时机把握恰当						

（杨丽霞）

技术八　接 产 技 术

自然分娩是指妊娠满 37 周后，经产前检查各项指标正常，符合自然分娩条件，有规律宫缩、宫颈管消失，也可根据具体情况（如住家离医院较近、交通便利），迅速到达医院，初产妇选择宫口开大 4cm 进入产房等待分娩。

【目的】

1. 促进产妇产程自然进展，完成分娩过程，母婴健康平安。

2. 使母亲对分娩过程有美好的心理感受，体会到生育带来的幸福感。

【用物准备】

器械包、一次性产包、消毒用品、非平卧位接产的支持工具、常规检查新生儿复苏用品（复苏囊接面罩接氧源、喉镜、合适型号气管插管、吸痰机）和急救药物（如缩宫素、盐酸肾上腺素、纳洛酮等）。

【操作程序】

1. 评估

(1) 产妇评估：产妇精神状态，宫缩，胎心情况，胎头下降及拔露情况，评估会阴及阴道情况。产妇饮食与能量供给情况，能否应对产痛，能否配合操作。

(2) 环境评估：环境是否安全、安静、舒适，有无产妇活动和休息场所，和不同分娩体位的支持工具如分娩球，分娩凳，清洁沐浴设备，音乐与其他非药物镇痛设备。

2. 准备

(1) 助产士准备：着装整齐，洗手，剪指甲，戴口罩帽子。外科刷手，穿手术衣，戴手套。

(2) 物品准备：备齐用物，将用物放在合适的位置。

(3) 产妇准备：向产妇解释操作目的，取得其合作，协助产妇选择自己感到舒适的分娩体位，并可应产妇的意愿变换。配合宫缩按自主意愿屏气用力；保持身体清洁，每1～2次宫缩间隔进少量液体食物补充能量。

(4) 环境准备：注意保护产妇隐私，产床高度要适宜。

3. 操作

(1) 与产妇沟通交流，加强支持性护理，配合产妇完成分娩。告知产妇：①整个接生过程和配合方法；②可以在自己感到想用力的时候再用力；③可以在自己感到舒适方便的体位完成分娩，可以选择自己感到舒适的体位，如产妇体力不支，也可取侧卧位休息；④在胎儿着冠后张口哈气，让胎儿慢慢娩出，并与产妇练习配合。每1～2次宫缩间隔提供液体食物补充水分和电解质。提供精神和心理支持，增强分娩信心。

(2) 每5～10分钟或几次宫缩间隔评估听诊胎心。产妇变换体位后，要随时在不同的体位进行评估并记录。

(3) 消毒铺巾：按护理常规消毒会阴部，不必剃阴毛。根据不同接产体位需要铺消毒单，原则是保证有清洁的表面能够放置新生儿。连接吸痰管。按需要做好会阴浸润或阴部神经阻滞麻醉、会阴切开、保护会阴和新生儿清理呼吸道及断脐的准备用品。

(4) 接产保护会阴和协助胎儿娩出：初产妇胎头拨露3～4cm时（图3-17），经产妇宫口近开全后，会阴体膨隆紧张时，应开始保护会阴。消毒外阴（注意消毒液不可流入阴道中），上台准备接生，可在普通产床，也可在分娩支持工具上或水中分娩池中接产。

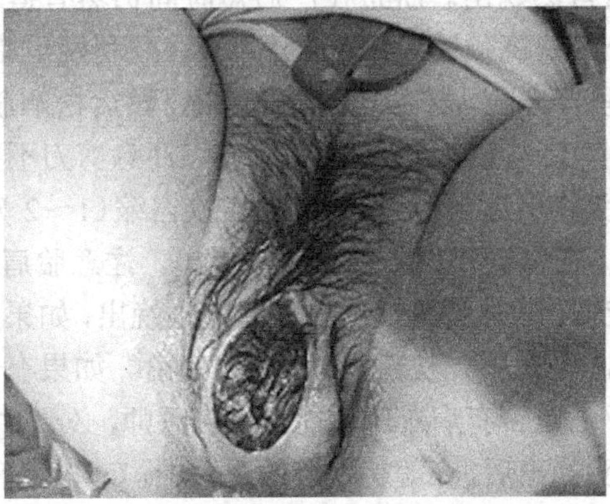

图3-17 胎头拨露准备上台接产

保护会阴的方法主要有两种：

方法一：接生者右手拇指与其余四指分开，利用两指或手掌大鱼际肌力量，在宫缩时托住会阴体，同时左手控制胎头枕部，两手协调，在宫缩时共同控制胎头娩出的速度，使会阴体慢慢扩张胎头娩出，如图3-18A所示。这种接产方法适合于平卧位接产应用。经过多年实践，其缺点也逐渐被认识，如保护会阴体用力过大，胎头与压迫力的共同作用，容易造成会阴缺血水肿，过大的用力会导致阴道壁的裂伤等，要注意避免。

方法二：接产者只用一只手(一般为左手)，在宫缩时控制胎头娩出速度，慢慢扩张娩出，另一只手不压迫和托举会阴体，如图 3-18B 所示。

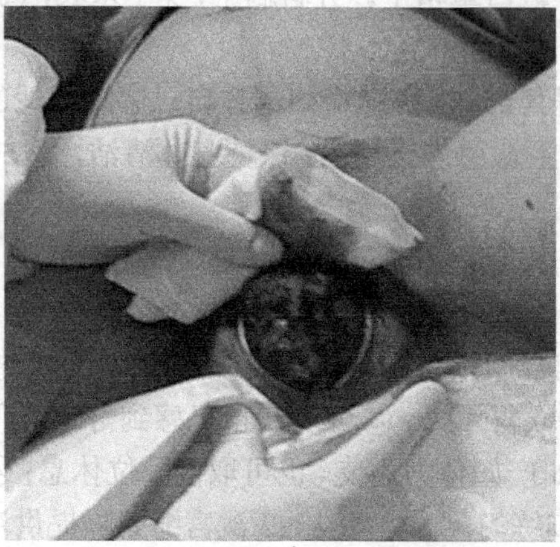

A

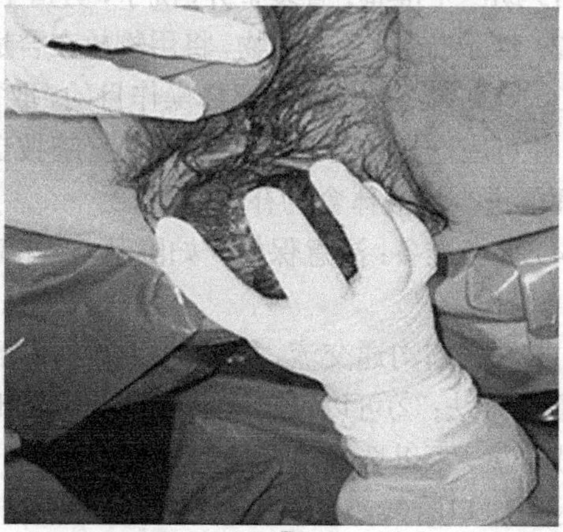

B

图 3-18 保护会阴方法

A. 保护会阴方法一；B. 保护会阴方法二

在不同的体位接产时，会阴保护手法的原则是相同的，主要是控制胎头速度为主，使胎头在每次宫缩时慢慢均速的娩出。当胎头着冠后，嘱产妇张口哈气解除腹压作用，使胎头在宫缩作用下缓缓娩出，也可让产妇在宫缩间歇期稍向下屏气，使胎头在宫缩间隔期缓慢娩出。助产士要根据胎头的方向和力度随势控制胎头，不可强行地按压与拔伸，也不可人为扩张和牵拉会阴体。

(5) 检查评估脐带：胎头娩出后迅速检查颈部有无脐带，有脐带时首先尝试让脐带自胎肩部滑下，然后等待胎肩自然娩出。脐带在产后短时间仍然有搏动，对保证新生儿健康有重要意义，临床上大部分的脐绕颈胎儿，经过努力能够顺利娩出胎头，不需要先切断脐带。可尝试让胎头转向耻骨联合方向，躯体折叠弯曲娩出，然后松解脐带。确实很紧的脐带绕颈妨碍胎儿娩出要剪断时，首先要确认胎肩已经下降，注意剪刀不要误伤新生儿。

(6) 自然娩肩法：胎头娩出后，耐心等待至少 1 次宫缩(1～2 分钟)，待胎头完成复位及外旋转，胎肩下降到盆底，在宫缩作用下胎肩缓缓娩出。注意胎肩可向不同方向旋转，要顺势协助，不要强行人为旋转；有时胎头娩出后胎肩随之娩出，如果胎肩娩出过快，应给予适当控制，让胎肩慢慢娩出；轻托胎儿枕部，协助躯体娩出。如果在一次宫缩(或胎头娩出后 120 秒)肩部未娩出，应评估是否有肩难产可能。报告医师，必要时启动肩难产处理流程。

(7) 新生儿处理：胎头娩出后，在等待娩肩的过程中，口鼻会有较多黏液流出，用纱布协助清理，胎儿娩出后进行快速评估，如胎儿无活力，在产床边保留脐带不切断，迅速开始复苏抢救，至少在最初复苏的第 1 分钟内不要断脐。1 分钟后再次评估新生儿情况，按情况决定是否要进行进一步抢救。如新生儿情况恢复正常，继续晚断脐，并适时开始早接触早吸吮。

正常新生儿可置于母亲两腿间，用在辐射台上预热的毛巾擦干，清洁纱布清洁眼睛。包中单或毛巾保暖，等待脐带搏动消失后，置新生儿于母亲胸腹部进行母子皮肤与皮肤的直接接触(skin to skin care，早接触)，并视新生儿情况尽早开始早吸吮。

在接产台上做初步新生儿查体评估，检查有无严重外观畸形如六指、无肛、生殖器畸形等。

(8) 脐带处理：胎儿娩出后等待脐带搏动停止后，两把止血剪断钳夹住脐带，在中间用无菌剪刀断脐，也可等待胎盘娩出后再断脐。

(9) 会阴切开指征：母儿有病理情况急需结束分娩者，会阴有严重外伤瘢痕扩张困难者。

(10) 产后出血量评估：可用直接测量法、称重法。产妇臀下放置积血盘，测量出血量。

(11) 记录：分娩过程，会阴情况，出血量。

【注意事项】

1. 产妇自主的用力　宫口开全后给产妇一个喘息的机会，有的产妇会昏昏欲睡，应允许产妇休息恢复体力，等产妇有自发性用力意向时才指导产妇向下屏气用力。如产妇过快过大的呼吸，指导产妇深呼吸，以防过度呼气导致呼吸性碱中毒。

2. 自由体位待产　根据产妇的意愿，以产妇感到舒适的体位，缓解产痛，采取非平卧位待产（自由体位），包括各种能够保持上身直立的体位（up-right position），如站立位、手膝俯卧位（跪趴）、坐位等，休息时可选择侧卧位。避免长时间平卧位。提供相应的支持工具，保证产妇安全舒适。宫缩时按摩腰背部减轻疼痛。

3. 自由体位接产　支持采取非平卧位的自由体位，包括各种直立体位和侧卧位。也可选择水中分娩。

注意控制好胎头娩出速度，慢慢扩张会阴，娩出胎头，减少会阴裂伤。

助产士保护会阴时要轻轻用手掌接触扶持胎头，不可用手指直接用力挤压和揉捏胎头，防止头皮血肿与损伤。

禁止人为扩张宫颈、阴道和会阴部，可导致会阴水肿和阴道、宫颈损伤，增加胎儿缺氧窒息。

禁止人工腹部加压娩出胎儿，可导致新生儿脑出血、窒息缺氧、产伤、死亡，母亲阴道和会阴严重损伤、子宫破裂、肝脾破裂、羊水栓塞，严重产后出血，死亡。

禁止按摩胎儿头皮组织，防止形成损伤或形成血肿。

4. 清理呼吸道　胎头娩出后，如有羊水污染，并且新生儿面色青紫或苍白，在胎肩娩出前，立即应用吸球或吸痰管吸引清理呼吸道及口腔内黏液，先清理口腔，再清理鼻腔，如胎肩要娩出，而尚未清理完，可用手稍加扶持阻止胎肩继续清理十几秒；如新生儿面色红润，有活力，哭声响亮，羊水清，只用纱布清洁面部，不必应用吸痰管清理呼吸道。

5. 自然娩肩法　在所有的阴道产中，包括自然分娩和阴道助产中，耐心等待 1～2 分钟（至少 1 次自然宫缩），待胎肩完成内旋转下降，在宫缩的作用下自然娩出，是预防肩难产和新生儿产伤的重要助产方法。切忌在胎肩没有下降前牵拉用力！不可侧向加压牵拉胎儿颈部，预防新生儿损伤，如新生儿锁骨骨折。

6. 第一个胎儿娩出后常规评估子宫内是否有第二个胎儿。

7. 延迟断脐　产后短时间内胎盘胎儿脐循环仍存在，可保证新生儿在一个短暂时期内的血液供应，无论是足月儿或早产儿，阴道分娩和剖宫产，早于 1 分钟的断脐是没有益处的。建议在脐带搏动消失或胎盘娩出后断脐。

8. 接生严格执行无菌操作原则，若给患传染病的产妇接生时要做好消毒隔离工作，同时要做好接生者自身防护准备。

9. 做好产妇及新生儿病历记录，做好新生儿性别确认，并采集母亲手印与新生儿脚印。

【结局评价】

1. 接产过程操作正确、熟练。

2. 产妇及家属对操作过程满意。

【技术拓展】

在自然分娩过程中需要关注产妇情绪等基本情况，解除其紧张心理，让其了解分娩过程及注意事项，消除其对分娩的恐惧感，分娩过程中，指导产妇在正确舒适体位下进行分娩，密切关注产妇生命体征变化，保护会阴，防止会阴撕裂，注意控制好胎头娩出速度，慢慢扩张会阴，娩出胎头，减少会阴裂伤。禁止人工腹部加压娩出胎儿。

胎儿娩出过程中，应根据胎儿娩出体位进行相应合理正确助产，密切观察胎儿生命体征变化，及时并正确进行脐带处理，清理呼吸道等。

【临床情境】

李女士，28 岁，G_1P_0，孕 39^{+6} 周。宫口于 9 点开全，胎头 S^{+1}，胎膜自然破裂，羊水清，宫缩后胎心 120 次 / 分。宫缩间隔 2～4 分钟，持续 30～45 秒。产妇全身汗湿透，面容疲惫，宫缩间隔产妇想入睡，宫缩时感腰腹酸胀，但没有排便感。35 分钟后，产妇在宫缩时有排便感，肛门放松，见胎头拨露。胎心 115 次 / 分，宫缩间隔 2～3 分，持续 30～50 秒。请你列出产妇分娩过程中需要注意哪些问题？

【操作考核评分标准】

接产操作考核评分标准如表 3-6 所示。

表 3-6 接产操作考核评分标准

班级： 学号： 姓名： 得分：

项目	分值	评分细则	评分等级				得分	备注
			A ×1.0	B ×0.8	C ×0.6	D ×（0～0.5）		
操作前	5	产时评估：产妇血压、宫缩、胎心情况，上产床之前是否有尿						
	5	助产士：戴口罩、帽子，清洁洗手，穿手术衣，戴手套						
	4	用物：产包、新生儿辐射台、新生儿窒息抢救物品准备齐全（描述正确）						
	4	环境：安静、整洁、注意保暖，保护产妇隐私						
	2	解释：携用物至产床旁，核对，解释清楚到位，产妇接受配合；助产妇取舒适正确体位，暴露腹部、会阴部						
操作中	5	会阴消毒铺巾：会阴消毒方法正确。正确描述铺巾位置和步骤						
	10	支持性护理：与产妇沟通交流，自由体位待产，饮食支持						
	5	评估胎心：宫缩间隔听诊胎心，在不同体位评估胎心						

续表

项目	分值	评分细则	评分等级				得分	备注
			A ×1.0	B ×0.8	C ×0.6	D ×(0～0.5)		
操作中	10	正确指导用力：允许产妇配合宫缩向下按自主意愿屏气用力						
	10	助胎儿娩出：保护会阴方法正确，协助胎头娩出手法正确，清理呼吸道手法正确						
	5	(1～2分钟) 自然娩肩：娩肩时机与方法正确						
	10	新生儿评分正确，清理呼吸道，保暖，早接触早吸吮						
	5	等待脐带搏动消失或胎盘娩出后断脐						
操作后	5	沟通：产妇对分娩过程感到满意，表示受到了良好的照顾						
	5	观察与记录：做好接产记录，正确描述产妇及新生儿记录项目。处理废弃物						
其他	55	操作正确，无菌观念						
	55	人文关怀，爱伤观念						

提问（教师也可根据学生操作过程进行提问）	1. 自然娩肩法的要领 2. 保护会阴的要点

技术九　新生儿脐带处理技术

新生儿脐带处理技术是指胎儿娩出后，要实施消毒断脐带并包扎，预防新生儿脐部感染。

【目的】

1. 正确地执行无菌断脐，保护新生儿健康，预防感染。

2. 正确地护理脐带，促使其自然脱落，预防新生儿脐部感染。

【用物准备】

产包（带气门芯或脐带夹）、消毒用品、无菌衣、手套。

【操作程序】

1. 出生时无菌断脐方法　可等待脐带搏动消失后无菌断脐，断脐后置新生儿于母亲腹部开始早接触。

(1) 核对新生儿身份，戴无菌手套。

(2) 检查评估有无脐膨出或脐疝存在。

(3) 评估脐带情况，是否过短、水肿、扭转等。

(4) 用75%乙醇消毒距新生儿腹部4～5cm的脐带处。

(5) 用止血钳夹住脐带，应用无菌剪刀或刀片切断脐带，应用丝线（或气门芯、脐带夹）结扎脐带的残端。脐带残端暴露于空气中，暴露脐带根部，用宽大清洁衣物覆盖，或用一次性护脐贴包扎。

2. 出生后脐带护理 按照世界卫生组织“自然干燥法（dry and clean）”脐带护理方式，护理原则包括：分娩过程严格执行无菌原则，断脐时应用严格无菌的器械。保持脐带及其周围清洁干燥直到脱落。在护理每个新生儿前后洗手，用 75% 乙醇消毒脐窝。尿布要低于脐部，如果有尿、粪污染，用清水清洁，待其自然干燥。观察感染征象：如脐周红肿、脓性分泌物、发热等。

【注意事项】

1. 出生后断脐时间 出生后脐带仍然搏动，胎盘与新生儿之间的血液循环短时间内仍然存在，称胎盘新生儿输血，有利于新生儿肺部功能建立，并预防新生儿贫血。目前研究证明早于 1 分钟内的断脐对新生儿没有益处。在早产儿、足月儿、剖宫产和阴道分娩中，均应实施晚断脐，晚断脐的时间有争议，分析现有证据，建议等待脐带搏动消失后断脐或胎盘娩出后再断脐。

2. 男婴要注意保护外生殖器，不能误伤。

3. 出生后日常脐带护理 要注意保持脐部的清洁干燥，这是预防脐部感染最重要措施。脐带会在 5～10 天左右自然脱落，脐带脱落后仍要保持脐带干燥。

【技术拓展】

产妇胎盘已经娩出，可先进行母子早接触，视新生儿情况开始早吸吮，可在完成早吸吮后进行断脐操作。

【临床情境】

李女士，28 岁，G_1P_0。10:10 顺娩一女婴，脐带搏动 5 分钟后停止，将新生儿放置在母亲腹部进行早接触，等待胎盘娩出。10:16，见少量阴道流血约 100ml，阴道口脐带下降延伸，子宫收缩硬，平脐。按常规娩出胎盘。请阐述：1. 晚断脐的意义与作用有哪些？2. 产后护理脐带中，如果发现脐带被尿湿，该如何处理？

【操作考核评分标准】

新生儿脐带处理操作考核评分标准如表 3-7 所示。

表 3-7 新生儿脐带处理操作考核评分标准

班级：　　　　学号：　　　　姓名：　　　　得分：

项目	分值	评分细则	评分等级				得分	备注
			A ×1.0	B ×0.8	C ×0.6	D ×(0～0.5)		
操作前	5	助产士穿戴整齐，洗手，剪指甲，手温暖						
	5	用物准备齐全						
	5	环境：整洁、注意保暖，酌情屏风遮挡						
	10	新生儿：核实身份，评估有无脐疝或脐膨出，评估脐带情况（是否过短、水肿、扭转等）						

续表

项目	分值	评分细则	评分等级				得分	备注
			A ×1.0	B ×0.8	C ×0.6	D ×（0～0.5）		
操作中	10	断脐时机正确						
	10	断脐方法正确，无菌操作						
	10	消毒手法正确						
	10	保持脐带清洁干燥						
	10	健康指导：正确指导产妇和家属掌握脐带护理方法						
操作后	10	观察和记录脐带有无渗血，有无感染出血						
	5	沟通：操作过程中注意与产妇交流，沟通良好						
其他	5	操作正确，无菌观念						
	5	人文关怀，爱伤观念						

（张宏玉）

技术十　胎盘娩出与检查技术

胎盘娩出是指胎儿分娩后，胎盘从子宫脱离并从阴道排出的过程。

【目的】

1. 正确判断胎盘是否已经剥离，完整娩出胎盘。

2. 检查胎盘胎膜是否完整，预防产后出血。

【用物准备】

产包、消毒用品、无菌衣、无菌手套。

【操作程序】

1. 正确协助胎盘娩出的方法　当确定胎盘已完全剥离时，助产者一手握住脐带，另一只手放在母亲耻骨上腹部，固定子宫，在牵拉脐带的过程中给予反向的对抗力，在子宫收缩时，鼓励母亲屏气用力，并轻轻地牵拉脐带娩出胎盘。如果经过30～40秒的脐带牵拉未见胎盘娩出，不要继续牵拉脐带。等待下一次子宫收缩。

2. 当胎盘娩出至阴道口时，接生者用双手捧住胎盘，向一个方向旋转并缓慢向外牵拉，协助胎膜完整剥离排出。若胎膜排出过程中，发现胎膜部分断裂，可用血管钳夹住断端，再继续向原方向旋转，直至胎膜完全排出，如图3-19。

3. 胎盘胎膜娩出后，按摩子宫刺激收缩，减少出血。如宫缩不佳，可肌内注射缩宫素10IU。如果宫缩良好，不必常规注射缩宫素。尽早让新生儿开始吸吮，母子接触可有效促进宫缩。

4. 检查胎盘胎膜完整性　将胎膜提起，检查是否完整。检查胎盘胎儿面边缘有无血管断端，如有，应注意有无副胎盘残留在宫内。然后再将胎盘铺平，母体面向上，检查各叶能否对合，有无缺损。最后检查脐带横断面血管数目。若发现胎膜部分断裂，用止血钳夹住

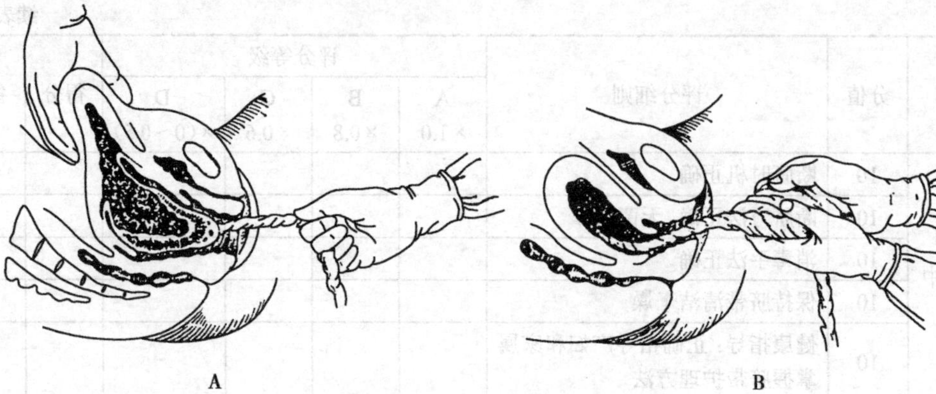

图 3-19 胎盘娩出示意图

A. 按摩子宫牵拉脐带；B. 旋转娩出胎膜

断裂上端的胎膜，再继续向原方向旋转，直至胎膜完全排出。如胎盘不完整或有较大部分胎膜残留，须在严密消毒下，徒手或用器械进入宫腔取出，以防产后出血或感染。如只有小部分胎膜残留，可于产后自然排出。

5. 如果经过 30 分钟后，胎盘未娩出，但产妇没有阴道流血，需如下处理：排空膀胱，开始母子接触和早吸吮，刺激子宫收缩；重复轻轻牵拉脐带，同时给予反向对抗力；如仍未娩出，可应用缩宫素 20IU，加入生理盐水 20ml 中，自胎盘侧脐静脉注入；如果出现阴道流血增多，报告医师，判断是否需要手取胎盘。

6. 如果经过另一个 30 分钟（分娩后 1 小时），胎盘仍然未能娩出，评估有无胎盘植入或粘连，必要时尝试徒手取出胎盘。实施麻醉后，此过程由产科医师操作，术后预防性应用抗生素。

如果 1 小时内未能娩出胎盘，转诊产妇到上级医院，转运过程中要建立静脉通道，给予 20IU 缩宫素加入生理盐水 500ml，125ml/h 持续滴注。

7. 常规消毒阴道和会阴，进行软产道裂伤缝合。清点敷料和器械数目。常规肛查。整理物品，按废弃物处理原则放置污物。

8. 协助产妇保暖与舒适体位　协助更换干净衣物，清洁身体，放松休息。告知产妇和家属按摩子宫促进子宫收缩的方法。提供产妇热饮料，进行产后饮食指导。协助产妇排尿，产后 6 小时内完成第一次排尿。

9. 协助进行早吸吮，评估新生儿吸吮情况，进行母乳喂养指导。

10. 观察与记录　记录胎盘娩出时间、检查胎盘、胎膜等情况。评估产妇生命体征，观察宫缩和阴道流血情况。做好新生儿全身检查，协助母婴皮肤接触及早吸吮。观察新生儿肤色、呼吸和心率情况。做好相关记录。

【注意事项】

1. 正确判断胎盘是否已经剥离，在没有剥离前禁止强行牵拉脐带。任何情况下牵拉脐带，另一手均应在腹部按住子宫，给予反向对抗力，防止子宫外翻。

2. 等待脐带搏动消失后或胎盘娩出后再断脐，过早断脐影响新生儿健康，并不利于胎盘正常剥离。

3. 注射缩宫素　对于有高危因素的产妇，产后可预防性应用缩宫素 10IU 肌内注射，预防产后出血。在胎盘娩出前和娩出后注射，对产后出血量影响没有差别。对于宫缩正常、出血不多的产妇，不需要常规注射缩宫素。保持母婴同室和实施三早（早接触、早吸吮、早开奶）是预防产后出血重要措施。

4. 正常分娩胎盘胎膜检查完整，产后出血不多者，不必常规进行宫腔内探查。

5. 正常分娩没有并发症者，产后不需要常规预防性应用抗生素。

【结局评价】

1. 胎盘完全剥离并完整分娩，未出现大出血，操作正确、熟练。

2. 产妇及家属对操作过程满意。

【技术拓展】

首先明确胎盘是否剥离非常重要，胎盘剥离征象包括：子宫收缩变硬、宫体变窄变长，因剥离的胎盘被挤入产道下段致宫底上升；露于阴道外的脐带向外脱出；少量血液从阴道流出；按压宫底可见脐带向外伸延，耻骨联合上方轻压子宫下段，宫体上升而外露脐带不回缩。

如出现胎盘剥离不完全，一定要按正确的方法处理。否则可能致大出血等严重后果。

【临床情境】

李女士，28岁，G_1P_0。10:10顺娩一女婴，等待脐带搏动停止后，将新生儿放置在母亲腹部进行早接触，等待胎盘娩出。10:16，见少量阴道流血约100ml，阴道口脐带下降延伸，子宫收缩硬，平脐。请阐述：1. 如何判断胎盘是否已经剥离？2. 如何检查胎盘胎膜完整性？

【操作考核评分标准】

胎盘娩出与检查操作考核评分标准如表3-8所示。

表3-8　胎盘娩出与检查操作考核评分标准

班级：　　　　学号：　　　　姓名：　　　　得分：

项目	分值	评分细则	评分等级				得分	备注
			A ×1.0	B ×0.8	C ×0.6	D ×(0～0.5)		
操作前	5	助产士：戴口罩、帽子，清洁洗手，穿手术衣，戴手套						
	5	用物准备齐全						
	5	环境：安静、整洁、注意保暖，酌情屏风遮挡						
	5	解释：告知产妇正在娩出胎盘，嘱产妇取平卧位，两腿分开						
操作中	10	准确评估胎盘剥离征象						
	10	牵拉脐带力度合适，另一只手在腹部给予反向压力						
	20	娩出胎盘：两手向一侧方向旋转，慢慢协助娩出胎盘；胎膜旋转成绳状慢慢娩出，如有断裂用止血钳夹轻轻牵拉，完整娩出全部胎膜						
	10	检查胎盘母体面，有无小叶缺损						
	10	检查胎盘子体面，有无断裂的血管，注意副胎盘						

续表

项目	分值	评分细则	评分等级				得分	备注
			A ×1.0	B ×0.8	C ×0.6	D ×(0~0.5)		
操作后	5	观察和记录阴道流血量，记录方法正确，视情况更换护垫或进行阴道内诊						
	5	沟通：操作过程中注意与产妇交流，沟通良好						
其他	5	操作正确，无菌观念						
	5	人文关怀，爱伤观念						

（张宏玉）

技术十一　产后出血量评估技术

产后出血指胎儿经阴道娩出后24小时内出血量大于500ml。产后出血是分娩期严重并发症之一，居我国孕产妇死亡原因首位，其病情急，来势凶险，发生率为分娩总数的2%~3%。诊断产后出血的关键在于对出血量有正确的测量和估计，错误低估将丧失抢救时机。因此，及时准确测量出血量有助于及时诊断和制定抢救方案，是预防和治疗产后出血的一项重要措施。

【目的】

准确评估产后出血量，及时发现及处理危急情况。

【用物准备】

量杯、收集测量袋、尺子、电子小称、一次性计血量产妇纸、血压计、手表。

【评估方法】

（一）容积法

1. 量杯测量　胎儿娩出及羊水流尽待胎盘娩出后，将弯盘或专业的产后接血容器紧贴产妇会阴处，用量杯测量收集的血液。

2. 产后收集袋　胎儿娩出后，打开收集测量袋，揭开粘贴处置于产妇臀下，固定在产垫上，将收集袋口边缘软支架拉成弧形。通过袋上的指示刻度可直接观测到准确的出血量。由于刻度收集袋与臀垫层为一体，阴道流出的血可沿着臀垫层直接进入刻度收集袋。

（二）面积法

湿透的产包敷料用此法。按事先测定好的血液浸湿敷料、单、巾的面积来计算，如：双层单16cm×17cm为10ml；单层单17cm×18cm为10ml；四层纱布垫10cm×10cm为10ml，15cm×15cm为15ml。受敷料吸水量不同的影响，常常只做大概估计。

（三）称重法

1. 分娩前将产妇所用的敷料和消毒单、垫巾，一律称重，分娩后将被血浸透的敷料、单、巾收集在塑料袋中并及时密封、称重，减初称重即为出血量，按血液比重除以1.05换算为毫升数。会阴侧切的出血量用已知重量的小棉垫放在侧切处，另用称重法计算。

2. 一次性计血量产妇纸　是将一次性手用秤结合到高分子棉垫中。产后垫于会阴外，两头橡皮筋松紧带围腰固定。24 小时后取出，撕破包有手用秤的一角，即可直接称出血量。

（四）监测生命体征、尿量和精神状态

在临床上，助产人员普遍采用此种方法目测产妇产后出血量，但其误差较大，常可低估实际出血量达 50%。通过监测生命体征、尿量和精神状态判断出血量见表 3-9。

表 3-9　监测生命体征、尿量和精神状态判断出血量

出血量（ml）	脉搏（次/分）	呼吸（次/分）	收缩压	毛细血管再充盈	尿量	中枢神经系统
1000ml	正常	14～20	正常	正常	>30	正常
1000～2000ml	>100	20～30	稍下降	延迟	20～30	不安
2000～3000ml	>120	30～40	下降	延迟	<20	烦躁
>3000ml	>140	>40	显著下降	缺少	0	嗜睡和昏迷

（五）休克指数法

用休克指数估计出血量：

休克指数 = 心率 ÷ 收缩压（mmHg）

指数 <0.9，估计出血量 <500ml；指数 =1，估计出血量 1000ml；指数 =1.5，估计出血量 1500ml；指数≥2，估计出血量≥2500ml。

（六）血红蛋白法

血红蛋白每下降 10g/L，失血为 400～500ml；血细胞比容下降 3% 相当于失血 500ml，但是在产后出血早期，由于血液浓缩，血红蛋白值不能准确反映实际出血量。

【注意事项】

妊娠后期孕妇血容量增加约 30%，胎儿娩出后子宫收缩可增加 500ml 的血容量，上述两种因素均增强了产妇对失血的代偿功能，故正常产妇出血量在 1000ml 以下时，无明显低血容量的表现，故容易给人造成假象，导致出血量估计偏低。因此，在评估产后出血量时需要注意以下几点：

1. 产后 2 小时重点监测　产后出血的发生，以胎儿娩出到胎盘娩出之间最多，约占 24 小时出血量的 70%～80%。重视产后 2 小时内的观察，是减少产后出血的首要环节。故在产后 2 小时内应每 15～30 分钟内按压宫底 1 次，及时发现宫腔积血，准确评估出血量。产妇结束分娩后须在产房严密观察 2 小时，确认无产后出血后方可离开。

2. 联合应用测量方法　产后阴道流血的测量方法较多，单纯依靠一种方法是不够的，要在不同阶段联合应用两种以上的方法。阴道分娩则置聚血盆于产妇臀下再联合称重法相加为第三产程出血量。

【结局评价】

产妇产后情况良好，助产士能准确评估产妇产后出血量。

【技术拓展】

产后出血的产妇主要有两个特征：阴道流血和产妇虚脱；次要特征是有面色苍白、脉搏加快、血压下降、产妇意识的改变（如嗜睡或昏迷）。无明显阴道流血者，但子宫增大、子宫变软可能是因为内含血液及血凝块，要引起重视。

1. 阴道分娩中根据出血量评估和处理产后出血的流程图（图 3-20）

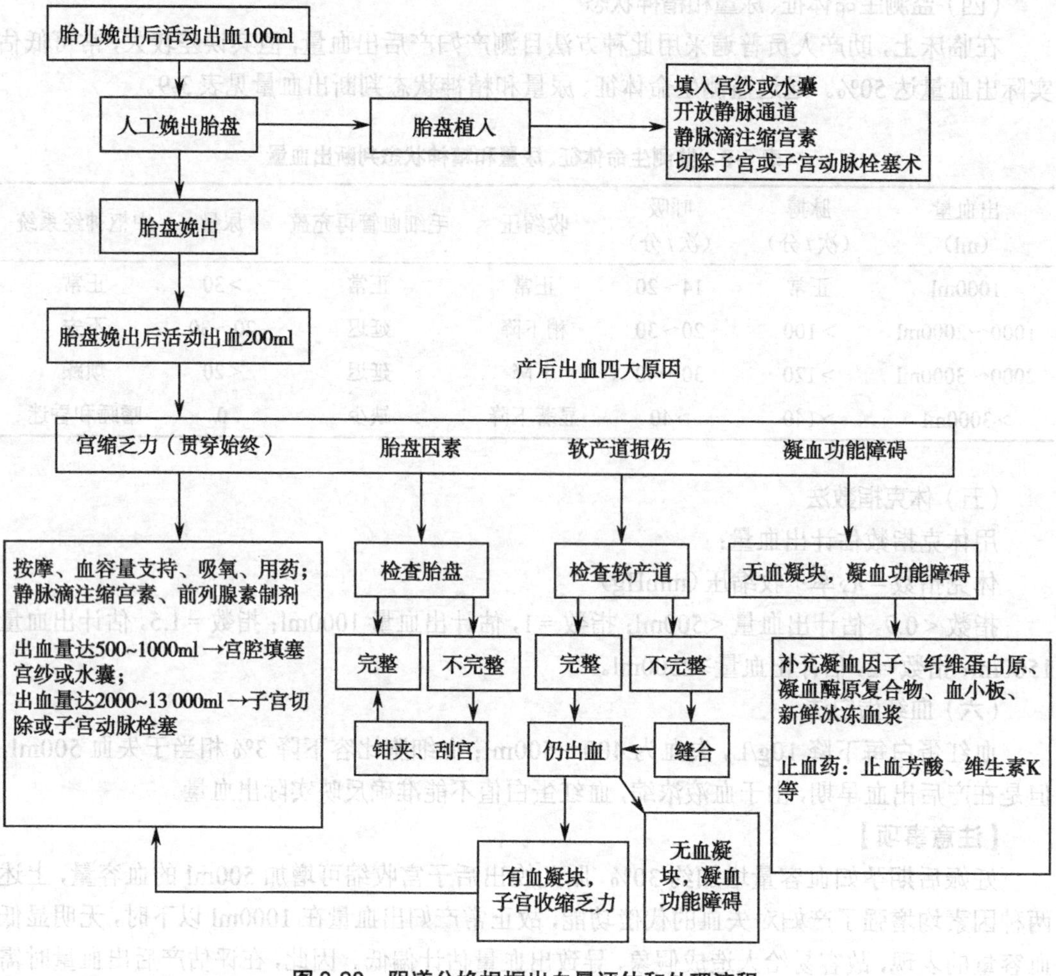

图 3-20 阴道分娩根据出血量评估和处理流程

2. 胎盘娩出后根据休克指数对产后出血量评估和处理流程图（图 3-21）

【临床情境】

肖女士，32 岁，已婚，G_1P_0，孕 39^{+5} 周，LOA 单活胎临产。9:30 会阴右侧切助产下自然分娩一男婴，体重 3900g，Apgar 评分 10 分。胎儿娩出后，经积血盘测量出血为 100ml。产妇查体：P 85 次 / 分，R 20 次 / 分，BP 130/80mmHg，子宫底位于脐上 2 横指，子宫轮廓不清，立即予以按摩子宫底，遵医嘱给予缩宫素 10U 肌内注射，以 0.9% 氯化钠溶液 500ml 开通静脉通路，迅速助娩胎盘。胎盘娩出经检查完整，子宫底位置位于脐上 1 横指，轮廓欠清。持续阴道流血，累计达 500ml，无血块。再次测得生命体征：P 95 次 / 分，R 22 次 / 分，BP 110/70mmHg。遵医嘱卡前列素氨丁三醇（欣母沛）500μg 肌注，抽血检查凝血功能状况，备血，检查软产道，迅速缝合会阴伤口。请你评估此产妇出血量。

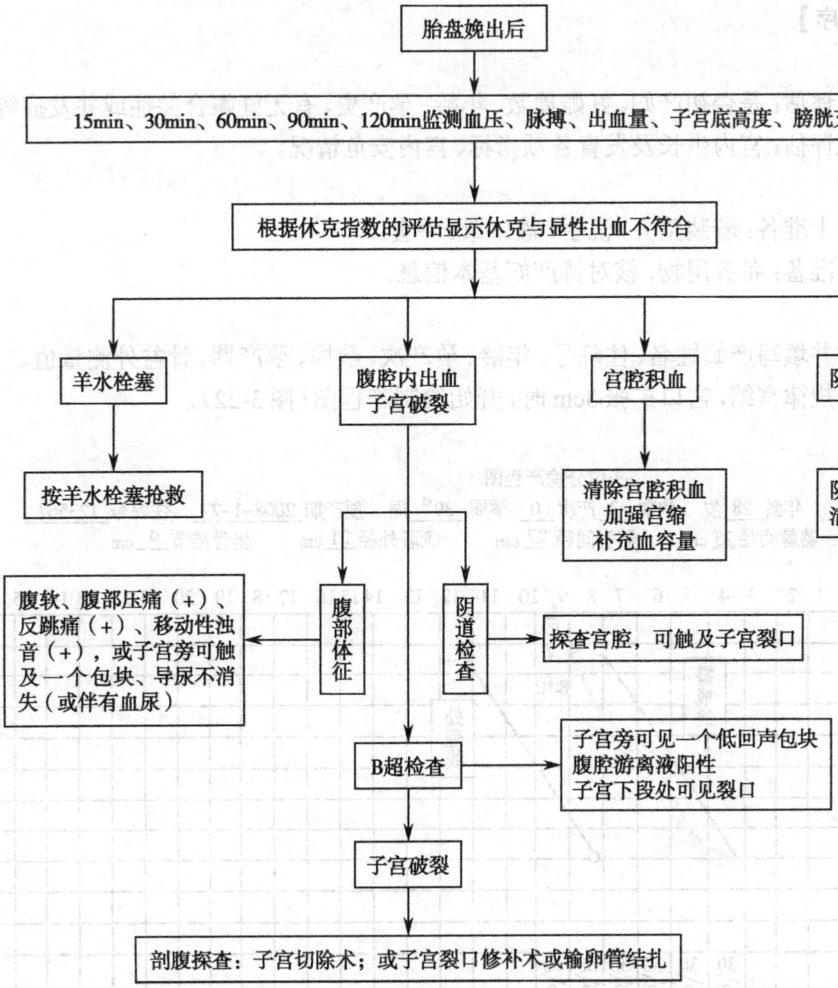

图 3-21　胎盘娩出后根据休克指数对产后出血量评估和处理流程

（蔡文智　邹芳亮）

技术十二　产程图绘制及记录单的书写规范

临产后，除了仔细阅读孕期检查中所有医疗资料、评估孕妇及胎儿各方面状况外，还需及时记录产程进展中检查过程和结果，助产士应详细填写产程表、分娩记录，并绘制产程图。

一、产程图绘制技术

待产妇选择自然分娩，当宫口开大 3cm，绘制产程图，并将临床开始时收集的各项资料详细记录在产程图上。

【目的】

记录产程变化，动态观察产程进展，发现异常及早处理，改善母儿预后。

【用物准备】

蓝或黑色水笔、红蓝铅笔、直尺、产程图纸（图）。

【操作程序】

1. 评估

(1) 产妇评估：是否初产妇、妊娠周数、年龄、孕产史、有无妊娠合并症或并发症等。

(2) 胎儿评估：宫内生长及发育各项指标、宫内安危情况。

2. 准备

(1) 助产士准备：着装整齐，洗手，戴口罩、手套。

(2) 物品准备：备齐用物，核对待产妇基本信息。

3. 操作

(1) 核对并填写产妇姓名、住院号、年龄、孕产次、孕周、孕产期、骨盆外测量值。

(2) 检查规律宫缩，宫口扩张3cm时，开始绘制产程图（图3-22）。

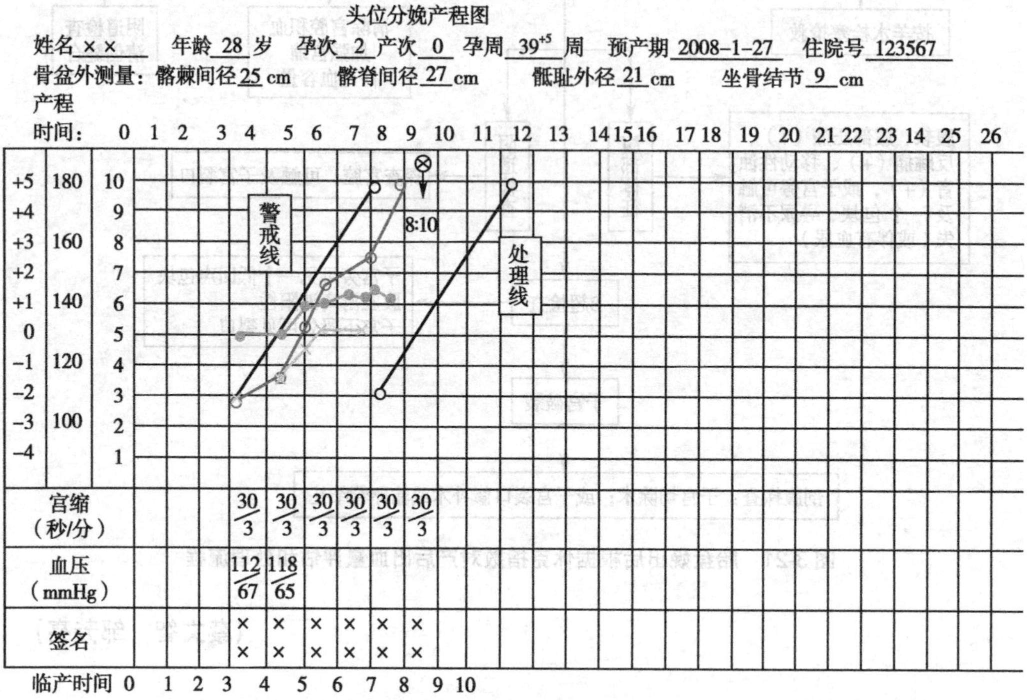

图3-22 头位分娩产程图

(3) 画警戒线与处理线：在宫口扩张3cm处（进入活跃期），与相距4小时的宫口扩张10cm的标志处画一连接斜线作为警戒线，距警戒线4小时处再画一条与之平行的斜线作为处理线，两线之间为处理区。若产程曲线超过警戒线则表明有难产的可能。

(4) 在产程图上描记宫口扩张、胎先露下降程度、宫缩持续时间、宫缩间歇时间、胎心及血压监测结果。

1) 产程图横坐标为临产时间（单位：小时）；纵坐标左侧为宫口扩张度（单位：cm，用红色"○"表示）、胎心率（单位：次/分，用蓝色"●"）及先露下降程度（单位：cm，用蓝色"×"）；图下小格为填写宫缩持续时间/宫缩间歇时间（单位：秒/分），监测的血压值（单位：mmHg）。

2) 临产后不同时间测得的胎心率虚线连接，宫口扩张程度及先露下降用实线连接。如图3-22所示，宫口扩张曲线（红色○—○—○）、胎头下降曲线（蓝色×—×—×）、胎心率曲线（蓝色●—●—●）。

3）胎儿娩出以红“⊗”圈下方画“↓”（红色）表示，并标记出生时间。

4）助产士签名，写明时间。

【注意事项】

1．临产时间确定后可在产程图上开始记录。

2．检查结果记录及时，发现异常及时处理。

3．字迹工整、不涂改，接生者认真填写并签全名。

【结局评价】

产程图绘制规范、完整、无涂改。

【技术拓展】

1．第一产程活跃期又分为3期：①加速阶段，是指从宫颈扩张3cm至4cm，约需1.5～2小时；②最大倾斜阶段，是指从宫颈扩张4～9cm，在产程图上显示倾斜上升曲线，约2小时；③减缓阶段，是指从宫颈扩张9～10cm，需30分钟。

2．坐骨棘平面是判断胎头高低的标志。以头颅最低点与坐骨棘平面关系表明胎头下降程度。坐骨棘平面是判断胎头高低的标志。坐骨棘平面胎头颅骨最低点平坐骨棘平面时，以“0”表达；在坐骨棘平面上1cm时，以“-1”表达；在坐骨棘平面下1cm时，以“+1”表达，其余依次类推。

二、记录单的书写规范

医疗文书记录应及时、客观、准确、如实。产科除了产程图的绘制外，还有很多其他记录单，如产科首次护理单、产前待产记录单、分娩记录单、新生儿出生时记录单等，此处以分娩记录单为例介绍。

【目的】

1．准确记录产妇产时分娩和新生儿出生全过程。

2．记录产妇分娩后的生命体征变化及处理措施。

【用物准备】

蓝或黑水笔、分娩记录单（见【技术拓展】）。

【操作程序】

评估和准备同产程图的绘制，操作如下：

1．确定临产时间，根据产程进展情况确定胎膜破裂时间、宫颈开全时间、分娩方式与时间及胎盘娩出方式与时间，并计算3个产程各自的时间和总产程的时间。

2．如实记录胎儿附属物检查情况。胎盘异常如梗死、钙化点、形态等。脐带附着方式主要有中、偏、边缘、帆状等。脐带异常如扭转、打结、胶质多少等。羊水性状，主要有清及Ⅰ°、Ⅱ°、Ⅲ°混浊，估计羊水总量。

3．记录会阴切开方式及软产道裂伤、缝合情况，包括分娩结束后宫颈完整情况和损伤程度，会阴完整程度、缝合用线和针数。

4．填写分娩过程中实施的手术名称，如徒手旋转胎头术、会阴侧切缝合术、顺产接生术、徒手剥离胎盘术（手取胎盘术）等。

5．根据病史和分娩情况给产妇给出诊断，原则上是先写产科诊断，是否有并发症或合并症，再写分娩有关的诊断，如宫颈裂伤等。

6. 记录新生儿出生基本情况和Apgar评分。

7. 总出血量包括产时、产后1小时及产后2小时出血量的总和。

8. 分娩过程中宫缩剂的使用情况和时间。

9. 产后2小时内易发生严重并发症，故需继续监测2小时。若有异常应在附注中写明。

10. 医师、助产士签名，写明时间。

【注意事项】

1. 准时记录新生儿出生时间（时、分），核对新生儿身份。

2. 字迹工整、不涂改，接生者术后认真填写并签全名。

【结局评价】

记录单填写规范、完整、无涂改。

【技术拓展】

1. 分娩记录单（表3-10）

2. 首次护理记录单（产科）（表3-11）

3. 产前待产记录单（表3-12）

4. 新生儿出生时记录单（表3-13）

表 3-10 分娩记录单

姓名 ×× 年龄 30岁 孕次 2 产次 0 孕周 39^{+6} 周 床号 79床 住院号 123567

产程经过

临产时间：2008年1月26日12时00分　　胎膜破裂：☐自然 ☑人工 2008年1月26日4时50分

宫口开全时间：2008年1月26日20时50分　　破膜时羊水：性状：☑清 ☐Ⅰ°混浊 ☐Ⅱ°混浊 ☐Ⅲ°混浊量：50ml

胎儿娩出时间：2008年1月26日21时06分　　胎盘娩出时间：2008年1月26日21时10分

胎儿娩出方式：☑顺产 ☐吸引产 ☐钳产 ☐剖宫产 ☐臀助产/☐臀牵引　　胎方位：LOA

胎盘娩出方式：☑希氏法 ☐邓氏法 ☐自然娩出 ☑手取胎盘术（原因：胎盘粘连 ）

产程时限：第一产程 8 时 50 分　第二产程 0 时 16 分　第三产程 0 时 4 分　总产程 9 时 10 分

胎儿附属物检查情况

胎盘：完整性：☐完整 ☑基本完整 ☐不完整（缺损 × cm） ☑粗糙面（面积 2×2 cm）
大小：长 20 cm，宽 19 cm，厚 1.5 cm，重量 512 g　　特殊情况：帆状胎盘

胎膜：完整性：☐完整 ☐基本完整 ☑不完整（缺损1/4）　　其他情况 羊膜完整，绒毛膜缺损1/4

脐带：长度 50 cm　特殊情况：脐带扭转5周

羊水：后羊水性状：☑清 ☐Ⅰ°混浊 ☐Ⅱ°混浊 ☐Ⅲ°混浊　　总量：700ml

软产道检查情况

会阴：☐无破 ☑切开（☑侧切 ☐直切） ☑破裂（☑Ⅰ° ☐Ⅱ° ☐Ⅲ°） ☑其他 左侧小阴唇裂伤1cm
缝合情况：☑皮内缝合 ☐外缝（ 针） ☑其他 左侧小阴唇1针

宫颈：☐无破 ☑裂伤（部位：宫颈3点处；裂伤深度：2cm；其他 无 ）

所施手术：徒手转胎头术＋会阴切开缝合术＋宫颈裂伤缝合术＋会阴裂伤缝合术＋手取胎盘术

并发症或合并症：胎膜早破、持续性枕后位、胎盘粘连、胎膜缺损、会阴Ⅰ°裂伤、宫颈裂伤

附注：无

新生儿情况（Apgar 评分）

时间	1分钟	5分钟	10分钟
心率	2	2	2
呼吸	2	2	2
反应	2	2	2
肌力	2	2	2
肤色	1	2	2
总分	9	10	10

体重：3.67kg　身长：52cm　头围：34cm

☑**阴道分娩产后2小时总出血量**：265ml　　性别：☑男 ☐女 ☐双性 ☐性别不清

☐**剖宫产出血量**： ml　　畸形：外观未见

指导者：　　手术者：　　接生者：××　　婴护者：××

表 3-11 首次护理记录单(产科)

姓名:______性别:____年龄:____科室:______床号:______住院号/ID号:______入院日期时间:______
职业: 民族/宗教: 婚姻状况:□已婚 □未婚 □离异
教育程度:□文盲 □小学 □中学 □中专 □大专以上 资料来源:□患者 □家属 □朋友 □其他
日常照顾者:□自我照顾 □夫/妻 □父母 □子女 □亲戚 □朋友 □保姆 □其他
入院诊断: 入院方式:□步行 □扶行 □轮椅 □平车 □其他:
过敏史:□无 □有(过敏原:□食物,种类:______ □药物:______ □其他:______)□不明确
医疗费用支付方式:□自费 □公费医疗 □医保 □社保 □商业保险 □他人赔付 □其他:__________
一、护理评估
意识状态:呼之:□能应 □不应 对答:□切题 □不切题
口腔黏膜:□完整 □溃疡 □白斑 □红肿 四肢活动:□自如 □障碍:__________
饮食:□普食 □半流 □全流 □禁食 □治疗饮食 (□低盐 □低脂 □低胆固醇 □低糖 □高蛋白)
睡眠:□正常 □难入睡 □易醒 □早醒 □多梦 □使用辅助药物:____;醒后疲劳感:□无 □有
排尿:□未发现异常 □尿频 □尿急 □尿痛 □排尿困难 □血尿 □尿失禁 □尿潴留 □留置尿管 □其他:____________
排便:□正常(______次/天) □便秘(1次/______天) □腹泻 □失禁 □造瘘 □其他:______
生活能力:□自理 □协助(□进食 □个人卫生 □如厕) □不能自理
皮肤黏膜:□正常 □潮红 □苍白 □发绀 □黄染 □水肿(程度:□Ⅰ □Ⅱ □Ⅲ □Ⅳ 性质:□凹陷性 □非凹陷性 □其他:______) □压疮/□破损(部位______范围____cm 程度:______) □其他:__________
语言沟通:最常用语言:________ 语言表达:□清楚 □含糊 □失语
嗜好:□无 □吸烟(支/天) 嗜酒:(两/天) □其他:__________
药物依赖/吸毒:□无 □有(名称:__________)
二、专科护理评估
孕产史:孕____产____ 既往分娩方式:□无 □顺产 □剖宫产 □阴道助产 □其他:
末次月经:______年____月____日 □预产期:______年____月____日 □产褥期____天
胎心率:____次/分 胎方位:______ 宫口开张:□未开 □开大______cm 先露______cm

续表

宫缩：□无 □有（□不规则 □规则） 腹痛：□无 □有（部位：________）
胎膜：□未破 □已破（时间：______ 羊水性质：□清 □Ⅰ°混浊 □Ⅱ°混浊 □Ⅲ°混浊）
阴道流血：□无 □有（□少许 □近月经量 □多于月经量）
阴道异常分泌物：□无 □有（□血性 □脓性 □水样 量：______ml □其他：______）
乳房发育：□正常 □异常（_____） 母乳喂养知识：□掌握 □部分掌握 □未掌握 □其他：______
其他症状和体征：
三、住院告知
入院宣教：□住院须知 □物品管理 □作息 □探陪 □订餐 □其他：____________
母乳喂养宣教：□已做 □未做 术前宣教：□已做 □未做
四、护理重点
1. 基础护理：
2. 专科护理：
3. 患者安全：
4. 其他：
护理交接班重点：
提醒医师给予关注：
提醒家属给予关爱：

记录时间： 年 月 日 时 分 责任护士签名：

审核时间： 年 月 日 时 分 审核人签名：

表 3-12 产前待产记录单

姓名 ×× 年龄 28 岁 G_2P_0 孕周 39^{+6} 周 预产期 2012-1-27 住院号 123567

日期	时间	观察项目																	特殊情况记录	签名
		血压（mmHg）	胎位	胎心（次/分）	衔接	宫缩			宫颈		先露高低（cm）	胎膜	羊水性状	阴道流血（ml）	尿量（ml）	数胎动（次/时）				
						强弱	持续（秒）	间歇（分）	开张（cm）	评分										
01-26	4:50																		人工破膜，羊水清，量约 30ml，破膜后胎心音 140 次/分	
																			查宫口开 3cm，宫颈水肿，报告高级责任护士××。嘱予利多卡因有尾纱一条宫颈外敷，一小时后再次阴检	××
	5:50	134/89	LOA	133		中	30	3	5+		S+0	已破	清		400				膀胱充盈予诱导排尿不成功，予导尿引流出淡黄色澄清	
																			尿液 400ml。取出宫颈外敷有尾纱。宫颈水中消退	××

表 3-13　新生儿出生记录单

母亲姓名：__________　科室：__________　床号：__________　住院号：__________

新生儿性别：□男　□女　□足月　□过期　□早产　出生时间：　年　月　日　时　分出生

产程过程简述：孕______产______　宫内妊娠____周，□单活胎　□双活胎　□多活胎

妊娠异常情况：□无　□胎膜早破　□羊水过多　□羊水过少　□乙肝病毒携带者　□糖耐量异常　□妊娠合并糖尿病　□不良生育史　□瘢痕子宫　□臀位　□胎儿宫内窘迫　□持续性枕横位　□持续性枕后位　□其他__________________

母亲血型：________　父亲血型：________　母亲血清反应：IgG-A：　IgG-B：

分娩方式：□顺产　□吸引产　□臀助产 / □臀牵引　□钳产　□剖宫产
（手术原因：____________________）

羊水情况：□清　□Ⅰ°混浊　□Ⅱ°混浊　□Ⅲ°混浊

脐带缠绕情况：□无　□有（绕颈　周，其他________）

分娩特殊情况：

婴儿出生检查	体重：____kg　身长：____cm　头围：____cm	新生儿情况（Apgar 评分）			
	眼：　耳：　鼻：	时间	1 分钟	5 分钟	10 分钟
	唇：　舌：　口腔：	心率			
	颈：　脐带：　四肢：	呼吸			
	肛门：　生殖器：	反应			
	其他畸形：	肌力			
		肤色			
	锁骨明显错位性骨折：□无扪及　□有扪及（□左侧　□右侧）	总分			
	皮肤一般情况：				
	其他：室温：　℃　肛温：　℃　心率：　次 / 分　血氧饱和度：　% 微量血糖：　mmol/L　胎粪：□未排　□已排　小便：□未排　□已排　其他：				

新生儿处理	复苏抢救：□无　□有（□气囊面罩正压给氧　□气管插管正压给氧　□胸外按压） □使用药物：□ 1∶10 000 肾上腺素__________　□纳洛酮__________ □其他____________________）
	注射乙肝免疫球蛋白：□否　□是　年　月　日　时　分　滴眼预防：□已　□否
	转新生儿科：□无　□有（原因：　）

附注：

指导者：　接生者：　婴护者：

新生儿左脚脚印：　母亲左手拇指印：

（邹芳亮）

第四章 阴道分娩辅助技术

阴道助产的目的是模仿自然分娩，使胎儿迅速分娩从而使产妇和新生儿的发病率最少化。由于阴道助产对产妇及新生儿均存在一定的发病风险，在实施助产时，要综合评估产妇的一般情况、骨盆大小，胎儿的一般情况、大小、胎位、颅骨重叠程度等，以及施术者使用助产器械的熟练度，在实施过程中所能得到的设备及人员的支持。作为一名专业助产士，需严格掌握适应证，按操作规范进行，减少手术并发症的发生。阴道助产的手术种类繁多，对不同胎位、不同情况手术方式也各异。本章实训项目包括：缩宫素的应用观察、胎膜早破护理、人工破膜及观察、臀位助产、持续性枕后位助产、肩难产助产、产钳助产、胎头吸引、徒手剥离胎盘、软产道检查、会阴阻滞麻醉与局部麻醉、会阴侧切及缝合、产道损伤修补。

技术一 缩宫素的应用观察技术

缩宫素是由下丘脑分泌的一种激素，其重要作用是选择性兴奋子宫平滑肌，可促进宫颈成熟、增强子宫收缩力及收缩频率，故临床上广泛应用于妊娠后期引产及产程中加强宫缩，以及在产后促进子宫收缩，减少产后出血发生率。本节主要介绍缩宫素应用方法及观察注意事项。

【药理】

1. 刺激子宫平滑肌收缩　小剂量缩宫素能使子宫收缩力增强、收缩频率增加，但仍保持节律性、对称性及极性。若缩宫素剂量加大，能引起肌张力持续增加，乃至舒张不全导致强直性子宫收缩。

2. 刺激乳腺的平滑肌收缩　有助于乳汁自乳房排出，但并不增加乳腺的乳汁分泌量。

【适应证】

1. 母体方面（引产、催产及产后止血）

（1）妊娠高血压疾病：胎儿已成熟，子痫控制后24小时无产兆，并具备阴道分娩条件者。

（2）妊娠期母亲并发症，需提前终止妊娠。

（3）胎膜早破：孕周≥36周，胎儿已成熟，24小时未自然临产者。

（4）延期或过期妊娠：妊娠达41周以上。

（5）有潜伏期延长趋势，潜伏期超过8小时，经过休息后排除不协调宫缩和头盆不称者。

（6）活跃期继发宫缩乏力者（排除头盆不称）。

（7）新生儿娩出后促进子宫收缩，减少产后出血。

2. 胎儿方面　主要适用于胎死宫内及胎儿畸形。

【禁忌证】

1. 绝对禁忌证

(1) 子宫手术史，如子宫肌瘤剔除术肌瘤较大、数目较多，手术透过内膜进入宫腔，子宫穿孔修补术等。

(2) 前置胎盘，尤其是中央性前置胎盘。

(3) 绝对或相对头盆不称及胎位异常，不能经阴道分娩者。

(4) 严重胎盘功能不良等，胎儿不能耐受阴道分娩负荷者。

(5) 待产妇不能耐受阴道分娩负荷，如心功能障碍、子痫前期重度等。

(6) 脐带脱垂。

(7) 软产道异常，包括宫颈浸润癌、宫颈水肿或者有生殖感染性疾病等。

2. 相对禁忌证 子宫下段横切口剖宫产史；分娩次数≥5 次者；双胎及多胎妊娠；臀位；羊水过多。

【用法用量】

输液瓶上要做醒目标记，若需使用微量泵控制滴数和用量时，以12ml/h 计算；若无微量泵，以滴管 1ml＝15 滴计算，调节好滴速后再加入缩宫素同时摇匀溶液。24 小时用药量不超过 80U。

1. 引产或催产 缩宫素 2.5U 加入 5% 葡萄糖溶液 500ml 中（5mU/ml）静脉滴注，开始时 1mU/min（滴速约 3 滴 / 分），每 15～30 分钟增加 1～2mU，调至有效宫缩，即宫缩间隙 2～3 分钟，每次宫缩持续 40 秒以上，宫腔压力不超过 60mmHg），通常滴速为 8～15 滴 / 分，即 2～5mU/min。缩宫素引产一般在白天进行，一次性用液量不超过 1000ml 葡萄糖溶液为宜，不成功者考虑其他引产方式。

2. 控制产后出血 20～40mU/min，胎盘排出后可肌内注射 5～10U。

3. 产前宫缩无力 缩宫素 2.5～5U 加入 5% 葡萄糖 500ml 内做缓慢静滴（滴速约 10～30 滴 / 分）。

【观察事项】

1. 静滴前 观察胎心，测血压和脉搏，胎膜早破需观察羊水的色、质、量，确认无胎儿宫内窘迫进行用药。

2. 专人床旁守护负责观察和调节滴速，静滴 5 分钟应监测胎心，以后每 15 分钟观察一次待产妇的血压、脉搏、胎心率、宫缩的频率、强度和持续时间及主诉等，并记录。

3. 密切观察产妇的产程进展变化及主诉。有条件者可使用胎心监护仪连续监测宫缩、胎心率及胎动反应。若待产妇出现突然破膜现象，应及时通知医师，若发现血压升高，应减慢滴注速度。当胎心持续减速、晚期减速，宫口开全 2cm 时，停缩宫素并更换平衡液同时更换输液器。

4. 注意观察缩宫素的过敏反应及不良反应 向产妇及家属交代缩宫素使用过程中可能出现的意外情况。过敏的临床表现为胸闷、气急、寒战及休克，一旦发现过敏反应及时停用，抗休克抗过敏治疗。不良反应有恶心、呕吐、心率加快或心律紊乱。

【结局评价】

助产士准确评估产妇状况，安全应用缩宫素并密切观察。

【技术拓展】

1. 卡贝缩宫素（巧特欣）适用于选择性硬膜外或腰麻下剖宫产术后，预防子宫收缩乏力和产后出血，于胎儿娩出后 1 分钟内缓慢推注 100μg。

2. 卡前列素氨丁三醇（欣母沛）适用于难治性子宫收缩迟缓引起的产后出血和妊娠13～20周的流产。于胎儿娩出后深部肌内注射250μg。

3. 卡前列甲酯（卡孕栓）适用于终止早期或中期妊娠，预防和治疗宫缩迟缓引起的产后出血。常为1mg阴道给药。

【临床情境】

张女士，30岁，G_1P_0，宫内妊娠39周。胎膜早破12个小时，不规则宫缩。查体：阴道检查：宫口未开，先露$^{-3}$，羊水清。胎心监护评分10分。实验室检查：血常规正常。产妇一般情况好。该产妇能否静脉输注缩宫素？作为助产士，应该从哪些方面去评估？

（蔡文智 邹芳亮）

技术二 胎膜早破护理技术

临产前发生胎膜破裂，称胎膜早破。未足月胎膜早破指在妊娠20周以后、未满37周胎膜在临产前发生的胎膜破裂。妊娠满37周后的胎膜早破发生率10%；妊娠不满37周的胎膜早破发生率2.0%～3.5%。孕周越小，围生儿预后越差，胎膜早破可引起早产、胎盘早剥、羊水过少、脐带脱垂、胎儿窘迫和新生儿呼吸窘迫综合征，孕产妇及胎儿感染率和围生儿病死率显著升高。

【目的】

学会检查胎膜是否破裂的方法，同时了解羊水性状，防止发生脐带脱垂，确保胎儿的安全。

【用物准备】

无菌窥阴器、无菌手套、无菌棉球、无菌镊子、干净患者服、一次性垫巾、pH试纸。

【操作程序】

1. 评估

（1）孕妇评估：沟通、理解和合作能力。

（2）环境评估：环境是否安全、安静、私密，温度是否适宜。

2. 准备

（1）助产士准备：着装整齐，剪指甲，戴口罩、帽子，洗手。

（2）物品准备：备齐用物，将用物放在合适的位置。

（3）孕妇准备：向孕妇和家属解释操作目的，取得其合作。

3. 操作

（1）调节室温（24～26℃），拉好帘子，保护隐私。

（2）协助孕妇取平卧位，臀部放置一次性垫巾，脱下左侧裤腿放置在右侧大腿上，左侧下肢盖上被子，两腿屈膝分开。

（3）消毒会阴部，顺序依次为大阴唇、小阴唇、阴阜、会阴体、肛门。

（4）戴无菌手套，合上窥阴器上下叶，左手分开左右小阴唇，暴露阴道口，右手竖放窥器进阴道后转横向打开窥器的上下叶，充分暴露宫颈和穹隆部。

（5）如果见活动性液体自宫颈流出或后穹隆较多积液，可诊断胎膜早破。

4. 协助孕妇更换患者服，注意保暖。

5. 用物整理，洗手。

6. 记录。

【注意事项】

1. 如果阴道内触及搏动性或条索状物，可诊断脐带脱垂，立即予以头低脚高位或臀部垫高，行紧急剖宫产手术准备。

2. 如果窥阴器打开没有见到宫颈有活动性流液，可采用阴道液 pH 试纸进行辅助检查：正常阴道呈酸性，羊水 pH 为 7.0～7.5。若 pH≥7，提示胎膜早破，准确率 90%。血液、尿液、宫颈黏液、精液及细菌污染可出现假阳性。

【结局评价】

1. 助产士操作正确。

2. 孕妇对操作过程满意，对检查评估结果知情。

【技术拓展】

1. 观察羊水性状　妊娠足月羊水略混浊、不透明，可见羊水内悬有小片状物。胎便污染的羊水分为 3 种：Ⅰ°羊水淡绿色或淡黄色、稀薄；Ⅱ°羊水呈深绿色、混浊质厚有粪块；Ⅲ°羊水深褐色、黏稠呈糊状，胎儿皮肤、脐带、胎膜、胎盘均可黄染。

2. 胎膜早破后临产，通常因为羊水少和引起脐带受压，增加胎儿窘迫风险，注意加强胎心监测。

【临床情境】

李女士，24 岁，已婚，G_1P_0，孕 37^{+2} 周，孕期检查无异常发现。6:10 突感阴道有尿样液体流出，沾湿内裤，无宫缩，由急诊护士用平车送入院。作为接诊者，请你检查确定是否胎膜早破？

【操作考核评分标准】

胎膜早破护理操作考核评分标准如表 4-1 所示。

表 4-1　胎膜早破护理操作考核评分标准

班级：　　　　学号：　　　　姓名：　　　　得分：

项目	分值	评分细则	评分等级 A ×1.0	B ×0.8	C ×0.6	D ×(0～0.5)	得分	备注
操作前	5	助产士着装及用物准备						
	5	孕妇评估						
	5	环境评估：室温、光线、清洁、私密						
操作中	5	孕妇体位摆放						
	10	消毒会阴部						
	15	戴手套用窥阴器打开阴道						
	20	见活动性液体自宫颈流出或后穹隆较多积液，观察羊水性状						
	5	协助穿好裤子						
操作后	5	整理用物、洗手、记录						
	10	告知孕妇注意事项						
其他	10	操作熟练、手法正确						
	5	人文关怀，爱伤观念						

（周肖郁）

技术三 人工破膜及观察技术

人工破膜即人为方式干预撕破宫口处羊膜，以便观察羊水颜色、加强宫缩、加速产程进展，是自然分娩过程中较为常见的一种引产方式。

【目的】

1. 观察羊水的颜色，从而间接观察胎儿在宫内的情况。

2. 宫缩欠佳时破膜可以加强宫缩，缩短产程。

【用物准备】

听诊器或胎心监护仪、无菌窥阴器、无菌手套、无菌长弯血管钳。

【操作程序】

1. 评估

(1) 待产妇评估：宫颈条件是否成熟，先露是否紧贴宫颈，先露是否固定。待产妇精神状态及有无并发症。

(2) 环境评估：环境是否安全、安静、温度是否适宜，保护隐私。

2. 准备

(1) 助产士准备：着装整齐，洗手，剪指甲，戴口罩、帽子。

(2) 物品准备：备齐用物，将用物放在合适的位置。

(3) 待产妇准备：向待产妇及其家属解释操作目的，取得其合作，排空膀胱上产床。

3. 操作

(1) 协助待产妇取膀胱截石位，持续胎心监护，常规消毒外阴，铺巾，戴无菌手套。

(2) 使用窥阴器打开阴道检查阴道黏膜、宫颈清洁情况，消毒阴道。

(3) 用左手示指、中指伸入阴道，了解软产道及骨产道有无异常，然后将两指伸入子宫颈内，了解有无脐带，同时扩张宫颈。

(4) 右手持长弯血管钳，在阴道内左手示指、中指的指引下进入宫口触到前羊膜囊，并在宫缩间歇期钳破胎膜。无明显羊膜囊时，为避免伤及胎儿头皮，可在窥阴器直视下钳破胎膜。

(5) 阴道内左手两手指应堵住破口处，控制羊水缓慢流出，以免宫腔骤然缩小，引起胎盘早剥和脐带脱垂。若羊水不多，可上推胎儿或用手指扩张破口，以便羊水流出。

(6) 观察羊水性质、羊水量、胎心及宫缩情况，至少等待一次宫缩过后，再把手退出。

4. 撤去臀下垫巾，垫产妇垫，摆体位，盖被保暖。

5. 告知待产妇注意事项，破膜后最好卧床休息，等待宫缩。

6. 用物整理，洗手。

7. 记录破膜时间、羊水性质、羊水量、胎心及宫缩情况。

【注意事项】

1. 注意消毒外阴，防感染。

2. 为防止羊水栓塞，破膜操作应在两次宫缩间隙时进行。

3. 一般破膜后 2～6 小时可出现宫缩，如破膜达 12 小时仍未临产，应减少阴道检查次数，可使用缩宫素引产，尽可能在 24 小时内结束分娩。

4. 破膜前后均要听胎心音。

5. 正常羊水呈清白色液体，若羊水呈黄色或黄绿色或稠厚糊状深绿色均示有胎粪污染，疑胎儿窘迫，具体处理见第二章技术六【技术拓展】。

【结局评价】

待产妇人工破膜，无不良反应，羊水无污染，产程加速。

【技术拓展】

正常情况下，胎膜破裂一般在宫口开全时，破膜后有利于胎头下降，直接降至子宫下段压迫宫颈，引起子宫反射性收缩，加速产程。但人工破膜能增加宫内感染的风险，因此，无指征的人工破膜往往弊大于利。人工破膜的指征主要包括：

1. 过期妊娠者，可使用缩宫素催产并于宫口开大2cm时行破膜术。

2. 产程进展缓慢，但无明显头盆不称、横位或臀位等异常胎位可行破膜术加速产程。

3. 疑胎儿窘迫时为了解胎儿宫内情况，可人工破膜观察羊水情况。

4. 宫口开全仍未破膜者。

【临床情境】

杨女士，28岁，已婚，G_1P_0，孕40^{+5}周。昨日计划分娩入院，昨日下午7点阴道放置COOK水囊管促宫颈成熟。今早7点拔除水囊，现胎心音好，偶有宫缩，宫口开1指，S^{-2}，未破膜，无异常发现。该待产妇能否行人工破膜？作为助产士，应该从哪些方面去评估？

【操作考核评分标准】

人工破膜及观察操作考核评分标准如表4-2所示。

表4-2 人工破膜及观察操作考核评分标准

班级： 学号： 姓名： 得分：

项目	分值	评分细则	评分等级				得分	备注
			A ×1.0	B ×0.8	C ×0.6	D ×（0～0.5）		
操作前	5	助产士着装及用物准备						
	5	待产妇评估：宫颈、先露等						
	5	环境评估：室温、隐私等						
操作中	5	待产妇排空膀胱、体位摆放						
	5	消毒会阴部及铺巾						
	5	戴手套，消毒阴道						
	10	左手两手指伸入阴道及宫颈评估						
	5	触及前羊膜囊						
	10	右手持血管钳，等待时机，钳破胎膜						
	10	观察羊水及胎心、宫缩变化						
	5	判断羊水缓慢流出，防止过快						
	5	等待时机，将手拿出						
操作后	5	整理用物、洗手、记录						
	10	告知待产妇注意事项						
其他	5	操作熟练、手法正确						
	5	人文关怀，爱伤观念						

（蔡文智 邹芳亮）

技术四 臀位助产技术

臀位助产，是指胎儿先露部为臀位时，通过助产者的牵引力，促进后出的胎儿部分如躯干上部、上肢、胎头等顺利娩出的辅助技术。若分娩时助产操作不当，易导致围生儿窒息、损伤及死亡；母体可致产道损伤、产后出血及感染。狭窄骨盆、软产道异常、胎儿体重大于 3500g、胎儿窘迫、妊娠合并症、高龄初产、有难产史、不完全臀先露等，均不宜臀位助产。

【目的】

降低母婴的发病率及死亡率，改善母儿结局。

【用物准备】

接产包、利多卡因、10ml 注射器、无菌手套、新生儿复苏台、气管插管等复苏器材和药品。

【操作程序】

1. 操作前准备

(1) 排空膀胱。

(2) 行阴道检查，确定臀位类型、宫口是否开全、先露的高低、是否破膜及有无脐带脱垂。

(3) 分娩过程中持续胎儿胎心电子监护。

(4) 初产妇或会阴较紧者要行会阴切开术。

(5) 做好新生儿抢救准备。

2. 操作步骤

(1) 娩出或牵引胎儿臀部

1) 腿直臀位或完全臀位时，产力良好的情况下，胎儿后臀部于会阴 6 点处自然娩出，前臀从耻骨联合下娩出，同时胎儿躯体外旋转使骶骨转向前方，胎体自然下降，此时胎体下降至胎儿脐部，并暴露出脐带。

2) 完全臀位接产时，常规外阴消毒后，将一无菌巾折叠后覆盖阴道口，宫缩时以手掌用力堵住阴道口（图 4-1），防止足部脱出。当产妇向下屏气用力，手掌感到相当大冲力时，松开手掌，胎儿臀部即自然娩出。

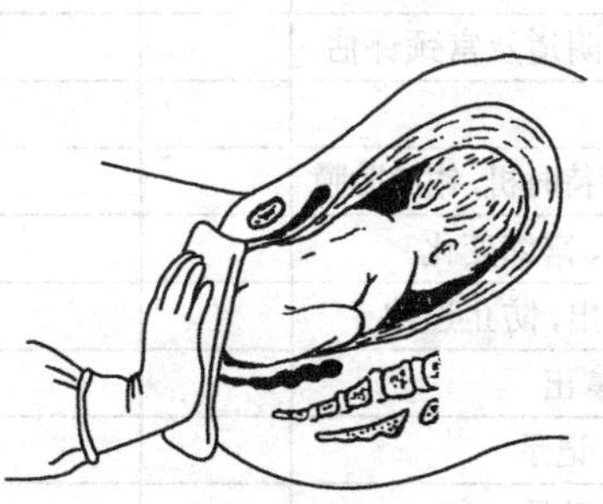

图 4-1 手掌堵住阴道口

(2) 娩出胎儿下肢和躯干：腿直臀位时，待胎儿躯干和骶骨旋转至耻骨联合下方后，适当上举胎体，逐一娩出胎儿双下肢。若为完全臀位，当胎足及小腿露于阴道口外时，以手术巾或纱布包裹，向后下方向牵引，使下肢和臀部相继娩出。以手术巾包裹胎儿下肢和骨盆，双手拇指置于胎儿骶骨两侧，另四指握持胎儿双侧髋部和骨盆，牵引胎体（图 4-2），使肋缘、肩胛相继显露，注意避免挤压胎腹，以防内脏损伤。脐部娩出后，将脐带轻轻向下牵拉以避免脐带过度受压（图 4-3）。

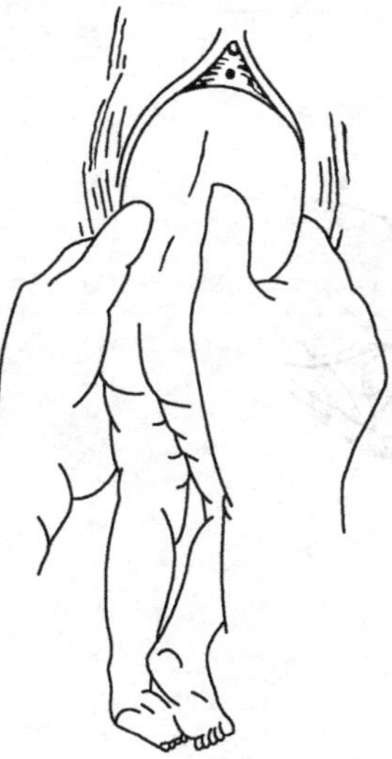

图 4-2 牵引胎体

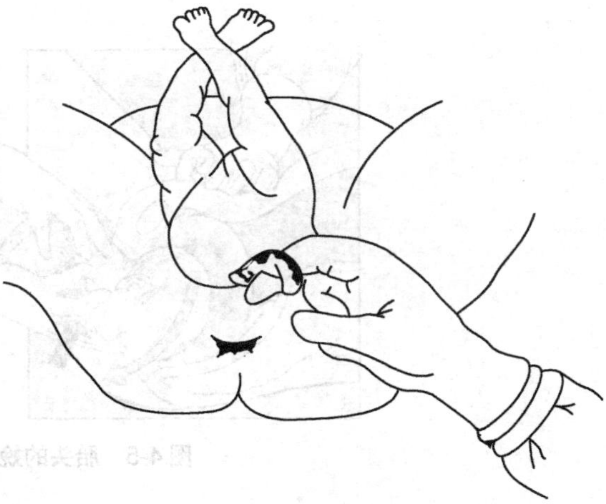

图 4-3 轻拉脐带

（3）娩出胎儿肩部和上肢：可采用两种方式娩出胎儿肩部和上肢，助产时根据具体情况选择使用。

1）先娩出前肩：双手握持胎体逆时针旋转并向下牵引，自耻骨弓下暴露并娩出前肩和前上肢，向相反方向旋转可娩出另一胎肩和上肢。

2）先娩出后肩：右手握持胎儿双足向上方牵引，于会阴部暴露后肩，左手示、中指伸入阴道，按压胎儿后上肢肘关处，助后臂及肘关节沿胸前滑出阴道。再将胎体放低，前肩和前上肢由耻骨弓下娩出（图 4-4）。

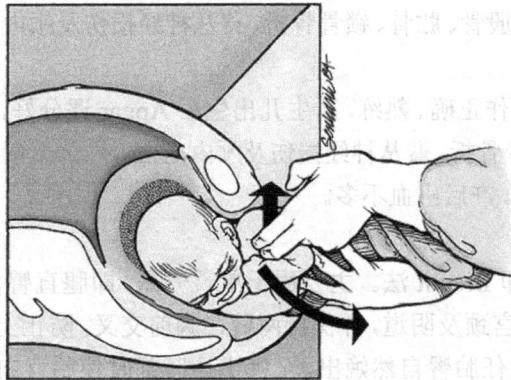

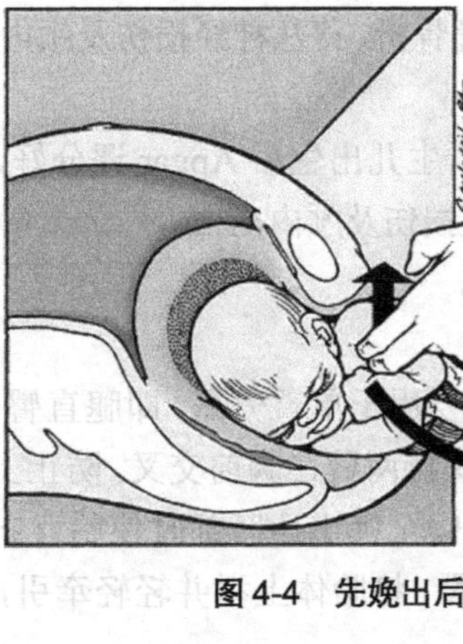

图 4-4 先娩出后肩法

（4）娩出胎头：双肩和上肢娩出后将胎背转向前方，助产者一只手的示指和无名指放在胎儿的颧骨上，不能伸入口中，防止引起上颌骨骨折，屈曲胎头，将胎儿身体放在同侧手掌和前臂上，双腿骑跨在前臂上。另一手中指放于胎儿枕部，示指和中指放于胎儿双肩及锁骨上。向下牵拉使胎头俯屈，同时，助手在耻骨联合上适当加力，以助胎头俯屈。当枕骨结节到达耻骨联合下方时，以此为支点，使胎头逐渐上抬，相继娩出下颌、口、鼻、眼、额（图4-5）。

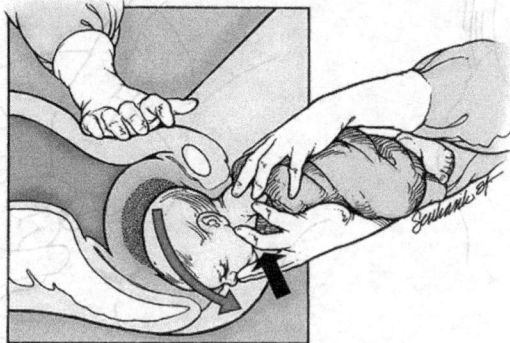

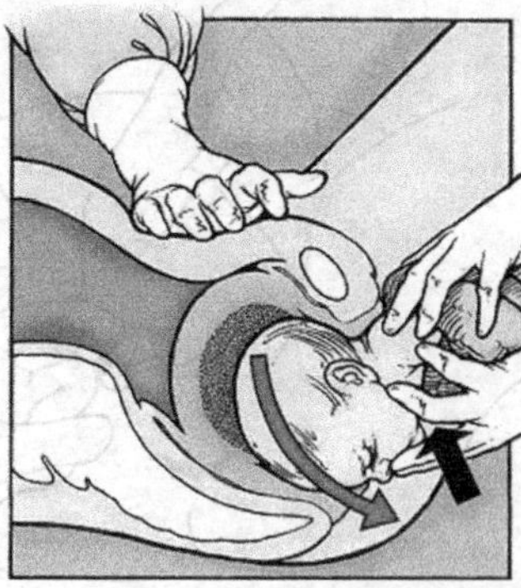

图4-5 胎头的娩出

（5）检查软产道，如有宫颈、阴道裂伤应即刻缝合。

【注意事项】

1. 产程中应尽量保持胎膜完整，除非在胎儿即将娩出时，一般不做人工破膜。出现胎膜破裂时应及时听胎心并做阴道检查，了解有无脐带脱垂。

2. 胎儿脐部娩出后一般应于8分钟内结束分娩，以免因脐带受压时间过长而致新生儿缺氧。

3. 临产后羊水中混有胎粪并不提示胎儿有缺氧，因胎儿腹部受压可能会有粪便排出。

4. 产程中出现以下情况应考虑改行剖宫产术：①宫缩乏力，产程进展缓慢；②胎儿窘迫；③脐带脱垂胎儿尚存活，能适时进行剖宫产者；④宫口开全后先露位置仍高，估计经阴道分娩有困难者。

5. 检查新生儿有无股骨、肱骨、锁骨骨折、臂丛神经损伤及颅内出血。

【结局评价】

1. 臀位助产技术操作正确、熟练，新生儿出生后Apgar评分好，无新生儿窒息表现，无新生儿股骨、肱骨及锁骨骨折、臂丛神经损伤及颅内出血。

2. 母亲产道损伤小，产后出血不多。

【技术拓展】

扶着法娩出胎头，即Bracht法。主要用于单臀先露，即腿直臀位。由于胎儿伸直的下肢与躯干能较好地扩张宫颈及阴道，并保持两臂在胸前交叉，防止上举，故单臀先露在无指征时，勿过早干预，尽量任胎臀自然娩出，至娩出达脐部时使胎背向上，术者两拇指放于胎儿大腿后面，其余四指放于骶部握住胎臀，将胎体上举并轻轻牵引，至双足脱出阴道后，即可按堵臀法娩出胎儿其余部分（图4-6）。

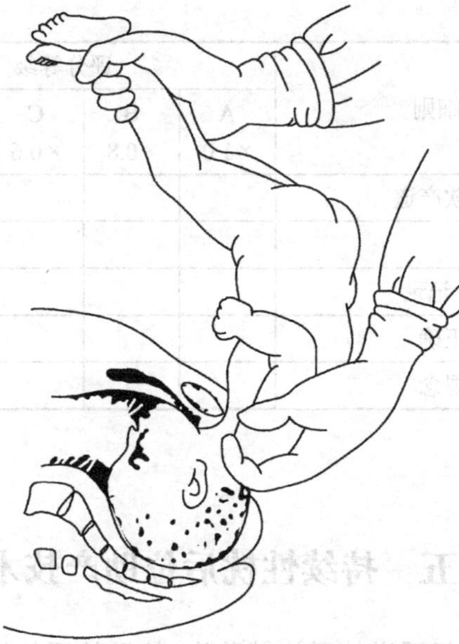

图 4-6 扶着法娩出胎头

【临床情境】

王女士，28 岁，G_2P_1，单活胎。因“停经 38 周，规则下腹痛 4 小时”入院。阴道检查提示宫颈管已消退，宫口开 3cm，胎先露为臀，骨盆正常。B 超提示胎儿为混合臀位，估计胎儿体重 3200g 左右，生物物理评分 8 分。产妇 2 年前顺产一足月男活婴，现一般情况良好，无胎膜早破，产力正常，可否行阴道试产？作为助产士，臀位胎儿行阴道试产时应从哪几方面评估？

【操作考核评分标准】

臀位助产操作考核评分标准如表 4-3 所示。

表 4-3 臀位助产操作考核评分标准

班级： 学号： 姓名： 得分：

项目	分值	评分细则	评分等级				得分	备注
			A ×1.0	B ×0.8	C ×0.6	D ×(0～0.5)		
操作前	5	助产士着装准备及用物准备						
	5	与家属交流，解释术中可能出现的意外，并签字						
操作中	5	导尿						
	5	行阴道检查						
	5	持续胎儿胎心监护						
	10	胎儿臀部娩出或牵引						
	5	胎儿下肢娩出						
	5	胎儿躯干娩出						
	15	胎儿肩部和上肢娩出						
	10	胎头娩出						

续表

项目	分值	评分细则	评分等级				得分	备注
			A ×1.0	B ×0.8	C ×0.6	D ×（0～0.5）		
操作中	5	娩出胎盘，检查软产道						
	5	检查新生儿						
操作后	5	整理用物、洗手、记录						
其他	10	操作熟练、手法正确						
	5	人文关怀，爱伤观念						

（王志坚）

技术五 持续性枕后位助产技术

持续性枕后位助产，是指经阴道徒手旋转胎头，协助枕后位旋转成枕前位分娩的助产技术。持续性枕后位者，如处理不当，手术产率、母婴并发症增多。通过积极处理包括加强子宫收缩和徒手旋转胎头，超过1/2的产妇可以阴道分娩，近1/3可能顺产。但在头盆不称、胎儿窘迫、巨大儿等情况时，应考虑剖宫产。

【目的】

促进产程进展，降低母婴并发症，降低剖宫产率。

【用物准备】

接产包、无菌手套、臀部垫巾、利多卡因、10ml注射器、新生儿复苏台、气管插管等复苏器材和药品。

【操作程序】

1. 评估

(1) 产妇评估：沟通、理解和合作能力。

(2) 环境评估：环境是否安全、安静、私密，温度是否适宜。

2. 准备

(1) 助产士准备：着装整齐，洗手，剪指甲，戴口罩、帽子。

(2) 物品准备：备齐用物，将用物放在合适的位置。

(3) 产妇准备：向产妇解释操作目的，取得其合作，并行连续胎心监护。

3. 操作

(1) 协助产妇取截石位，臀部放置一次性垫巾。消毒外阴，导尿。

(2) 检查阴道：了解骨盆径线，明确宫口扩张情况，先露高低及胎方位。

(3) 旋转胎头：一手掌侧朝上插入阴道，四指放置要转至前位的侧面，拇指在对侧（图4-7）。

右枕后时，用左手沿顺时针方向旋转枕骨；左枕后位时用右手。等待2～3次宫缩后才取出手。

(4) 更换产妇臀部垫巾，注意保暖。

(5) 整理用物，洗手。

(6) 记录。

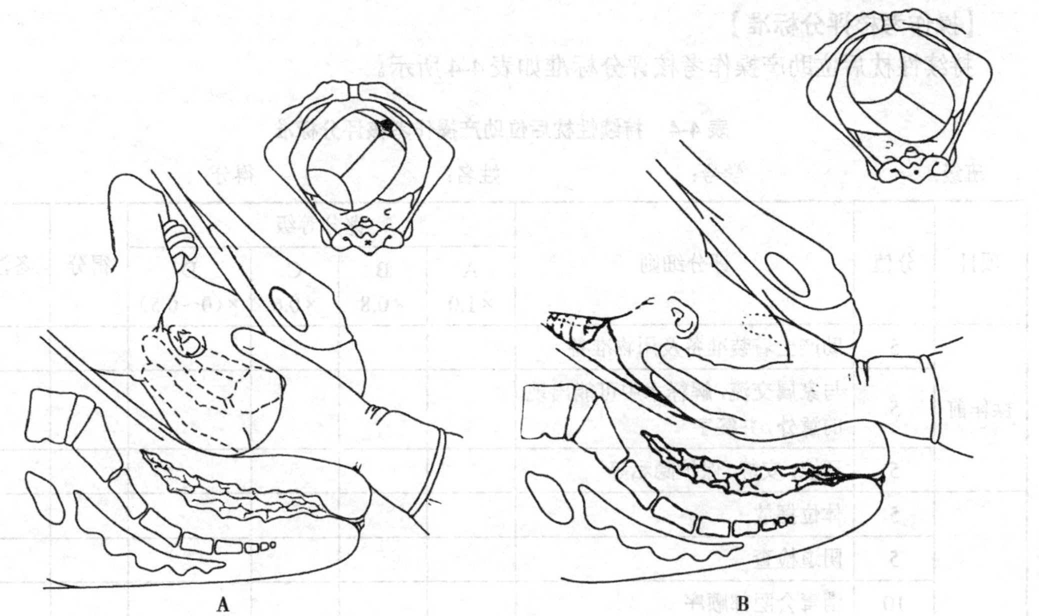

图4-7　旋转胎头

A. 手转胎头，左手抓住胎头；B. 手转胎头至ROA

【注意事项】

1. 操作中胎头不能上推过高，避免脐带脱垂。

2. 宫缩间歇时方能旋转胎头。

3. 胎头转正后，应同时用右手示指及中指将水肿的宫颈前唇上推，宫口即迅速开全。

4. 手转胎头时，如有胎心变化，应立即停止旋转，以产钳或胎头吸引器助产。

5. 在旋转胎头时，如发现脐带脱垂或脐带隐性脱垂，应立即停止操作，抬高床尾，帮助脐带缩回，并改用其他方式，立即结束分娩。

【结局评价】

1. 徒手旋转胎头正确、熟练，新生儿出生后Apgar评分好，无新生儿窒息表现。

2. 母亲产道损伤小，产后出血不多。

【技术拓展】

判断胎方位的方法有2种：

1. 触摸胎头颅缝法　术者将右手沿骶凹进入阴道，示指及中指触摸胎头颅缝，如颅缝呈“十”字形，则为大囟门，小囟门为“人”字形。但产程较长时，胎头水肿，颅骨重叠变形，颅缝不易查清。

2. 触摸胎耳法　术者右手伸入阴道较高位，以示指及中指触膜及拨动胎儿耳廓，耳廓边缘所在方向为枕骨的方向。因胎儿耳廓柔软，一定要仔细辨认耳轮、耳孔及耳根，方可确定胎方位。

【临床情境】

张女士，25岁，G_1P_0，孕39周，单活胎。规则下腹痛10小时。阴道检查宫口开大7cm，胎位为左枕后位，无明显头盆不称，估计胎儿体重3000g。2小时后，阴道检查宫口开大7cm，持续性枕后位，有小产瘤形成，胎头下降无进展，羊水清。母儿一般情况尚可。此时应如何处理？应注意排除哪些情况？

【操作考核评分标准】

持续性枕后位助产操作考核评分标准如表4-4所示。

表4-4 持续性枕后位助产操作考核评分标准

班级: 学号: 姓名: 得分:

项目	分值	评分细则	评分等级				得分	备注
			A ×1.0	B ×0.8	C ×0.6	D ×（0～0.5）		
操作前	5	助产士着装准备及用物准备						
	5	与家属交流，解释术中可能出现的意外，并签字						
	5	环境：安静、保护隐私等						
操作中	5	体位摆放						
	5	阴道检查						
	10	消毒会阴部顺序						
	5	持续胎儿胎心监护						
	15	旋转胎头						
	10	上推胎头						
	10	娩出胎盘，检查软产道						
	5	检查新生儿						
操作后	5	整理用物、洗手、记录						
其他	10	操作熟练、手法正确						
	5	人文关怀，爱伤观念						

（王志坚）

技术六 肩难产助产技术

肩难产胎头娩出后，胎儿前肩被嵌顿于耻骨联合上方，用常规助产手法不能娩出胎儿双肩，称为肩难产，其术式称肩难产助产术。肩难产发生于胎头娩出后，情况紧急，如处理不当会发生严重的母婴并发症，发生新生儿重度窒息和新生儿死亡。巨大儿肩难产发生率远高于正常体重儿，临床上怀疑有巨大儿时，宜放宽剖宫产指征。

【目的】

缩短第二产程，减少母婴严重并发症，改善母儿结局。

【用物准备】

产包、利多卡因、10ml注射器、新生儿复苏台、气管插管等复苏器材和药品。

【操作程序】

1. 评估

（1）胎儿评估：胎头娩出后前肩能否顺利娩出，胎儿此时是否有缺氧危险。

（2）产妇评估：产妇配合能力、精神、产力和会阴情况。

2. 准备

(1) 助产士准备：在有肩难产高危因素的产妇顺产时，应事先告诉上级医师、新生儿科医师及做好新生儿抢救准备。

(2) 物品准备：备齐用物，将用物放在合适的位置。

(3) 产妇准备：向产妇和其家属解释目前状况及操作目的，安抚产妇，取得其合作。

3. 操作　HELPERR 法是美国妇产科医师学会推荐的处理肩难产的操作方法，包括以下几步：

(1) 寻求帮助(help)：胎头娩出后，经外旋转轻轻牵拉不能娩出胎肩或出现胎头龟缩现象，应意识到发生肩难产，立即启动院内急救系统，呼叫多名援助人员协助，包括麻醉科医师、新生儿科医师、产科医师及有经验的助产士。

(2) 判断是否会阴侧切(evaluate)：未行侧切者立即行会阴切开术，若会阴切口过小应将切口延长。若经产妇会阴软组织较松，也可直接进行手法处理。

(3) 屈曲大腿(legs)(图 4-8)：McRobert 法，简称 Mc 法。将产妇大腿压向腹部，使髋部屈曲，目的是拉直腰椎及骶椎突起，增加骨盆前后径，增大骨盆的入口平面，减少骨盆的倾斜度，可松解嵌顿的前肩。

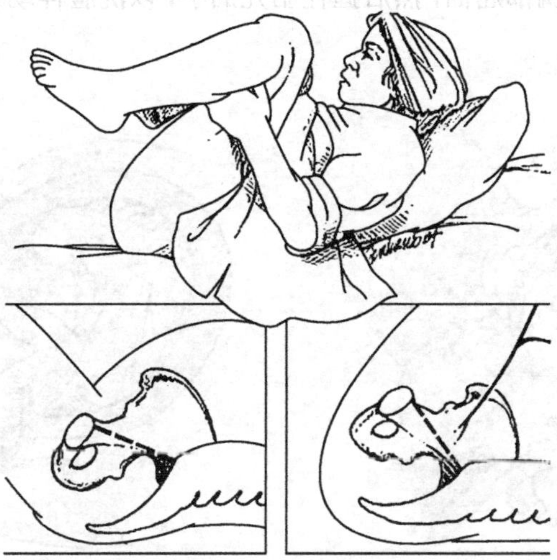

图 4-8　屈曲大腿

(4) 耻骨上加压(Pressure)(图 4-9)：产妇屈大腿，助手在耻骨联合上方触到胎儿前肩后，在此处加压 30～60 秒，将其推入耻骨联合下，也可从侧方(胎背位)施压，使胎肩内收，缩小双肩径，同时接产者向下、向后缓慢牵引胎头，协助嵌顿的前肩入盆并娩出。

(5) 阴道内操作(enter)：即旋肩法。

1) Rubin 操作：从会阴后方进入到胎儿前肩的后部，施力于肩胛骨，使肩膀内收，并旋转到斜径上，以松解嵌顿的前肩使其娩出。

2) Woods 旋转操作(图 4-10)：术者手沿着骶凹进入阴道，示指和中指放在胎儿后肩的前方，向胎背侧用力，旋转 180°，使后肩转成前肩，通过旋转，使嵌顿的前肩从耻骨联合下松解娩出。

Rubin 操作和 Woods 旋转操作技巧是一致的，只是胎儿前后不一样。

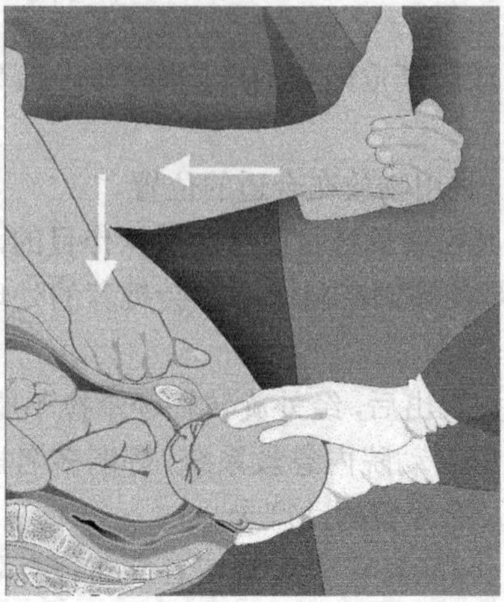

图 4-9 耻骨上加压

(6) 牵出后臂(remove)(图 4-11)：明确胎背的朝向，胎儿背部在母体右侧用右手，在母体左侧用左手。术者手顺着骶凹进入阴道，顺着胎儿后臂到胎儿肘前窝后，示指和中指在肘前窝加压使前臂顺着胸部屈曲，然后握住胎儿的手，以洗脸样动作轻柔拉出后臂，后臂娩出后，轻柔地牵引胎头。

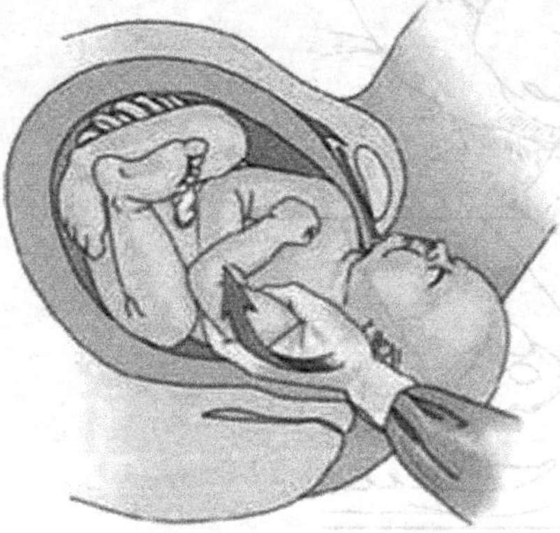

图 4-10 Woods 旋转操作

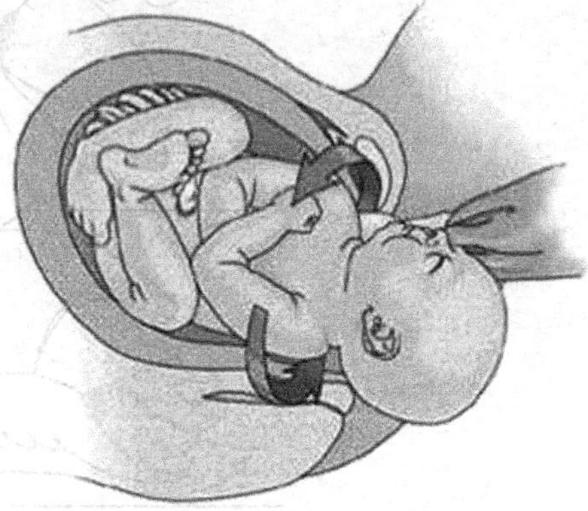

图 4-11 牵出后臂

(7) 转为四肢着床位(roll)：Gasbin 法。当采用以上手法均无效时，协助产妇转身后双手、双膝着力，跪在产床上，增加骨盆前后径，试行所有阴道内操作，转动及利用胎儿的重力协助后肩通过骶骨岬，娩出胎儿。

(8) 锁骨离断法：若上述方法均无效，可切断锁骨，使双肩径缩小后娩出，再固定缝合锁骨和软组织。

【注意事项】

1. 严格按照肩难产的步骤有序进行，考虑从增大骨盆的空间和减小双肩径两个方面接触嵌顿的胎肩，不可忙乱地按压宫底及粗暴牵拉胎头。

2. 在行耻骨上加压时，绝对不能在耻骨联合上面向下加压而加重胎肩嵌顿。

3. 行锁骨离断法时应避免损伤肺脏。

【结局评价】

1. 肩难产分娩操作正确，新生儿顺利娩出，产妇及新生儿无严重并发症。

2. 产妇及家属对操作过程满意，对肩难产具有一定认知。

【技术拓展】

处理肩难产手法的顺序很重要，估计胎儿体重＜4000g，优先采用屈大腿法＋耻骨上加压法；若失败可采用屈大腿法＋Woods 法。当胎儿体重≥4000g，则建议屈大腿法＋Woods 法，或者屈大腿法＋Rubin 法。大部分肩难产经过上述方法处理均能娩出胎儿。若处理 30～60 秒未达预期效果，要立即更换处理措施。操作过程中注意动作轻柔，切勿硬拉生拽，同时注意与产妇的交流。

【临床情境】

李女士，26 岁，G_1P_0，妊娠 39^{+6} 周，LOA，单活胎。妊娠 24 周 OGTT 示：6.0、11.0、8.5，诊断为妊娠期糖尿病，予饮食控制，至分娩时体重较孕前增加 20kg。B 超估计胎儿体重大于 4.0kg。孕妇及其家属强烈要求行阴道分娩。分娩过程中，胎头下降缓慢，胎头娩出后前肩不能娩出。作为助产士，此时应如何操作？

【操作考核评分标准】

肩难产助产操作考核评分标准如表 4-5 所示。

表 4-5 肩难产助产操作考核评分标准

班级： 学号： 姓名： 得分：

项目	分值	评分细则	评分等级				得分	备注
			A ×1.0	B ×0.8	C ×0.6	D ×（0～0.5）		
操作前	5	助产士着装准备及用物准备						
	5	与家属交流，解释术中可能出现的意外，并签字						
操作中	5	HELPERR 法顺序						
	5	寻求帮助（help）						
	5	判断是否会阴侧切（evaluate）						
	5	屈曲大腿（legs）						
	5	耻骨上加压（pressure）						
	10	Rubin 操作						
	10	Woods 旋转操作						
	10	牵出后臂（remove）						
	5	转为四肢着床位（roll）						
	5	锁骨离断法						
操作后	5	娩出胎盘、缝合会阴切口						
	5	整理用物、洗手、记录						
其他	10	操作熟练，动作轻柔，程序流畅						
	5	人文关怀，爱伤观念						

（王志坚）

技术七 产钳助产技术

产钳助产技术是指利用产钳作为牵引力或旋转力协助胎头下降及胎儿娩出的产科手术。正确而熟练地运用产钳助产技术，可以有效缩短第二产程，对产妇及胎儿均有利。产钳助产技术适用于第二产程延长、因妊娠合并心脏病等需缩短第二产程及存在胎儿窘迫的产妇。对于存在骨盆狭窄或头盆不称，宫口未开全或胎头未衔接，颏后位、额先露、高直位或其他异常胎位，严重胎儿窘迫，估计产钳术不能立即结束分娩的产妇，禁忌使用产钳助产术。

【目的】

1. 缩短第二产程，帮助产妇顺利完成阴道分娩。

2. 降低剖宫产率，减少母儿损害的发生。

【用物准备】

产钳、利多卡因、20ml注射器、外阴切开剪、新生儿复苏台、气管插管等复苏器材和药品。

【操作流程】

1. 评估

(1) 产妇评估：结合产妇精神状态、有无膀胱充盈、骨盆条件、宫口扩张情况、胎方位及胎头位置综合评估是否用产钳助产。

(2) 胎儿评估：术前应评估胎儿是否存活，是否存在宫内窘迫，有无实行产钳助产的必要。

2. 交代病情 使用产钳助产前，在可能的情况下应对产妇及其家属讲明手术的原因。

(1) 产妇：采取保护性医疗，让产妇明白手术能帮助其尽快分娩，取得产妇配合。

(2) 家属：需讲明产钳的适应证、术中及术后可能出现的并发症。

3. 术前准备

(1) 物品准备：备齐用物，特别检查产钳的性能，将用物放在合适的位置。

(2) 术者准备：着装整齐，戴口罩、帽子，洗手，穿无菌衣，戴无菌手套。

(3) 导尿：常规导尿排空膀胱。

(4) 阴道检查：阴道检查应轻巧、仔细、确切，应全面了解会阴、阴道有无异常；骨盆大小、形态，有无头盆不称；宫口是否开全，有无脐带脱垂；胎膜是否破裂；胎头位置、胎方位。

(5) 麻醉：常用会阴神经阻滞麻醉。

(6) 会阴侧切：侧切剪开要够大，一般需剪开4cm左右，剪子与中线成45°角。

4. 产钳助产 操作步骤基本分为5步：放置、扣合、检查、牵引、取出（图4-12）。

(1) 放置左叶产钳：术者左手执笔式持左钳柄，钳匙凹面朝胎头。右手自骶后凹伸入阴道壁，固定胎头在枕前位，右手示指扣住胎儿左耳孔，中指抵住大囟门在6点作为枕前位的标志，使左钳沿右手掌面慢慢伸入胎头与阴道壁之间，当钳匙缓缓伸入时，钳柄亦由垂直渐向下的同时，左手改握钳柄逆时针旋转，按照左手示指的标志，将左钳匙放置在胎儿左耳前的面颊部，使产钳的纵轴与胎头的顶颏径相平行，钳叶的尖端最好在上下颌间的咬肌前。

(2) 放置右产钳：术者右手执笔式持右钳柄，左手四指伸入胎头与阴道右后壁之间，将右叶产钳按放置左叶产钳的方法沿左手掌滑行至左手掌与胎头之间，使之达到左钳匙相对应的位置。

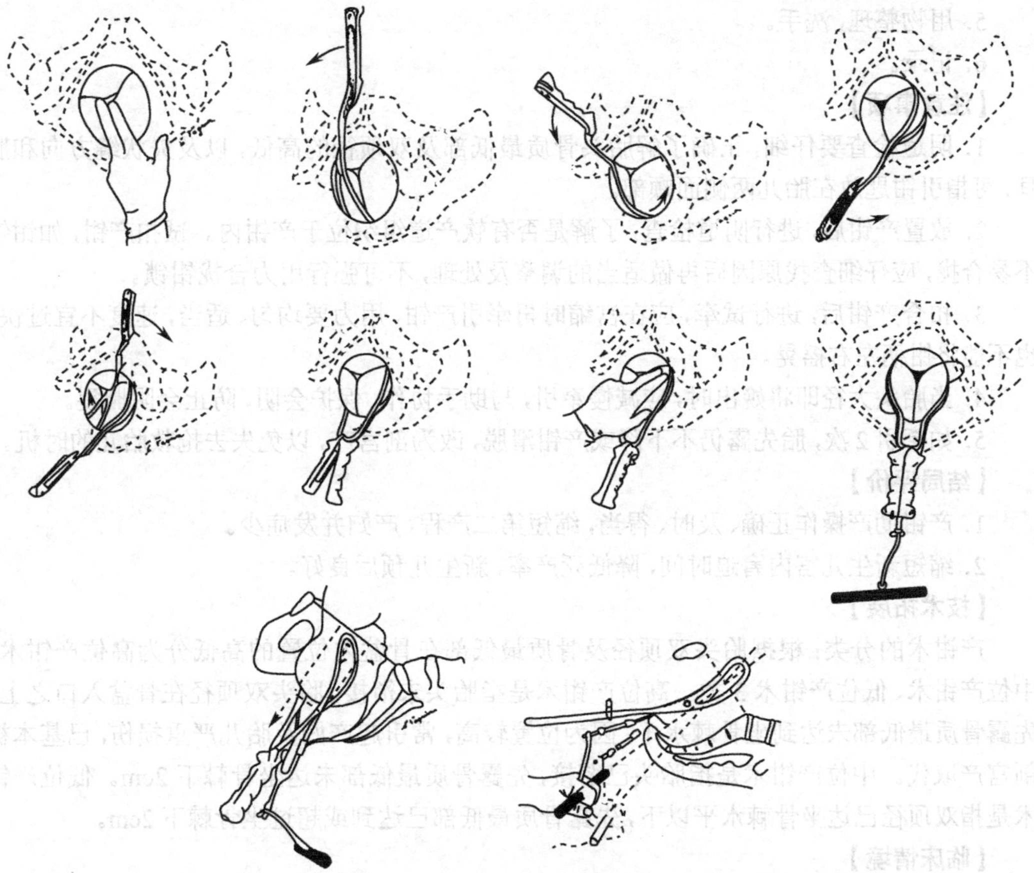

图 4-12　产钳助产操作步骤

(3) 合拢钳锁：术者两手握两叶产钳柄部，随即扣合。若不能扣合，提示产钳位置不当，可先适当调整右钳匙，若仍不能扣合，应取出产钳，再次重新放置。

(4) 检查胎方位：术者以右手示指伸入阴道内，检查胎头矢状缝是否位于骨盆出口前后径上，钳匙与胎头之间有无软产道组织或脐带夹入。

(5) 试牵引：术者一只手的示指、中指和无名指扣握钳柄向外牵引，另一只手固定于握钳的手背部，其示指抵住胎头。试牵引时，如示指始终抵着胎头表示产钳无滑脱可能，则可正式牵引。

(6) 牵引产钳：于宫缩时轻轻并拢钳柄，左手握产钳径部，右手手掌向下，中指、示指及无名指分别放在钳锁和钳柄侧突部，缓缓向下，向外牵引；另一方法为术者双手拇指抵住钳柄后侧，双手示指、中指互握钳锁，无名指和小指扣住钳径，以坐姿，靠臂力循产轴牵引。当胎头枕骨结节越过耻骨弓下方时，逐渐将钳柄向上提，使胎头逐渐仰伸而娩出。

(7) 卸下产钳：当胎头双顶径牵出后，即以右手握住钳柄，按放置产钳的相反方向取出右叶产钳，卸右钳时，应将钳柄向左上倾斜取出，不可与产道平行抽出，以防损伤。同理卸下左叶产钳。

(8) 牵出胎体及胎头娩出：按自然分娩机制旋转牵出胎体，随后协助胎盘娩出。

(9) 检查软产道、缝合切口：检查会阴、阴道及宫颈有无裂伤，侧切口有无上延，然后逐层缝合。

5. 用物整理，洗手。

6. 记录。

【注意事项】

1. 阴道检查要仔细，正确了解胎头骨质最低部及双顶径的高低，以及矢状缝方向和胎耳，可指引钳匙放在胎儿两侧面颊部。

2. 放置产钳后，进行阴道检查，了解是否有软产道组织位于产钳内。试扣产钳，如钳锁不易合拢，应仔细查找原因后再做适当的调整及处理，不可强行用力合拢钳锁。

3. 扣合产钳后，进行试牵，应在宫缩时再牵引产钳，用力要均匀、适当，速度不宜过快，也不能将钳柄左右摇晃。

4. 当胎头大径即将娩出时，应减慢牵引，与助手协作，保护会阴，防止会阴撕裂。

5. 如牵引2次，胎先露仍不下降或产钳滑脱，改为剖宫产，以免失去抢救胎儿的时机。

【结局评价】

1. 产钳助产操作正确、及时、得当，缩短第二产程，产妇并发症少。

2. 缩短新生儿宫内窘迫时间，降低死产率，新生儿预后良好。

【技术拓展】

产钳术的分类：根据胎头双顶径及骨质最低部在骨盆内位置的高低分为高位产钳术、中位产钳术、低位产钳术3类。高位产钳术是指胎头未衔接，胎头双顶径在骨盆入口之上，先露骨质最低部未达到坐骨棘水平，因为位置较高，常引起产妇及胎儿严重损伤，已基本被剖宫产取代。中位产钳术是指胎头已衔接，先露骨质最低部未达坐骨棘下2cm。低位产钳术是指双顶径已达坐骨棘水平以下，先露骨质最低部已达到或超过坐骨棘下2cm。

【临床情境】

李女士，28岁，G_1P_0，妊娠39周。骨盆外测量为23-25-18-9cm，胎儿估重3600g，胎方位LOA，胎膜已破，宫口开全1小时，S^{+3}，宫缩好，40秒/1分，胎心率90次/分，产妇疲倦。应采取哪种方式娩出胎儿？作为助产士，应该从哪些方面分析？

【操作考核评分标准】

产钳助产术操作考核评分标准如表4-6所示。

表4-6 产钳助产技术操作考核评分标准

班级： 学号： 姓名： 得分：

项目	分值	评分细则	评分等级				得分	备注
			A ×1.0	B ×0.8	C ×0.6	D ×(0~0.5)		
操作前	5	助产士着装准备及用物准备						
	5	交代病情及签署同意书						
操作中	5	导尿						
	5	阴道检查						
	5	麻醉、会阴侧切						
	5	放置左叶产钳						
	5	放置右叶产钳						
	5	合拢钳锁						

续表

项目	分值	评分细则	评分等级				得分	备注
			A ×1.0	B ×0.8	C ×0.6	D ×(0～0.5)		
操作中	5	检查胎方位						
	10	试牵引						
	5	牵引产钳						
	5	卸下产钳						
	5	牵出胎体及胎头娩出						
	5	检查软产道、缝合切口						
	10	检查新生儿						
操作后	5	整理用物、洗手、记录						
其他	5	操作熟练、手法正确						
	5	动作轻柔，爱伤观念						

（王志坚）

技术八　胎头吸引技术

胎头吸引，是采用一种特制的喇叭样或扁圆帽状空心装置置于胎头顶部，抽吸负压后，吸附于胎头上，通过牵引借以协助娩出胎头的助产方式。胎头吸引技术适应证：产妇有合并症或并发症，需缩短第二产程者；宫缩乏力，第二产程延长者；胎儿窘迫；持续性枕后位或者持续性枕横位，旋转胎头。但须在以下条件必备情况下，才可使用胎头吸引技术：无明显的头盆不称；宫口已开全或者近开全；只用于顶先露；胎头双顶径已达坐骨棘平面，先露骨质部已达 S^{+3} 或以下；胎膜已破。

【目的】

1. 缩短第二产程，帮助产妇顺利完成阴道分娩。

2. 降低剖宫产率，减少母儿损害的发生。

【用物准备】

胎头吸引器（包括吸头器、橡皮导管及抽吸器）、20ml 注射器、利多卡因、外阴切开剪、新生儿复苏台、气管插管等复苏器材和药品。

【操作程序】

1. 评估

(1) 胎儿评估：胎儿是否有宫内窘迫，程度如何，胎位及胎先露部是否正常。

(2) 产妇评估：产妇骨盆是否适合顺产、宫缩强度如何、膀胱充盈情况。

2. 准备

(1) 助产士准备：戴好口罩帽子，洗手消毒，穿手术衣，戴无菌手套。

(2) 物品准备：备齐用物，将用物放在合适的位置。

(3) 产妇准备：向产妇及其家属解释目前状况以及操作目的，安抚产妇，取得其合作。

3. 操作

(1) 产妇应导尿以排空膀胱，行阴道检查，行阴部内神经阻滞麻醉，侧切开会阴。

(2) 吸引

1) 放置吸头器：将吸头器头端及其边缘用无菌生理盐水润滑，以左手示、中两指分开阴道后壁，右手持吸头器，先将其头端下缘沿阴道后壁送入并抵达胎儿顶骨后部(图4-13)，再依次拨开阴道右、前、左侧壁，吸头器随之滑入，保持其与胎先露部贴合紧密(图4-14)。将吸头器放置在胎儿后囟前3cm，正贴矢状缝。

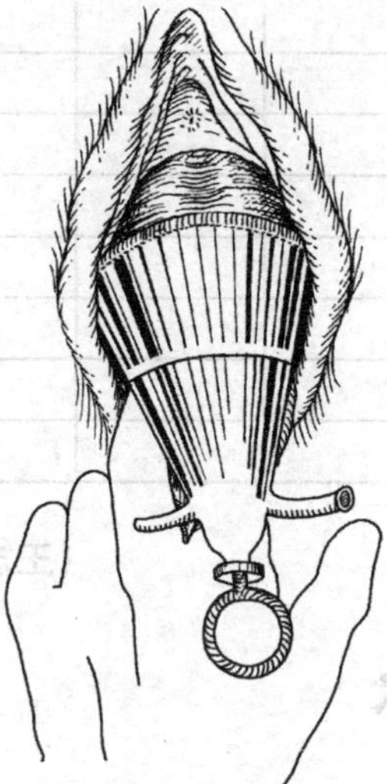

图4-13 送入吸头器抵达胎儿顶骨后部

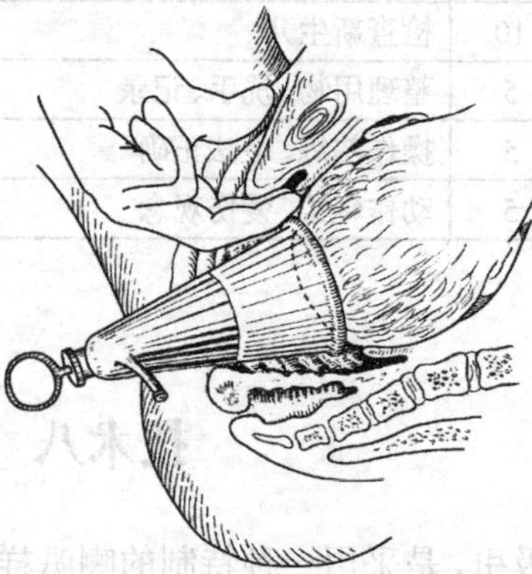

图4-14 放置吸头器与胎先露贴合

2) 检查吸头器附着情况：以左手固定吸头器，右手的示、中指沿吸头器边缘触摸开口端是否与胎头紧贴、有无阴道壁或宫颈组织夹于其中。同时，调整牵引柄使之与胎头矢状缝一致或垂直，作为旋转胎头的标记(图4-15)。

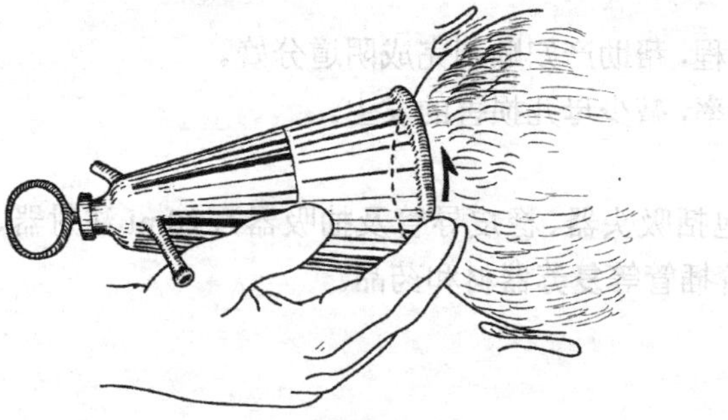

图4-15 调整牵引柄

3) 抽吸负压：使用50ml注射器抽吸导管，形成负压至所需程度，钳夹橡皮导管。负压形成后，再次检查吸头器，确认无误后开始牵拉。

4) 牵引吸头器：一般采用拉式或握式持吸头器(图4-16)。先试牵拉一下，确认有无漏气或滑脱，然后于宫缩及产妇屏气时按分娩转向开始牵拉(图4-17)。待双顶径娩出时，解除负压，取下吸头器，继之娩出胎儿。

(3) 待胎儿、胎盘娩出后，检查产道，缝合会阴切口。

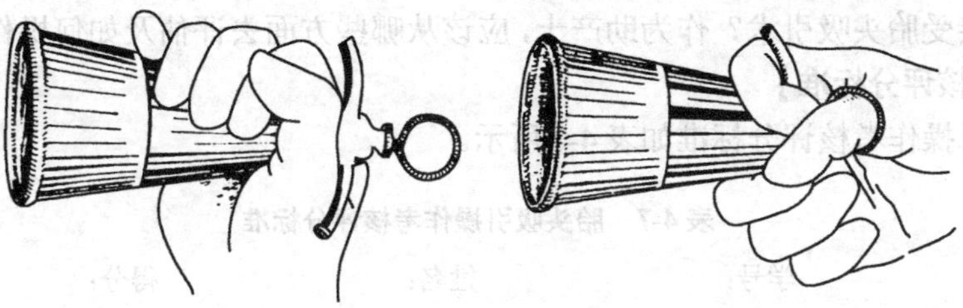

图 4-16　持吸头器

(1)拉式;(2)握式

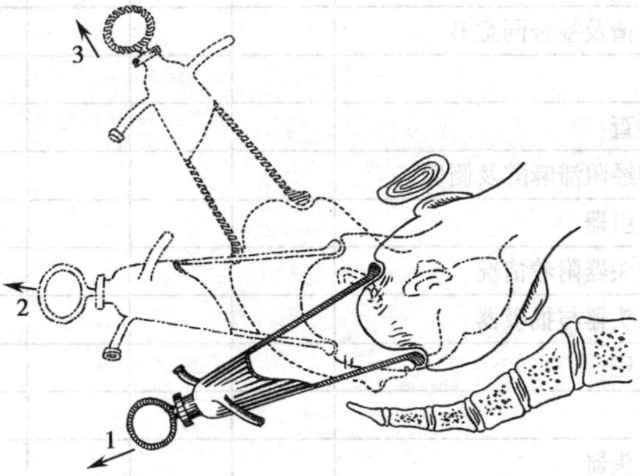

图 4-17　牵拉吸头器

【注意事项】

1. 产妇必须已经破膜才能实施胎头吸引术。

2. 吸头器应安放正确,保持与胎先露部贴合紧密。

3. 牵拉吸头器时应配合产力同时进行,以提高助产效果,减轻对胎儿的损伤。

4. 牵引时间达 10 分钟仍不能结束分娩时,应及时改用产钳术或剖宫产术。

【结局评价】

1. 胎头吸引操作正确,新生儿顺利娩出,产妇及新生儿无严重并发症。

2. 产妇及家属对操作过程满意,对胎头吸引具有一定认知。

【技术拓展】

吸头器内的负压一般要求在 300mmHg 左右,可使用自动负压形成装置,也可使用注射器抽气,金属锥形吸头器一般抽吸 150～180ml,硅胶喇叭形吸头器抽吸 60～80ml。抽吸负压达到所需程度,带产瘤形成后再牵引。

牵引时吸头器漏气或滑脱原因:①吸头器本身损坏;②负压不足;③吸头器放置有误;④牵引过早;⑤牵引旋转方向有误;⑥头盆不称、阻力过大或牵引力过大。吸头器滑脱两次以上者应改用其他助产方式。

【临床情境】

王女士,28 岁,G_1P_0,妊娠 39^{+5} 周,LOA,单活胎,枕先露,无妊娠合并症、并发症。宫口开全后发现胎心增快至 160～180 次 / 分,可恢复,反复多次。产妇因过于紧张前期用力过多而全身疲乏。查体:宫缩好,间隔 1 分钟,持续 30～40 秒,胎膜已破,胎头 S^{+3},骨盆条件可。

该产妇能否接受胎头吸引术？作为助产士，应该从哪些方面去评估及如何操作？

【操作考核评分标准】

胎头吸引操作考核评分标准如表 4-7 所示。

表 4-7 胎头吸引操作考核评分标准

班级： 学号： 姓名： 得分：

项目	分值	评分细则	评分等级				得分	备注
			A ×1.0	B ×0.8	C ×0.6	D ×（0～0.5）		
操作前	5	助产士着装准备及用物准备						
	5	交代病情及签署同意书						
操作中	5	导尿						
	5	阴道检查						
	5	会阴神经阻滞麻醉及侧切						
	10	放置吸引器						
	10	检查吸头器附着情况						
	5	连接吸头器与抽吸器						
	5	抽吸负压						
	5	试牵拉						
	10	牵拉吸头器						
	5	娩出并检查胎盘						
	5	缝合会阴切口						
	5	检查新生儿						
操作后	5	整理用物、洗手、记录						
其他	5	操作熟练、手法正确						
	5	人文关怀，爱伤观念						

（王志坚）

技术九 徒手剥离胎盘术

胎盘滞留是指胎盘多在胎儿娩出后 15 分钟内娩出，若 30 分钟后胎盘仍不排出，将导致产后出血。若胎盘尚未完全剥离而出血多时（200ml）或第三产程超过 30 分钟胎盘仍未排出且出血不多时，此时应采取徒手剥离胎盘术。

【目的】

协助胎盘娩出，减少产后出血。

【用物准备】

氯己定消毒液及棉球、无菌镊子、无菌洞巾、无菌手套、无菌手术衣。

【操作程序】

1. 评估

(1) 产妇评估：沟通、理解和合作能力。

（2）环境评估：环境是否安全、安静、私密，温度是否适宜。

2. 准备

（1）助产士准备：着装整齐，剪指甲，戴口罩、帽子，手消毒。

（2）物品准备：备齐用物，将用物放在合适的位置。

（3）产妇准备：向产妇解释操作目的，取得其合作，若检查发现宫颈内口较紧者，必要时肌注阿托品 0.5mg 及哌替啶 100mg。

3. 操作

（1）术者更换无菌手术衣及手套。

（2）台下助产士冲洗会阴部，台上助产士用无菌棉球湿润手套表面。

（3）将一手手指并拢呈圆锥状直接伸入宫腔，手掌面向着胎盘母体面，手指并拢以手掌尺侧缘缓慢将胎盘从边缘开始逐渐自子宫壁分离，另一手在腹部协助按压宫底（图 4-18）。

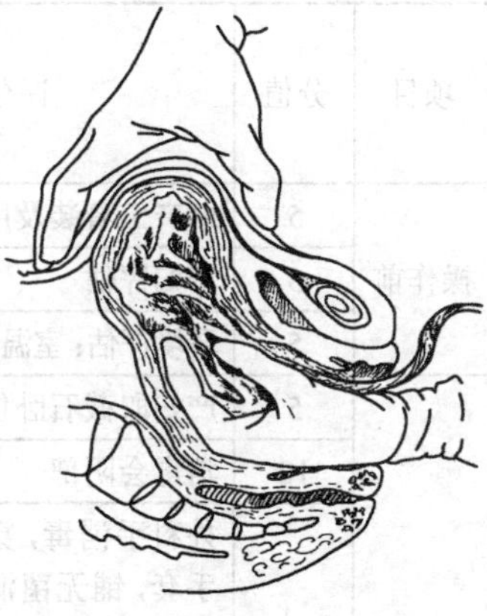

图 4-18　协助胎盘胎膜娩出

（4）待确定胎盘已全部剥离方可取出胎盘。

（5）取出后应立即肌注子宫收缩剂。

4. 用物整理，洗手。

5. 记录。

【注意事项】

1. 操作必须轻柔，避免暴力强行剥离或用手指抓挖子宫壁，防止子宫破裂。

2. 若找不到疏松的剥离面无法分离者，可能是胎盘植入，不应强行剥离。

3. 取出的胎盘应立即检查是否完整。若有缺损，应再次徒手伸入宫腔，清除残留胎盘及胎膜。

4. 应尽量减少进入宫腔操作的次数。

【结局评价】

助产士操作正确，产妇对操作过程满意，对结果知情。

【技术拓展】

1. 胎盘滞留常见原因　①膀胱充盈：使已剥离胎盘滞留宫腔；②胎盘嵌顿：子宫收缩药物应用不当，宫颈内口附近子宫肌出现环形收缩，使已剥离的胎盘嵌顿于宫腔；③胎盘剥离不全：第三产程过早牵拉脐带或按压子宫，影响胎盘正常剥离，胎盘已剥离部位血窦开放而出血。

2. 胎盘植入　指胎盘绒毛在其附着部位与子宫肌层紧密连接。胎盘植入主要引起产时出血、产后出血、子宫破裂和感染等并发症，穿透性胎盘植入也可导致膀胱或直肠损伤。

3. 胎盘植入常见原因　①子宫内膜损伤，如多次人工流产、宫腔感染等；②胎盘附着部位异常，如附着于子宫下段、宫颈部或子宫角部，因此处内膜菲薄，使得绒毛易侵入宫壁肌层；③子宫手术史，如剖宫产术、子宫肌瘤剔除术、子宫整形后，尤其是多次剖宫产者，发生前置胎盘并发胎盘植入的几率增加，是导致凶险性产后出血的主要原因；④经产妇子宫内膜损伤及发生炎症的机会较多，易引起蜕膜发育不良而发生植入。

【临床情境】

苏女士，30 岁，已婚，G_3P_0，孕 39^{+2} 周，曾有 2 次人流史，本次妊娠中期有流产先兆，曾经住院安胎治疗。现阴道分娩一活男婴，胎盘30分钟尚未娩出，阴道流血不多。作为责任助产士，你应该怎样处理？

【操作考核评分标准】

徒手剥离胎盘操作考核评分标准如表4-8所示。

表4-8 徒手剥离胎盘操作考核评分标准

班级： 学号： 姓名： 得分：

项目	分值	评分细则	评分等级				得分	备注
			A ×1.0	B ×0.8	C ×0.6	D ×（0～0.5）		
操作前	5	助产士着装及用物准备						
	5	产妇评估						
	5	环境评估：室温、光线、清洁、私密						
操作中	5	产妇取截石卧位						
	10	消毒会阴部						
	30	外科手消毒，穿手术衣，戴无菌手套，铺无菌洞巾，取一个无菌棉球湿润手套表面，将一手手指并拢呈圆锥状直接伸入宫腔，手掌面向着胎盘母体面，手指并拢以手掌尺侧缘缓慢将胎盘从边缘开始逐渐自子宫壁分离，另一手在腹部协助按压宫底						
	10	待确定胎盘已全部剥离方可取出胎盘，操作过程注意聆听产妇的感受						
	5	双人检查胎盘完整性						
操作后	5	整理用物、洗手、记录						
	5	检查后注意告知产妇结果						
其他	10	操作熟练、手法正确						
	5	人文关怀，爱伤观念						

（周肖郁）

技术十 软产道检查技术

软产道检查是指产妇阴道分娩后，常规对其外阴、阴道、宫颈、子宫下段进行检查，查看有无活动性出血及软组织裂伤。

【目的】

预防产后出血，预防产后并发症。

【用物准备】

无菌手套、拉钩、卵圆钳、纱布。

【操作程序】

1. 评估

(1) 产妇评估：明确胎儿娩出时间、出血情况、产妇精神状态及有无并发症，用药情况。

(2) 环境评估：环境是否安全、安静，温度是否适宜，注意保护隐私。

2. 准备

(1) 物品准备：备齐用物，将用物放在合适的位置。

(2) 助产士准备：着装整齐，洗手，剪指甲，戴口罩、帽子。

(3) 产妇准备：向产妇解释操作目的，取得其合作。排空膀胱，仰卧位，双下肢稍屈曲，腹部放松。

3. 操作

(1) 左手拇指和示指持无菌纱布分开阴唇，右手用无菌纱布轻轻除去阴道口血块或拭去阴道壁上渗血，亦可在阴道口塞入一带层无菌纱条，以阻止宫口内流出血液妨碍视野。

(2) 右手示、中两指插入阴道并张开阴道侧壁，或用拉钩牵开阴道前后壁，先查有无阴道裂伤，然后用2把卵圆钳夹住宫颈，环绕宫颈口检查一周。

(3) 注意尿道口周围是否有裂伤，应特别注意宫颈两侧（即3点和9点位置），因该处最易发生裂伤。若查到裂伤，要注意裂伤是否延及穹隆及子宫下段，不要遗漏小的裂伤或忽视大的裂伤的深部组织。

(4) 对阴道分娩的产妇，产后有持续性大便感觉时应及时做肛查，了解有无血肿存在。

(5) 产后产妇要留待产房2小时，产后2～4小时常规巡查病房，以免疏漏。

【注意事项】

预防产后产道损伤：

1. 产前排除软产道异常，如会阴阴道瘢痕、阴道纵隔、静脉曲张等。

2. 产时产妇配合运用腹压和进行深呼吸运动，助产士适当地保护会阴。会阴坚硬缺乏弹性、会阴体长或胎头过大、先露异常者应会阴切开。宫颈长时间被压迫水肿者，静脉注射地西泮或使用阿托品＋利多卡因宫颈注射，可加速宫颈扩张速度并消除宫颈水肿。同时禁止滥用缩宫素引产，避免宫缩过强。

【结局评价】

产妇软产道损伤较小，无严重并发症。

【技术拓展】

当胎儿娩出后立即有持续性鲜红色出血，而子宫收缩良好者，多考虑为软产道损伤。软产道裂伤的种类：

1. 会阴、阴道裂伤　分为4度（表4-9）：

表4-9　会阴、阴道裂伤分类

撕裂程度		损伤特点
Ⅰ度		会阴部皮肤和（或）阴道黏膜撕裂，出血不多
Ⅱ度		撕裂会阴部皮肤及其皮下组织和（或）阴道黏膜撕裂，出血较多
Ⅲ度	不完全撕裂	在Ⅱ度撕裂基础上，肛门括约肌筋膜及部分肛门括约肌撕裂
	完全撕裂	在Ⅱ度撕裂基础上，肛门括约肌完全撕裂
Ⅳ度		在完全Ⅲ度撕裂基础上，撕裂累及直肠黏膜

2. 宫颈裂伤

(1) 宫颈两侧及一侧裂伤(常见)。

(2) 宫颈前唇、后唇或多处裂伤(少见)。

(3) 宫颈呈环形或半环断裂脱落(罕见)。

(4) 严重宫颈裂伤(向下延至阴道穹隆、阴道上段或向上延至子宫下段、宫体，甚至累及子宫动脉引起大出血或形成阔韧带、后腹膜血肿)。

3. 子宫裂破裂。

4. 产道血肿。

(周立平 邹芳亮)

技术十一 会阴阻滞麻醉与局部麻醉技术

会阴侧切或会阴阴道撕裂修复前应行麻醉，会阴阻滞麻醉与局部麻醉术是指将局部麻醉药注射入阴道黏膜、会阴、直肠括约肌内，满意的麻醉效果和产妇的配合对良好的暴露和正确的修复非常重要。

【目的】

1. 若用于会阴侧切缝合术，缓解产妇侧切与缝合术时的疼痛，有利于促进产妇顺利自然分娩；而且产后侧切口无红肿，伤口愈合良好。

2. 若用于阴道手术助产术，头位异常经阴道胎头旋转术，产后检查软产道裂伤等手术，减轻助产过程中的疼痛。

【用物准备】

20ml 注射器，9 号细长腰穿刺针，2% 利多卡因 10ml，0.9% 氯化钠溶液 10ml，皮肤消毒液。

【操作程序】

1. 准备

(1) 环境准备：保护产妇隐私，关门窗，减少人员走动。

(2) 物品准备：检查用物，将用物放在合适的位置。

(3) 助产士准备：戴口罩、帽子，洗手，穿手术衣，戴无菌手套。

(4) 产妇准备：膀胱截石位，外阴消毒，铺巾，进针局部皮肤黏膜消毒。

2. 操作

(1) 抽取麻醉药液 2% 利多卡因 10ml，0.9% 氯化钠溶液 10ml。

(2) 用 75% 乙醇消毒麻醉区皮肤一遍。

(3) 术者将一手示指放入阴道内，触清该侧坐骨棘位置，另一手持套有 9 号细长腰穿刺针头的 20ml 注射器，于宫缩间歇在该侧坐骨结节与肛门联线中点处，先注一皮内小丘，然后在阴道内手指的指引下，水平进针深达坐骨棘内下方，即阴部神经经过部位。

(4) 穿刺过程须防止针头穿过阴道刺伤胎儿头皮。

(5) 在阴部神经经过部位回抽注射器，如无回血，可注射 1% 利多卡因液 10ml，然后在针头退出的同时进行注射直至皮下，再由穿刺点至在同侧会阴体处，做扇形浸润麻醉。

(6) 向产妇及家属解释麻醉的目的、过程，取得同意与配合。

【注意事项】

1. 阴部神经阻滞麻醉术在母体方面发生的并发症：①局麻药被直接注入血管内，引起药物中毒；②阴道和坐骨直肠窝血肿；③腰大肌后和臀大肌下脓肿。

2. 操作者必须按规定执行局部麻药的剂量和质量分数，选用毒性最低的麻醉药，每次用注射器注药之前，必须常规回抽活塞证实无血回流方可注药，切忌将局部麻醉药注入血管或胎儿头皮。

3. 针头穿刺时应找准部位一次成功，避免反复穿刺引起血肿、感染等并发症。

4. 当临床上发现局麻药毒性反应的早期症状如头晕、耳鸣时应立即停止给药。如发生惊厥时应注意保护产妇，以防发生意外损伤，同时吸氧及进行辅助呼吸，立即呼叫麻醉医师，并遵医嘱静脉注射地西泮 10ml，维持血流动力学稳定。

【结局评价】

1. 产妇麻醉效果良好，缝合疼痛减轻。

2. 助产士能正确掌握会阴阻滞麻醉与局部麻醉技术，与产妇沟通良好。

【技术拓展】

会阴阻滞麻醉适合大多数的修复手术，术前满意的麻醉效果和患者配合对良好的显露和正确的修复非常重要，将局部麻醉药注射入阴道黏膜、会阴、直肠括约肌内，可以提供良好的麻醉效果。会阴阻滞麻醉适合大多数的修复手术，是修复Ⅲ、Ⅳ度会阴阴道撕裂理想的局部麻醉，通过对阴蒂背部神经、阴唇神经和直肠下部神经的阻滞，对会阴正中、阴道下部产生良好的镇痛效果。研究发现利多卡因可迅速向胎儿传输，应在分娩前限量使用。对不能忍受在会阴阻滞麻醉下行撕裂修复手术者，可以选择刺静脉或硬膜外麻醉。

【临床情境】

张女士，28 岁，已婚，妊娠 39^{+6} 周，胎儿双顶径 98mm，胎儿估重（3760±500）g，胎心音正常。11 小时前临产，第一产程进展顺利，1 小时 15 分钟前宫口开大 10cm，宫缩间隔 1～2 分钟，持续 50 秒，现胎头露，胎头可触及 3cm×3cm 的产瘤，助产士备齐物品、准备助产。该如何为此产妇行会阴阻滞麻醉与会阴侧切术？

【操作考核评分标准】

会阴神经阻滞麻醉操作考核评分标准如表 4-10 所示。

表 4-10　会阴神经阻滞麻醉操作考核评分标准

班级：　　　　　学号：　　　　　姓名：　　　　　得分：

项目	分值	评分细则	评分等级				得分	备注
			A ×1.0	B ×0.8	C ×0.6	D ×(0～0.5)		
操作前	5	助产士着装准备及用物准备						
	5	产妇准备：交流，解释						
	5	环境准备：安全，保护隐私						
操作中	2	产房温度适宜						
	15	产妇体位合适、物品摆放有序，正确查对药物和抽吸药物剂量正确						
	15	定位正确，穿刺部位、方法正确						
	15	抽吸无回血，深部注射剂量准确，针头退针的同时进行注射直至皮下						

续表

项目	分值	评分细则	评分等级				得分	备注
			A ×1.0	B ×0.8	C ×0.6	D ×(0～0.5)		
操作中	10	同侧会阴体处扇形浸润麻醉手法正确，注意保护胎儿头部						
	8	注射部分无血肿、肿胀						
操作后	5	整理用物、洗手、记录						
其他	10	操作熟练，程序流畅，手法正确						
	5	无菌观念强、爱伤观念强						

（周立平）

技术十二　会阴侧切及缝合技术

会阴侧切及缝合术是指宫缩间隙期，手术时以左手示、中指伸入阴道与胎头之间，撑起阴道左侧臂，用会阴切开剪以阴唇后联合为起点开始向外旁开 45°，向坐骨结节方向，在宫缩开始时剪开会阴 4～5cm，若会阴高度膨隆则需向外旁开 60°～70°。胎儿及胎盘娩出后，缝合阴道黏膜、皮下脂肪层及皮肤即为会阴侧切缝合术。

【目的】

1. 若用于产妇头位分娩时会阴较紧、会阴体长、组织硬韧或发育不良、会阴瘢痕、炎症、水肿或遇急产时会阴未能充分扩张，防止阴道分娩时产妇会阴撕裂。

2. 用于各种原因所致头盆不称，估计切开后能阴道分娩者，以促进自然分娩，防止会阴撕裂。

3. 用于产钳助产，胎头吸引器助产或初产臀位经阴道分娩者，以协助阴道分娩，降低新生儿窒息率，防止会阴撕裂。

4. 用于早产、胎儿宫内发育迟缓或胎儿宫内窘迫需减轻胎头受压并尽早娩出者，降低新生儿窒息率及新生儿，防止新生儿颅内出血。

5. 用于产妇患心脏病或高血压等疾病，以缩短第二产程，减少孕妇体力消耗，降低孕妇出现并发症的风险。

【用物准备】

灭菌产包 1 个（手术衣 1 件、大产单 1 套、脚套 1 副、治疗单 5 块、纱布 5 块、脐卷 1 个、尾纱 1 条）；接生盘 1 套（血管钳 3 把、直尺 1 把、侧切剪 1 把、组织剪 1 把、持针器 1 把、镊子 1 把、弯盘 2 个、小药杯 2 个、聚血器 1 个、气门芯 2 个）；2-0 号可吸收肠线 1～2 根，3-0 可吸收肠线 1 根、正压呼吸气囊 1 套、吸痰管 1 根、无菌手套 2 副。

【操作程序】

1. 会阴切开术

（1）会阴左侧切开术：阴部神经阻滞及局部浸润麻醉生效后，术者于宫缩开始前将左手示、中指伸入阴道内，撑起左侧阴道壁，右手放入钝头侧切剪，在宫缩高峰时，自会阴后联合中线向左侧 45°（会阴高度膨胀时为 60°～70°，其角度大小应视会阴体长度、会阴体膨隆程度决定）剪开会阴，长4～5cm，长度可根据产妇会阴弹性、胎儿大小、耻骨弓角度等情况调整。切开后，用干纱布压迫切口止血，如有局部小血管断裂而出血不止者，应用2-0号可吸引肠线结扎小动脉。操作要点：切开不宜过早，剪刀与皮肤垂直，侧切角度应根据会阴扩张程度而定。

（2）会阴正中切开术：局部浸润麻醉后，术者于宫缩时沿会阴后联合正中垂直剪开2cm。此法优点为剪开组织少，出血不多，术后组织肿胀及疼痛轻微，切合愈合快；缺点为切口有自然延长撕裂至肛门括约肌的危险，而容易损伤会阴后联合双侧肌腱。

2. 娩胎 一手保护会阴，另一手辅助胎儿头俯屈，便于胎头以最小径线娩出，胎儿和胎盘娩出后，检查胎盘胎膜是否完整，胎盘不完整者行徒手胎盘剥离术，详见本章技术九，应常规检查切口有无延伸裂伤和直肠损伤，有损伤者应按照解剖位置进行逐层缝合。

3. 缝合

（1）先用生理盐水冲洗会阴伤口，并使用无菌棉球彻底消毒会阴后，阴道塞入干有尾纱一条，并用止血钳固定尾巴夹在孔巾上。

（2）缝合阴道黏膜：用可吸引2-0号肠线从切口顶端上方0.5cm处开始缝合打外科手术结，以约1.0cm的针距间断缝合阴道黏膜及黏膜下组织，注意对合创缘，不留死腔，不过底，止血彻底，不留活结。最后，对齐切口两侧阴道黏膜创缘，于处女膜内环处缝合并打外科手术结。

（3）缝合肌层：用可吸引2-0号肠线从切口下顶端开始间断缝合，根据切口长度一般缝3～4针，进出针距皮肤切缘约0.5cm，注意不留死腔，针距约1.0cm，对称缝合，恢复解剖关系。

（4）缝合皮下及皮肤：用可吸收3-0号肠线从自距离切口顶端约1.0cm处进针打结，再由此点进针，于切口顶点出针，然后从切口顶端左侧皮缘进针至距离顶点0.2～0.3cm处出针，绷紧对齐切口两侧皮肤，从切口右侧同位置的边缘进针到距离顶点0.5～0.6cm处出针，再以同等针距沿切口左侧进出针，与右侧对称，即“U”形缝合。使顶点两侧皮缘对合严密。缝合至切口的1/3处时，针距约0.5cm，沿两侧切口皮缘连续皮内缝合至处女膜外环处打结。注意皮肤对合完好，针线勿穿透表皮，切口起始处针距窄，切口中部、后部针距宜疏，以利于伤口愈合。

（5）缝合后处理：取出阴道内尾纱，检查缝合处有无血肿或出血，常规肛诊，检查有无肠线穿透直肠黏膜。清点助产器械，注射器针头、穿刺针、缝针对数无误后放入锐器盒，整理用物，协助产妇取舒适的体位。

4. 术后护理

（1）保持外阴清洁，一般以侧切口对侧卧位或平卧位，术后5天内，每次便后自行会阴清洁，勤换护垫。

（2）外阴伤口水肿疼痛严重者，以95%乙醇湿敷或50%硫酸镁热敷或局部理疗。

（3）术后每日检查伤口，了解有无感染征象，并指导产妇进行会阴伤口的护理。

【注意事项】

1. 产前仔细体检，排除软产道异常，如会阴阴道瘢痕、阴道纵隔、静脉曲张等。

2. 做好产前宣教工作，教会产妇运用腹压及深呼吸运动，配合接产者保护会阴。

3. 熟悉分娩机制，重视第二产程对会阴的保护。

4. 严格掌握缩宫素应用指征。

【结局评价】

会阴侧切缝合术操作正确、熟练，产妇对操作过程满意。

【临床情境】

张女士，28岁，已婚，妊娠39^{+6}周，胎儿双顶径98mm，胎儿估重(3760±500)g，头盆评分7分，胎心音正常。11小时前临产，第一产程进展顺利，1小时15分钟前宫口开大10cm，宫缩间隔1～2分钟，持续50秒，现胎头露，胎头可触及3cm×3cm的产瘤，助产士备齐物品、准备助产。该产妇是否需要进行会阴侧切缝合术？作为助产士，应该从哪些方面去评估？

【操作考核评分标准】

会阴侧切缝合术操作考核评分标准如表4-11所示。

表4-11 会阴侧切缝合术操作考核评分标准

班级： 学号： 姓名： 得分：

项目	分值	评分细则	评分等级				得分	备注
			A ×1.0	B ×0.8	C ×0.6	D ×(0～0.5)		
操作前	5	助产士着装准备及用物准备						
	5	产妇准备：交流，解释						
	5	环境准备：安全，保护隐私						
操作中	5	孕妇体位合适、物品摆放有序						
	10	定位正确，手法正确，剪刀放置部位、角度正确						
	10	侧切时机正确、一剪到底、切口长度合适、切缘完整、切口内外对称						
	5	冲洗会阴切口						
	25	按解剖复位原则逐层缝合阴道黏膜、肌层、皮下与皮肤						
操作后	10	整理用物：助产器械对数，医疗垃圾处理正确						
	5	整理用物、洗手、记录						
	5	协助产妇取舒服体位						
其他	5	操作熟练，程序流畅，手法正确						
	5	无菌观念强，爱伤观念强						

（周立平）

技术十三 产道损伤修补技术

产道损伤修补术即分娩后对会阴切口或撕裂伤进行修补的技术。包括会阴切开及缝合术、宫颈裂伤修补术、会阴阴道损伤修补术。

【目的】

1. 修复宫颈、阴道、会阴等裂伤部位的解剖结构，达到解剖上和功能上的修复。

2. 及时处理断裂的血管和生殖道血肿，预防软道损伤所导致的出血和休克。

【用物准备】

灭菌产包1个（手术衣1件、大产单1套、脚套1副、治疗单5块、纱布5块、脐卷1个、尾纱1条）；接生包1套（血管钳3把、直尺1把、钝头侧切剪1把、组织剪1把或脐带剪1把、线剪1把、持针器1把、镊子1把、弯盘2个、小药杯2个、聚血器1个、气门芯2个）；2-0号可吸收缝合线1～2根，3-0号可吸收缝合线1根，正压呼吸气囊1套，吸痰管1根，无菌手套3副。

【操作程序】

1. 宫颈裂伤评估

（1）阴道拉钩扩开阴道，用宫颈钳或2把卵圆钳钳夹宫颈，并向下牵拉使之充分暴露。

（2）直视下用卵圆钳循序交替，按顺时针或逆时针方向依次检查宫颈一周。

2. 宫颈裂伤缝合

（1）发生裂伤处，将2把卵圆钳夹于裂口两侧，自裂伤的顶端，用2-0号可吸收线向子宫颈外口连续或间断缝合。

（2）宫颈环形脱落伴活动性出血，可循宫颈撕脱的边缘处，用2-0号可吸收线做连续锁边缝合。

（3）注意事项：充分暴露宫颈，寻找裂伤顶端，看清裂伤部位，缝合的第一针必须在裂伤的顶端。当宫颈裂伤上延达子宫下段者，应按子宫破裂行剖腹探查。

3. 会阴裂伤评估　术者应仔细检查会阴、小阴唇内侧、尿道口周围、阴道、阴道窟窿有无裂伤，有裂伤应立即缝合。Ⅰ度会阴裂伤：仅累及会阴皮肤及阴道口黏膜的裂伤，一般出血不多。Ⅱ度会阴裂伤：裂伤深达会阴体肌层，并累及阴道后壁黏膜，或沿侧沟向上延伸，出血较多；会阴皮肤、黏膜、肌肉裂伤，但肛门括约肌是完整的。Ⅲ度会阴裂伤：裂伤累及肛门外括约肌，会阴皮肤、黏膜、会阴体、肛门括约肌完全裂伤，多伴有直肠壁裂伤。

4. 会阴裂伤缝合

（1）外阴皮肤Ⅰ°撕裂：一般用3-0号可吸收线做皮内缝合。当阴道黏膜裂伤时，则用2-0号可吸收线间断或连续缝合。

（2）外阴皮肤Ⅱ°撕裂：术者左手示、中指置于阴道裂伤的两侧缘，向后下方压迫阴道壁，充分暴露伤口，辨清解剖关系。如肌层撕裂较深，可先用2-0号可吸收线间断缝合裂伤的肌层，再用2-0号可吸收线自裂伤的顶端连续或间断缝合阴道黏膜。如肌层撕裂较浅，也可与阴道黏膜合为一层做连续缝合，但须将裂开的肌层全部缝合，勿留死腔。如果阴道撕裂上延较深，不能暴露裂伤的顶端时，可在肉眼所及之处先缝一牵引线，向下牵拉此线可将裂伤的顶端充分暴露，再自顶端向下缝合。

（3）外阴皮肤Ⅲ°撕裂：如有直肠前壁撕裂，应先用小圆针细线间断褥式缝合直肠前壁，注意不要穿透直肠黏膜。然后用2把鼠齿钳分别夹住两侧肛门括约肌断端，用2-0号可吸收线8字缝合2针，再以2-0号可吸收线间断缝合肛提肌。再以2-0号可吸收线连续缝合阴道黏膜。最后用3-0号可吸收线连绵缝合皮肤。直肠损伤时立即报告产科医师和外科医师，其充分评估后进行缝合。

（4）前庭球、阴道海绵体或尿道口旁的裂伤有时会引起较多的出血，可用小圆针细线间断缝合，或再辅以兜吊丁字带压迫止血。

（5）直肠评估：缝合后应常规行肛检以确认无缝线穿透直肠壁，若有缝线穿透，应当立即拆除，重新缝合。

5. 缝合后处理　取出阴道内尾纱，检查缝合处有无血肿或出血，常规肛诊，检查有无肠线穿透直肠黏膜。清点助产器械，注射器针头、穿刺针、缝针对数无误后放入锐器盒，整理用物，协助产妇取舒适的体位。

6. 术后护理

（1）保持外阴清洁，以侧切口反向卧位，术后5天内，每次便后会阴擦洗，勤换护垫。

（2）外阴伤口水肿疼痛严重者，以95%乙醇湿敷或50%硫酸镁热敷或局部理疗。

（3）术后每日检查伤口，了解有无感染征象，指导产妇进行会阴伤口护理。

【注意事项】

1. 如果会阴裂伤较深，为避免缝线穿透直肠，将左手示指深抵裂伤的基底，靠指尖感觉，体会缝合深度，使缝针紧贴该手指通过，以达到既不穿透直肠壁，又能确实缝到裂伤的基底而不留死腔，但此法应小心谨慎，避免发生针刺伤。

2. 缝合完毕后，应仔细检查缝合区域，以确保止血。

3. 常规直肠指检，检查直肠黏膜的完整性。

4. 常规消毒，严格无菌操作。

【结局评价】

1. 产道损伤修复操作正确、熟练。

2. 产妇及家属对操作过程满意。

【技术拓展】

1. 宫颈撕裂不管大小及相应类型均应进行缝合修复，必要时进行开腹修补。

2. 腹膜后的撕裂伤及子宫动静脉或分支，引起严重的出血或阔韧带血肿时，应剖腹探查。

【临床情境】

赵女士，27岁，已婚，G_1P_0，妊娠39^{+6}周。规律性阵痛1小时急诊入院。入院查宫口开大6cm，胎儿双顶径95mm，胎儿估重（3560±450）g，头盆评分8分，胎心音正常，宫缩持续1分钟，间断1～2分钟。产程进展迅速，临产2小时宫口开大10cm，助产士备齐物品、准备助产，宫口开全后25分钟胎头娩出，5分娩后胎盘出，并伴有鲜红色血液流出，量约50ml。如何指导该孕妇配合分娩？分娩过程应注意什么？分娩后应评估哪些方面？

【操作考核评分标准】

产道损伤修补术操作考核评分标准如表4-12所示。

表4-12　产道损伤修补术操作考核评分标准

班级：　　　　　　　学号：　　　　　　　姓名：　　　　　　　得分：

项目	分值	评分细则	评分等级				得分	备注
			A ×1.0	B ×0.8	C ×0.6	D ×（0～0.5）		
操作前	5	助产士着装准备及用物准备						
	5	产妇准备：交流，解释						
	5	环境准备：安全，保护隐私						

续表

项目	分值	评分细则	评分等级				得分	备注
			A ×1.0	B ×0.8	C ×0.6	D ×(0～0.5)		
操作中	5	产妇体位合适、物品摆放有序						
	10	宫颈、阴道黏膜、会阴等软产道检查方法正确						
	5	伤口冲洗干净，选择合适的缝针、缝线						
	15	按解剖复位原则逐层缝合宫颈、阴道黏膜、肌层、皮下与皮肤，对合完整、不留死腔、止血彻底						
	5	取出阴道内尾纱						
	10	检查缝合处有无血肿或出血						
	10	常规肛诊，检查有无肠线穿透直肠黏膜						
操作后	10	整理用物：助产器械对数 医疗垃圾处理正确						
	5	协助产妇取舒服体位，洗手、记录						
其他	5	操作熟练，程序流畅，手法正确						
	5	无菌观念强，爱伤观念强						

（周立平）

第五章

产褥期产妇护理技术

从胎盘娩出至产妇全身各器官（除乳腺外）恢复至正常未孕状态所需的一段时期，称产褥期，一般为6周。产褥期母体各系统变化很大，虽属生理范畴，处理不当易发生感染和其他病理情况。因此，掌握产褥期评估技术，能防止产后出血、感染等并发症产生，促进产后生理功能恢复。本章实训项目包括：子宫复旧评估、会阴护理、剖宫产伤口护理、产后舒适护理、产后康复运动、母乳喂养指导、挤奶指导、乳头平坦和凹陷护理。

技术一　子宫复旧评估技术

子宫复旧指子宫在胎盘娩出后逐渐恢复至未孕状态的全过程，需6周，主要变化为宫体肌纤维缩复和子宫内膜再生。

【目的】

及时发现产后出血和异常情况。

【用物准备】

皮尺、会阴卫生巾、计量器。

【操作程序】

1. 评估

（1）产妇评估：明确阴道产还是剖宫产，出胎时间，观察面色、唇色、甲床，是否进食、排尿，产妇精神状态及有无并发症，用药情况。

（2）环境评估：环境是否安全、安静，温度是否适宜，注意保护隐私。

2. 准备

（1）助产士准备：着装整齐，洗手，剪指甲，戴口罩、帽子。

（2）物品准备：备齐用物，将用物放在合适的位置。

（3）产妇准备：向产妇及家属解释操作目的，告知按压会疼痛，取得其合作。排空膀胱，仰卧位，双下肢稍屈曲，腹部放松。

3. 操作

（1）调节室温（26～28℃），洗手。

（2）操作者站在产妇一侧。

（3）协助脱近侧裤子，对侧盖上被子，展露大腿内侧1/3，腹部肋弓以下，整理臀部处卫生巾，注意保暖。

（4）叩诊膀胱区是否充盈，询问最近排尿时间与量。

（5）温暖双手后，一手手掌在肚脐上均匀有力揉压，查找子宫底部及了解子宫收缩情况，注意观察产妇表情，与其交流。揉按子宫过程中，及时安抚减轻疼痛感，力度要适宜、均匀、柔和，切忌用力过猛，以免产妇疼痛。开始按摩宫底时力度要轻，然后逐渐加力，让产妇慢慢适应。

（6）揉按动作不能太多，一般3～5次，操作时间5分钟为宜。

（7）一手掌侧垂直在子宫底部，确定子宫底部位及子宫硬或软。

（8）测宫底高度方法：①伸出另一手示指、中指测量宫底与肚脐上下关系及距离，以脐上（下）几横指，表示子宫底的高度；②皮尺测量耻骨联合上缘与宫底之间距离。

（9）观察阴道流血颜色，是否有血块，评估出血量。

（10）协助放好卫生巾，穿衣裤，脱手套，整理床单位。

4. 整理用物，洗手。

5. 记录子宫硬或软、高度、阴道流血量、形状、是否排尿，签名。

【注意事项】

1. 产后1小时内每15分钟，产后2小时内每30分钟检查一次宫缩、宫底高度、阴道流血情况。

2. 观察生命体征、排尿及排便情况，建议产后4小时内首次排尿，以免尿潴留影响子宫收缩。

3. 产后24小时内，禁止热敷子宫，使子宫肌肉松弛发生出血。

4. 若发现恶露时间过长、量增多或有异味，及时配合医师处理，必要时留标本送检。

【结局评价】

1. 操作正确，及时发现异常情况。

2. 产妇及家属对操作过程满意，促进子宫收缩。

【技术拓展】

1. 子宫

（1）正常情况：①正常子宫圆而硬，位于腹部中央；②胎盘娩出后，宫底位于脐下一横指，产后第一天因子宫颈外口升至坐骨棘水平，使宫底稍上升至平脐，以后每天下降1～2cm，至产后10天子宫降入骨盆腔内，腹部检查时，位于耻骨联合上方下压腹壁触不到子宫底；③产后7～10天宫颈内口关闭，宫颈管复原，初产妇宫颈外口由产前圆形变为产后“一”字形横裂；④产后6～8周恢复至妊娠前状态。

（2）异常情况：子宫质地软应考虑是否有产后宫缩乏力，子宫偏向一侧应考虑膀胱是否充盈；子宫不能如期复旧提示有异常。

2. 恶露

（1）正常情况：正常恶露有血腥味，但无臭味，持续4～6周，总量为250～500ml，个体差异较大，血性恶露约持续3～4天，逐渐转为浆液恶露，约2周后变为白色恶露，约持续3周干净。

（2）异常情况：①如阴道流血量多或胎盘粗糙，提示宫缩乏力或胎盘残留导致产后出血；②如阴道流血量不多，但子宫收缩不良，宫底上升，提示宫腔内有积血；③宫缩良好，但有鲜红色血液持续流出，提示有软产道损伤；④恶露有臭味，提示有宫腔感染的可能。

【临床情境】

胡太太，28岁，已婚。凌晨3点，顺利分娩一足月男婴，体重3300g，出生Apgar评分均为10分。产后2小时，阴道流血250ml，送返爱婴区，进食后入睡。助产士7:00查房，准备交班，应该从哪些方面去评估？怎样评估？

【操作考核评分标准】

子宫复旧评估操作考核评分标准如表5-1所示。

表5-1 子宫复旧评估操作考核评分标准

班级： 学号： 姓名： 得分：

项目	分值	评分细则	评分等级				得分	备注
			A ×1.0	B ×0.8	C ×0.6	D ×（0～0.5）		
操作前	5	助产士着装及用物准备						
	5	告知产妇、家属，评估						
	5	环境评估：室温、光线						
	5	保护隐私、注意保暖						
操作中	5	测生命体征						
	5	展露大腿、会阴、腹部						
	5	整理臀部卫生垫						
	5	了解排尿情况						
	5	温暖双手						
	5	确定子宫底部						
	10	按压子宫底部并观察阴道流血颜色						
	10	评估出血量						
	5	观察产妇表情，与其交流，安抚、认同疼痛感						
操作后	5	协助放置卫生巾，穿衣裤						
	5	整理用物、洗手、记录						
其他	10	操作熟练、手法正确						
	5	人文关怀、爱伤观念强						

（梁丽碧）

技术二 会阴护理技术

分娩后，尤其是在行外阴切开术、裂伤缝合术，或在会阴部挫伤、肿胀时尤为重要。会阴伤口通常在4～6周愈合，会阴部护理可减轻疼痛，增加产妇的舒适感，加快伤口愈合。会阴护理技术主要包括会阴擦洗、会阴湿热敷、坐浴、会阴红外线照射等。

一、会阴擦洗

会阴擦洗即用温水或低浓度消毒液清洁会阴及其周围部分皮肤，去除异味，保持外阴干净、舒适。有助于会阴部有伤口愈合、清除外阴分泌物及预防感染。如会阴部有伤口，先擦洗伤口。

【目的】

1. 清洁会阴，保持局部干净、舒适。

2. 预防或减轻感染及并发症。

【用物准备】

外阴擦洗盘，内有一次性无菌持物镊、一次性消毒药碗、弯盘、无菌镊子，无菌棉球、一次性会阴垫。

【操作程序】

1. 评估

(1) 产妇评估：活动度、合作能力、心理状态及需求。

(2) 会阴部情况：有无异味、分泌物、皮肤黏膜有无破损、会阴肿胀、炎症和切口或留置尿管。

(3) 环境评估：关门窗或屏风遮挡，室内温度适宜，安全、安静。

2. 准备

(1) 助产士准备：着装整齐，洗手，剪指甲，戴口罩、帽子。

(2) 物品准备：备齐用物，将用物放在合适的位置。

(3) 产妇告知：会阴擦洗目的、必要的配合，排空大小便，自我护理的方法。

3. 操作步骤

(1) 核对产妇床号、姓名。

(2) 解释操作过程，取得产妇合作，产妇取屈膝仰卧位。

(3) 帮产妇脱去对侧裤脚，两脚分开，注意保暖，暴露外阴，垫会阴垫。

(4) 已分娩产妇需按压子宫，观察子宫收缩情况及恶露的色、质、量。

(5) 应用无菌技术操作原则，取安尔碘棉球。擦洗顺序：第一遍，自上而下，由内向外，擦洗会阴污垢、分泌物、血迹。前庭（正中）→对侧大、小阴唇→近侧大、小阴唇→伤口→两侧臀部及肛门周围。第二遍，由内向外，或以伤口为中心清洗，根据产妇的情况增加擦洗的次数，直至擦净，注意伤口干燥清洁。如会阴部有伤口，先擦洗伤口。

(6) 保留尿管者大于 24 小时需更换集尿袋，丢弃使用过的镊子，再用无菌镊另夹一个安尔碘棉球，擦净尿管与尿袋接口处上下 5cm。

(7) 擦干会阴部，协助产妇穿好裤子。

(8) 嘱会阴切开者应取伤口对侧卧位，以免恶露浸润伤口。

(9) 教会产妇正确使用会阴垫，防止感染。

(10) 用物处理，洗手。

(11) 记录会阴伤口有无红、肿、热、痛等炎症反应，分泌物颜色、异味等。

【注意事项】

1. 擦洗时应掌握由上而下、由里向外，不可颠倒或反复的顺序，会阴部如有伤口，应以伤口为中心向外擦洗，擦过肛门的纱球及镊子均不可再用，应用无菌物品和无菌技术操作。

2. 注意膀胱充盈及伤口情况，如有水肿可用 50% 硫酸镁湿热敷，或用 95% 乙醇湿敷。

【结局评价】

1. 产妇感觉清洁、舒适、满意；会阴部清洁。

2. 助产士及时发现会阴部皮肤、伤口等异常。

【技术拓展】

正常情况下，女性应尽量用清水冲洗外阴，但尽量避免让清水灌入阴道内，外阴清洁1～2次/天为宜，最好用温水淋浴，洗净双手，从前往向后清洁外阴，再洗大、小阴唇，最后洗肛门及周围。

【临床情境】

张女士，26岁，已婚，足月产后24小时，会阴Ⅰ度裂伤。请助产士遵医嘱行会阴擦洗。

【操作考核评分标准】

会阴擦洗操作考核评分标准如表5-2所示。

表5-2 会阴擦洗操作考核评分标准

班级： 学号： 姓名： 得分：

项目	分值	评分细则	评分等级				得分	备注
			A ×1.0	B ×0.8	C ×0.6	D ×（0～0.5）		
操作前	5	助产士着装及用物准备						
	10	产妇评估：会阴情况及解释、沟通						
	5	环境准备：安全、保护隐私						
操作中	5	协助取屈膝仰卧位						
	5	暴露外阴，臀部垫会阴垫						
	10	观察子宫收缩情况及恶露的色、质、量						
	15	按顺序进行擦洗						
	15	遵循无菌技术操作						
	5	保留尿管者需更换集尿袋						
	5	擦干会阴部，协助产妇穿好裤子、整理床单元						
操作后	5	整理用物，洗手，记录						
其他	10	操作熟练，动作轻柔，手法正确						
	5	人文关怀，爱伤观念强						

（梁丽碧）

二、会阴湿热敷

会阴湿热敷是用热水或热药液浸湿敷料垫或小方纱块，敷在外阴处，利用湿热作用使血管扩张、充血、血流加快，增加局部白细胞及其抗病因子的聚集，达到局部炎症消退的目的。适合会阴水肿症状。

【目的】

消除会阴局部肿胀，减轻疼痛。

【用物准备】

治疗碗（内盛热水或药液，温度为50～60℃）、弯盘、无菌镊子2把、无菌纱布2块、垫巾2块、温度计、凡士林、棉签，必要时备热水袋、屏风。

【操作程序】

1. 核对医嘱、产妇姓名。

2. 评估

(1) 产妇评估：活动度、合作能力、心理状态及需求。

(2) 产妇会阴部评估：对热敏感性和耐受性，感觉有无迟钝程度及药物过敏史。

(3) 环境评估：室温是否适宜、安全、保护隐私。

3. 准备

(1) 助产士准备：着装整齐，洗手，剪指甲，戴口罩、帽子。

(2) 物品准备：备齐用物，将用物放在合适的位置。

(3) 产妇准备：向产妇告知操作目的及过程，可能出现的不适、注意事项；排空大小便，取得其合作。

4. 操作步骤

(1) 调节室温（20～22℃），洗净双手。

(2) 协助产妇取舒适的产妇取屈膝仰卧位，臀部垫一次性会阴垫。

(3) 脱去对侧裤脚，两脚分开，注意保暖，暴露外阴。

(4) 遵循无菌操作技术原则进行会阴部擦洗。

(5) 涂一薄层凡士林于会阴部，面积大于湿热敷的面积，盖上干消毒纱布。

(6) 配制温度为50～60℃的药液放在治疗碗内，以前臂内侧接触弯盘底部试温，感觉不烫为宜。

(7) 浸透纱块，用两镊子拧干。

(8) 平铺在会阴部；每3～5分钟更换敷布，保持温度，视伤口情况棉垫上置热水袋。过程为每次15～20分钟，期间观察皮肤，注意询问产妇感受。

(9) 湿热敷完毕，擦去凡士林，协助产妇放置消毒卫生垫，穿裤子。

(10) 嘱会阴切开者取健侧卧位，正确使用会阴垫，保持会阴干燥清洁，防感染。

5. 用物整理，洗手。

6. 记录会阴湿热敷时间、药液名称、浓度、温度、效果。

【注意事项】

产妇的合作能力、心理状态，对热敏感性和耐受性，以防烫伤，尤为注意感觉迟钝的情况。

【结局评价】

1. 产妇感觉清洁、舒适、满意。

2. 会阴部干燥清洁，达到预期疗效。

3. 操作者及时发现会阴部皮肤、伤口等异常。

【技术拓展】

硫酸镁热敷能消肿原理是因为硫酸镁可以拮抗钙离子，而钙离子是参与平滑肌收缩的，因此硫酸镁可以舒张皮肤及皮下组织血管平滑肌，降低毛细血管血压，使局部渗出减轻，水肿也就减轻。而大血管平滑肌含量少，所以主要用于表浅炎症。

【临床情境】

张女士，30岁，足月分娩。平卧位用力，第二产程1小时50分钟，顺娩体重3500g活婴，会阴Ⅰ度裂伤。第二天，助产士行住院产后访视见会阴部水肿，产妇自觉疼痛难受，不能下床。作为助产士，应该从哪些方面去评估与护理？

【操作考核评分标准】

会阴湿热敷操作考核评分标准如表 5-3 所示。

表 5-3 会阴湿热敷操作考核评分标准

班级： 学号： 姓名： 得分：

项目	分值	评分细则	评分等级				得分	备注
			A ×1.0	B ×0.8	C ×0.6	D ×（0～0.5）		
操作前	5	助产士着装及用物准备						
	10	产妇评估：会阴情况、沟通交流						
	5	环境评估：安全、保护隐私						
操作中	5	取屈膝仰卧位						
	5	暴露外阴						
	5	检查会阴部是否清洁						
	5	会阴部涂一薄层凡士林						
	15	查对硫酸镁浓度及温度						
	10	纱块浸透后拧干，平铺会阴						
	10	每 3～5 分钟更换纱块，期间观察皮肤，询问产妇感受						
	5	擦干会阴，协助产妇穿裤						
操作后	5	整理用物，洗手，记录						
其他	10	操作熟练，动作轻柔，手法正确						
	5	人文关怀，爱伤观念强						

（梁丽碧）

三、坐　浴

坐浴是会阴部疾病治疗和康复的重要手段，产妇将臀部和大腿坐浸于温度适宜的药液中，使药物直接作用于病变局部，透过皮肤或创面的肉芽组织吸收而发挥作用；其次湿热蒸汽和药液的熏洗使局部得到扩张，促进局部血液循环。经期、妊娠后期、产后 10 天内、阴道流血、急性盆腔炎症期不宜坐浴。

【目的】

1. 促进会阴血液循环，减轻外阴局部炎症，清洁创面。

2. 外阴伤口愈合不良的辅助治疗方法。

3. 产妇正确、安全地进行坐浴。

【用物准备】

坐浴盆、水温计、温水（41～45℃）、1∶5000 高锰酸钾溶液、小毛巾、浴巾、洁净衣裤。

【操作程序】

1. 核对医嘱、产妇姓名。

2. 评估

（1）产妇评估：活动度、合作能力、心理状态及需求；阴道流血、月经期、产后 10 天内禁止坐浴。

(2) 产妇会阴部评估：对热敏感性和耐受性，感觉有无迟钝程度及药物过敏史。

(3) 环境评估：调节室温（22～24℃）、安全、保护隐私。

3. 准备

(1) 助产士准备：着装整齐，洗手，剪指甲，戴口罩、帽子。

(2) 物品准备：备齐用物，将用物放在合适的位置，药液面为坐浴盆1/3～1/2。

(3) 产妇准备：向产妇告知操作目的及过程，可能出现的不适、注意事项；排空大小便，擦洗干净外阴及肛门，取得其合作。

4. 操作步骤

(1) 洗净双手，小毛巾沾水以前臂内侧接触试温，感觉不烫为宜。

(2) 协助产妇臀部舒适坐于盆内，药液浸泡全臀及外会阴部。

(3) 浴巾覆盖大腿，注意保暖，持续时间15～20分钟。

(4) 过程注意产妇主诉，观察面色、呼吸。

(5) 坐浴完毕，浴巾擦干臀部、会阴部，有伤口者，清洁伤口，必要时给予换药。

(6) 观察坐浴后皮肤情况。

(7) 协助产妇穿裤子，整理单元物品。

5. 用物整理，洗手。

6. 记录坐浴后皮肤情况、效果。

【注意事项】

1. 产妇的合作能力、心理状态，对热敏感性和耐受性，以防烫伤，尤为注意感觉迟钝的情况。

2. 药液面为坐浴盆1/3～1/2。

3. 热水刺激肛门会阴部，易引起排尿、排便反射。

【结局评价】

1. 产妇感觉清洁、舒适、满意，会阴部干燥清洁达到预期疗效。

2. 助产士指导操作过程安全。

【技术拓展】

中药坐浴

1. 尿潴留　葱皂汤（《景岳全书》），葱头90g，皂角90g，王不留行90g。上药加水，煎汤1盆，待水温40℃，令患者坐浴盆中，可每次坐浴30～40分钟，药液冷后可加热再浴。功能宣通利尿。主治膀胱麻痹所致的尿潴留。

2. 阴部湿疹　苦参汤，苦参、白藓皮、蛇床子、露蜂房各30g，大黄、白芷、紫草各15g，五倍子12g，花椒10g，冰片、芒硝各6g。上药除冰片、芒硝外，水煎至1000ml，加冰片、芒硝搅匀，坐浴20分钟，每日2次，10天为一疗程。功能清热燥湿，杀虫止痒。主治会阴部湿疹。

【临床情境】

张女士，30岁，足月分娩，产后12天。复诊见会阴侧切伤口愈合不良，自觉疼痛难受。按医嘱予1∶5000高锰酸钾溶液坐浴，作为接产助产士应从哪些方面去评估、护理及指导？

【操作考核评分标准】

坐浴操作考核评分标准如表5-4所示。

表 5-4 坐浴操作考核评分标准

班级：　　　学号：　　　姓名：　　　得分：

项目	分值	评分细则	评分等级				得分	备注
			A ×1.0	B ×0.8	C ×0.6	D ×(0～0.5)		
操作前	5	助产士着装及用物准备						
	10	产妇评估：会阴部情况，沟通交流						
	5	环境评估：安全，保护隐私						
操作中	5	协助产妇臀部于盆内						
	10	查对药液浓度及温度						
	5	药液浸泡全臀及外会阴部						
	5	坐浴持续时间 15～20 分钟						
	10	询问产妇感受，注意保暖						
	5	坐浴完毕，擦干臀部、会阴部						
	10	有伤口者，清洁伤口，必要时给予换药						
	5	观察坐浴后皮肤情况						
	5	协助产妇穿裤子						
操作后	5	整理用物，洗手，记录						
其他	10	操作熟练，动作轻柔，手法正确						
	5	人文关怀，爱伤观念强						

（梁丽碧）

四、会阴红外线照射

会阴红外线照射是用光波透入和温热效应，使深部毛细血管扩张，改善血液流体动力效应，达到促进会阴组织水肿的吸收，创面干燥、结痂、肉芽组织生长，加强局部新陈代谢。

【目的】

保持会阴伤口干燥，利于组织生长修复。

【用物准备】

垫巾 1 块、红外线灯，必要时带备用电插板。

【操作程序】

1. 核对医嘱、产妇姓名。

2. 评估

(1) 产妇评估：意识、活动度、合作能力及心理状态；产妇会阴部对热敏感性和耐受性，感觉有无迟钝程度。

(2) 物品评估：红外线灯能否正常运作，电源距离是否适合。

(3) 环境评估：室温是否适宜、安全、保护隐私。

3. 准备

(1) 助产士准备：着装整齐，洗手，剪指甲，戴口罩、帽子。

（2）物品准备：备齐用物，将用物放在合适的位置。

（3）产妇准备：向产妇告知操作目的及过程，可能出现的不适、注意事项；排空大小便，取得其合作。

4. 操作

（1）调节室温（20～22℃），洗手。

（2）协助产妇取舒适的屈膝仰卧位，臀部垫一次性会阴垫。

（3）脱去对侧裤脚，两脚分开，注意保护隐私，暴露外阴。

（4）遵循无菌操作技术原则进行会阴部擦洗。

（5）放置红外线灯在两腿间，外阴部距离辐射板 30～40cm。

（6）调节照射时间，按医嘱执行，一般 20～30 分钟。

（7）嘱产妇不要随意移动臀部及双腿，以免烫伤。

（8）照射后 5 分钟左右，以前臂内侧试温，观察局部皮肤情况，询问产妇感受，随时调节灯距。

（9）照射完毕，撤下红外线灯，协助产妇垫上消毒卫生垫，穿裤子。

（10）嘱会阴有伤口者，取伤口对侧卧位，正确使用会阴垫，保持会阴干燥清洁，防止感染。

5. 用物整理，洗手。

6. 记录。

【注意事项】

1. 产妇的合作能力、心理状态，对热敏感性和耐受性，慎防烫伤，尤为注意感觉迟钝的情况。

2. 移开或以隔热物品遮盖床旁吸热性强的物品。

3. 局部有伤口者，进行会阴部消毒、擦洗。

4. 照射过程，定时巡视，专人负责，注意局部皮肤反应及产妇主诉。

5. 照射皮肤出现紫红色，应立即停止照射，并涂凡士林。

6. 如产妇感觉出现过热、心慌、头晕，及时对应处理。

【结局评价】

1. 产妇感觉舒适、满意；会阴部干燥清洁达到预期疗效。

2. 助产士操作过程安全。

【技术拓展】

红外线是指波长介乎微波与可见光之间的电磁波，其波长在 760nm～1mm 之间，是波长比红光长的非可见光。

红外线治疗作用的基础是温热效应：

1. 在红外线照射下，组织温度升高，毛细血管扩张，血流加快，物质代谢增强，组织细胞活力及再生能力提高。

2. 红外线治疗慢性炎症时，改善血液循环，增加细胞的吞噬功能，消除肿胀，促进炎症消散。

3. 红外线可降低神经系统的兴奋性，有镇痛、解除横纹肌和平滑肌痉挛以及促进神经功能恢复等作用。

4. 治疗慢性感染性伤口和慢性溃疡时，改善组织营养，消除肉芽水肿，促进肉芽生长，加快伤口愈合。红外线照射有减少烧伤创面渗出的作用。

5. 红外线还经常用于治疗扭挫伤，促进组织肿胀和血肿消散以及减轻术后粘连，促进瘢痕软化，减轻瘢痕挛缩等。

【临床情境】

张女士，30 岁，足月分娩，产后 28 小时。会阴Ⅰ度裂伤，会阴部有皮下血肿 2cm×2cm，产妇自觉伤口疼痛。作为助产士，应该从哪些方面去评估与护理？

【操作考核评分标准】

会阴红外线照射操作考核评分标准如表 5-5 所示。

表 5-5　会阴红外线照射操作考核评分标准

班级：　　　　学号：　　　　姓名：　　　　得分：

项目	分值	评分细则	评分等级				得分	备注
			A ×1.0	B ×0.8	C ×0.6	D ×（0～0.5）		
操作前	5	助产士着装及用物准备						
	5	产妇评估：会阴部情况，沟通交流						
	5	环境评估：安全、保护隐私						
操作中	5	取屈膝仰卧位						
	5	暴露外阴，垫巾于臀部						
	5	检查会阴部是否清洁						
	5	置红外线灯在两腿间						
	15	调节照射时间						
	5	调节外阴部距离辐射板距离						
	5	嘱产妇勿随意移动臀部及双腿，以免烫伤						
	5	观察局部皮肤、询问产妇感受，随时调节灯距						
	5	撤红外线灯，协助产妇垫会阴垫						
操作后	10	嘱产妇取健侧卧位，指导如何保持会阴干燥清洁						
	5	整理用物，洗手，记录						
其他	10	操作熟练，动作轻柔						
	5	人文关怀，爱伤观念强						

（梁丽碧）

技术三　剖宫产伤口护理技术

剖宫产伤口护理技术是指剖宫产术后产妇腹部伤口的护理治疗技术。

【目标】

1. 保持伤口清洁，促进愈合与舒适。
2. 预防、控制伤口感染。

【用物准备】

无菌手套、卫生垫、换药包（无菌镊子2把、无菌纱布2块、治疗碗、弯盘、棉球3～4个）、无菌生理盐水、75%乙醇、胶布或腹部敷料贴。

【操作程序】

1. 核对产妇姓名。

2. 评估

（1）产妇评估：活动度、合作能力、心理状态及需求、营养等全身性问题。

（2）评估出血量与产妇实际情况：是否有隐性伤口内出血、皮下血肿等。

（3）环境评估：温度是否适宜、安全、保护隐私。

3. 准备

（1）助产士准备：着装整齐，洗手，剪指甲，戴口罩、帽子。

（2）物品准备：备齐用物，将用物放在合适的位置。

（3）产妇准备：向产妇及家属解释伤口检查、护理可能出现的不适，取得其合作。

4. 操作步骤

（1）调节室温（22℃以上），洗净双手。

（2）检查膀胱是否充盈，尿量、尿管是否通畅。

（3）协助产妇取舒适仰卧位，脱近侧裤子，盖上被子或浴巾注意保暖，暴露腹部伤口部位，保护隐私。

（4）撕除粘贴胶布或腹部敷料时避免机械性皮肤损伤。

（5）有敷料者，揭下切口敷料。若敷料黏在切口上，用镊子取生理盐水沾湿敷料后在移除。

（6）观察评估伤口愈合情况，确认是否有炎症，如红、肿胀、发热，有无渗液及形状等，戴无菌手套轻触伤口，评估皮肤切口外的其他切口缝合处，有无肿物硬结等。

（7）按压子宫底，观察产妇面色与出血量的比例、阴道流血量及颜色；注意区分子宫收缩乏力和子宫切口渗血。

（8）清洁切口。以无菌生理盐水棉球清洁，由内往外（切口中央向外，范围距伤口大于5cm，勿重复）。

（9）取乙醇棉球，以伤口为中心开始皮肤消毒，敷料覆盖伤口，稳固皮肤。

（10）更换卫生垫，协助产妇穿好裤子。

5. 用物整理，洗手。

6. 记录。

【注意事项】

1. 预防胶布致机械性皮肤损伤，可用一手轻按皮肤，另一手缓慢以180°水平方向牵除；观察贴胶布处是否有过敏或水疱；粘贴胶带方向与肌肉走向垂直。

2. 按压子宫底，观察阴道流血量及颜色，注意区分子宫收缩乏力和子宫切口渗血及腹膜后出血情况。

3. 清洁伤口顺序先中间后两侧由内向外。

4. 疑切口感染的，与医师商议，按医嘱处理，必要时做切口分泌物培养。

5. 按无菌技术操作，防止感染。

【结局评价】

1. 产妇的剖宫产切口无红肿，无感染，愈合良好。

2. 产妇及其家属对伤口愈合满意。

【临床情境】

张女士，30 岁，剖宫产术后 3 小时，已送返产科病房。心电监护仪显示血压 103/63mmHg，脉搏 113 次 / 分，产妇面色苍白，子宫收缩硬。作为产科助产士，应该从哪些方面去评估与护理？

【操作考核评分标准】

剖宫产伤口护理操作考核评分标准如表 5-6 所示。

表 5-6 剖宫产伤口护理操作考核评分标准

班级： 学号： 姓名： 得分：

项目	分值	评分细则	评分等级				得分	备注
			A ×1.0	B ×0.8	C ×0.6	D ×(0～0.5)		
操作前	5	助产士着装及用物准备						
	5	产妇评估：活动情况，是否出血						
	5	环境评估：安全、保护隐私						
操作中	5	检查膀胱是否充盈，尿管是否通畅						
	5	取舒适的屈膝仰卧位						
	5	评估腹部膨隆情况						
	5	暴露腹部伤口部位，注意保暖						
	10	观察评估伤口愈合情况						
	5	评估伤口是否有炎症						
	5	评估伤口有无渗液						
	5	评估伤口缝合处有无硬结						
	10	按压子宫底，观察产妇面色及是否出血						
	5	清洁、消毒伤口，覆盖敷料						
	5	更换卫生垫，协助穿好裤子						
操作后	5	整理用物，洗手，记录						
其他	10	操作熟练，动作轻柔						
	5	人文关怀，爱伤观念强						

（梁丽碧）

技术四 产后舒适护理技术

舒适是人类的基本需求。由于怀孕、分娩过程的特殊性及产后心理、生理上的巨大变化，给产妇带来的不适感是显而易见的，如乏力、疼痛、排尿障碍及情绪变化较大等。如何做好产后的舒适护理，对于助产士来说是一项非常重要及有意义的工作。

【目的】

1. 缓解产妇产后宫缩痛及会阴部伤口疼痛，促进会阴部伤口愈合。

2. 保持产妇会阴部清洁、舒适，预防和减少感染的发生。

3. 缓解产妇痔疮疼痛。

【用物准备】

一次性垫巾、无菌弯盘、无菌镊子、消毒液棉球、一次性手套、屏风、红外线治疗仪。

【操作程序】

1. 评估

(1) 产妇评估：了解产妇的子宫收缩情况、会阴伤口情况、精神状态及配合程度，并告知操作方法及目的。

(2) 环境评估：环境是否安全，温度是否适宜（28～30℃），保护产妇隐私。

2. 准备

(1) 助产士准备：着装整齐，洗手，剪指甲，戴口罩。

(2) 物品准备：备齐用物，将用物放在合适的位置。

(3) 环境准备：关门窗或屏风遮挡，调节室内温度适宜。

(4) 产妇准备：向产妇解释操作目的及注意事项，取得其配合。

3. 操作步骤

(1) 核对产妇床号、姓名。

(2) 安慰产妇，消除其紧张心理。

(3) 给产妇臀部铺上一次性垫巾。

(4) 协助产妇抬高床头 15°，取半坐卧位，单手于腹部按摩子宫以刺激子宫收缩，促进恶露排出，并观察恶露的色、质、量。

(5) 指导产妇取仰卧屈膝位，反复做有节奏的缓慢深呼吸。

(6) 告知产后宫缩有利于子宫复旧，指导产妇通过多听一些旋律优美的音乐或者多进行人际交流来分散对疼痛的注意力。

(7) 帮助产妇脱去对侧裤脚，两脚分开，暴露外阴。

(8) 用无菌棉球分别擦洗外阴、会阴伤口及两侧臀部。擦洗顺序为阴阜→对侧大、小阴唇→近侧大、小阴唇→外阴伤口→两侧臀部及肛门周围。

(9) 会阴擦洗后，予 50% 硫酸镁 + 地塞米松 5mg 的纱布湿热敷会阴侧切口，并予红外线治疗仪照射，注意保护会阴部清洁。若是剖宫产术后的产妇，术后有自控镇痛泵，可持续镇痛达 40 小时以上；产妇苏醒后，指导产妇咳嗽时，扶住伤口两侧的腹壁，取仰卧屈膝位，反复做有节奏的缓慢深呼吸以减轻疼痛。

(10) 阴道分娩后的产妇可局部使用痔疮膏，协助产妇穿好裤子，嘱健侧卧位，可减轻伤口疼痛，以免恶露浸润伤口。

(11) 用物处理，洗手。

(12) 做好记录。

【注意事项】

1. 天冷时注意保暖，会阴擦洗时动作要轻柔，注意保护产妇隐私。

2. 会阴擦洗时应掌握由上而下，由里而外，不可颠倒或反复的顺序。会阴部有伤口时，应以伤口为中心向外擦洗，擦过肛门的棉球和镊子均不可再用。

3. 注意观察子宫收缩、会阴侧切口及膀胱充盈情况。

4. 有血迹的部位都要擦洗干净，必要时可根据产妇具体情况增加会阴擦洗次数。

5. 痔疮加重的产妇，禁止排便时久蹲或者过分用力。

【结局评价】

1. 产妇产后宫缩痛减轻，会阴部疼痛减轻。

2. 产妇会阴部保持清洁，舒适度增加。

3. 产妇痔疮疼痛减轻。

【技术拓展】

产后舒适护理技术除了减痛技术之外还有尿潴留和尿失禁的护理。

1. 尿潴留护理

(1) 产后或尿管去除后，指导产妇饮适量的水，一般 500ml 左右。同时，给予心理安慰，鼓励产妇放松。

(2) 诱导方法：让产妇听滴水声、温水坐浴或冲洗会阴部、热敷下腹部，或听音乐，分散注意力。

(3) 指压法：如诱导法无效，而膀胱不十分充盈时，可采用此方法。双手大拇指重叠压在肚脐与耻骨联合上缘连线的中点，其余手指按压腹部两侧的髂棘上，按压力量由大到小，以促使膀胱收缩排尿。

(4) 如果以上方法仍不能排出小便，且产妇膀胱充盈明显，则需要导尿。详见第三章技术五。

2. 尿失禁护理

(1) 指导产妇使用卫生巾来减轻漏尿引起的不适。

(2) 鼓励产妇多吃水果、高纤维食物以防止便秘，不宜害怕尿漏而少喝水。

(3) 勤会阴擦洗，具体技术详见本章技术二。

(4) 产后盆底训练，具体技术详见本章技术五。

【临床情境】

张女士，25 岁，G_3P_2。2 日前顺利分娩一足月男婴，现产妇主诉下腹部疼痛，会阴侧切处及原有痔疮疼痛加剧，发现伤口局部肿胀、发红、皮肤温度升高。该产妇是否应该进行顺产后疼痛控制技术？作为助产士，应该从哪些方面去评估？

【操作考核评分标准】

产后舒适护理操作考核评分标准如表 5-7 所示。

表 5-7 产后舒适护理操作考核评分标准

班级： 学号： 姓名： 得分：

项目	分值	评分细则	评分等级				得分	备注
			A ×1.0	B ×0.8	C ×0.6	D ×(0~0.5)		
操作前	5	助产士着装准备及用物准备						
	5	产妇评估：交流解释，取得配合						
	5	环境评估：安全，隐蔽						
操作中	5	安慰产妇，消除紧张心理						
	5	观察子宫收缩情况及恶露的色、质、量						

续表

项目	分值	评分细则	评分等级				得分	备注
			A ×1.0	B ×0.8	C ×0.6	D ×（0～0.5）		
操作中	10	会阴擦洗，保持会阴部干燥清洁						
	15	阴道分娩疼痛控制：切口湿热敷、红外线照射等						
	10	剖宫产术后疼痛控制：自控镇痛泵、红外线照射伤口等						
	15	尿潴留的舒适护理：诱导法、指压法、导尿等						
	10	尿失禁的舒适护理：心理疏导						
操作后	5	整理用物、洗手、记录						
其他	5	技术灵活运用，能综合分析问题						
	5	无菌观念强，爱伤观念强						

（周燕莉）

技术五　产后康复运动技术

女性盆底功能障碍是指盆底支持结构缺陷，损伤及功能障碍造成的疾患，主要表现为压力性尿失禁、盆腔器官脱垂和女性性功能障碍，是严重影响女性日常生活的常见病。产后早期进行盆底康复训练具有重要的预防意义。1940 年，Arnold Kegal 医师提出了 Kegal 训练法以加强盆底肌肉的力量，减少尿失禁的发生。在此基础上辅以生物反馈技术、电刺激等技术，大大提高盆底康复治疗的治疗效果。

【目的】

1. 产妇掌握 Kegal 训练法，并坚持训练。

2. 提高盆底肌肉收缩能力，预防和治疗女性盆底功能障碍，改善性生活质量。

【用物准备】

无特殊用物准备。

【操作程序】

1. 评估

(1) 产妇评估：产妇精神是否充沛，自我感觉如何，有无临床异常情况。

(2) 环境评估：环境是否安全、安静，温度是否适宜。

2. 准备

(1) 助产士准备：着装整齐，洗手，剪指甲，戴口罩、帽子。

(2) 物品准备：整理床单位。

(3) 产妇准备：产妇衣服宽松舒适，排空膀胱，产妇了解操作目的。

3. 操作

(1) 调节室温（28～30℃），整理床单位，协助产妇穿宽松舒适的衣服。

（2）告知产妇Kegal训练法，并教会其步骤。

1）协助产妇取舒适体位，两腿屈曲，与肩同宽。

2）指导产妇深而缓地呼吸，吸气时收缩肛门、会阴及尿道，持续4～6秒，呼气时放松，放松10秒，连续进行15～30分钟，避免腿部及臀部肌肉的参与。

3）指导每天2次或3次，坚持10周以上。

4）指导每次持续的时间和强度根据产妇自身感觉适当调整。

4. 询问产妇感觉如何，有无不适，是否掌握。

5. 整理用物，洗手，做好记录。

【注意事项】

1. 注意观察产妇训练过程中有无不适及异常情况，必要时及时停止。

2. 告知产妇Kegal训练法没有时间跟体位的要求，锻炼可以在一天中的任何时间进行，取站立、仰卧或坐位等任何体位均可进行。

【结局评价】

产妇对操作过程满意，能掌握Kegal训练法。

【技术拓展】

1. 生物反馈治疗　生物反馈治疗的原理是借助置于阴道内的电子生物反馈治疗仪的探头，监视盆底肌肉的肌电活动或者阴道内压力的变化，同时也可监测腹部肌肉活动和逼尿肌活动，将这些肌肉活动的信息转化为听觉和视觉信号反馈给产妇，指导产妇进行正确、自主的盆底肌肉训练，并形成条件反射。

2. 盆底肌肉电刺激　刺激尿道外括约肌收缩，通过神经回路进一步增强尿道括约肌收缩，加强控尿能力。另外，刺激神经和肌肉，通过形成冲动，兴奋交感通路并抑制副交感通路，抑制膀胱收缩功能，降低逼尿肌代谢水平，增加膀胱容量，加强储尿能力。

产后1个月内，由于子宫处于恢复期，会有少量阴道流血，这时只适合做简单的盆底肌肉训练。阴道流血停止后，可以选择生物反馈或电刺激治疗。

【临床情境】

张女士，25岁，已婚。昨日顺利分娩一足月男婴，母亲现一般情况良好，未发现异常。该母亲能否进行Kegal训练法？作为助产士，应该从哪些方面去评估？如何指导产妇进行Kegal训练法？

【操作考核评分标准】

Kegal训练法操作考核评分标准如表5-8所示。

表5-8　Kegal训练法操作考核评分标准

班级：　　　　　学号：　　　　　姓名：　　　　　得分：

项目	分值	评分细则	评分等级				得分	备注
			A ×1.0	B ×0.8	C ×0.6	D ×（0～0.5）		
操作前	5	助产士着装准备及用物准备						
	5	产妇评估：精神状况及有无异常状况						
	5	环境准备：安全，安静						

续表

项目	分值	评分细则	评分等级				得分	备注
			A ×1.0	B ×0.8	C ×0.6	D ×(0～0.5)		
操作中	5	产妇衣服宽松舒适						
	5	体位：屈曲并稍分开双腿						
	15	深而缓地呼吸，吸气时收缩肛门、会阴及尿道						
	10	吸气收缩持续4～6秒						
	5	呼气时放松，放松10秒						
	10	连续进行15～30分钟						
	5	每天2次或3次，坚持10周以上						
	10	观察并询问产妇在训练的过程有无不适，异常情况，若有要及时停止						
操作后	5	整理用物，洗手，记录						
其他	10	示范动作熟练，产妇能正确理解						
	5	人文关怀，与产妇有互动						

（周燕莉）

技术六　母乳喂养指导技术

母乳喂养是指产后6个月以内用母亲的奶水喂养新生儿的方式。母乳喂养有利于新生儿健康成长，增强新生儿抵抗力、免疫力，尤其是初乳；同时也有利于产妇恢复身体健康，能帮助产妇的子宫恢复减少阴道流血，预防产妇产后贫血，促进身体康复，有助于增进母子感情。但不是每个产妇都适合母乳喂养，如母亲患有慢性消耗性疾病（如重症心脏病、肾脏病等）及重症乳头皲裂和乳腺炎，还有精神病、癫痫：急慢性传染病。

【目的】

1. 母亲掌握母乳喂养的方法及相关知识。

2. 新生儿的生理需要得到满足，并且能促进母婴之间的情感交流。

【用物准备】

洗手液，清洁毛巾，温开水。

【操作程序】

1. 评估

(1) 母亲评估：①全身评估；②乳房情况：乳房的类型，乳汁的质和量，乳房有无红肿、硬块、肿胀，乳头有无皲裂等；③对母乳喂养的知识和技能的认知情况。

(2) 新生儿评估：分娩方式、出生情况和身体状况。

(3) 环境评估：环境是否安全、安静，温度、湿度等是否适宜。

2. 准备

(1) 环境准备：环境安静，温暖，整洁，舒适。

(2) 物品准备：清洁毛巾，温开水。

(3) 助产士准备：仪表端庄，着装整洁，剪指甲，洗手，戴口罩。

(4) 母婴准备：母亲洗净双手，新生儿更换干净的尿片。

3. 操作

(1) 指导喂养前检查新生儿尿片，如有大小便应先协助更换干净的尿片。

(2) 每次喂养前，助产士和母亲需常规清洁双手，用温毛巾清洁乳房和乳头，向母亲解释并观察乳汁分泌情况。

(3) 协助选择母亲和新生儿均舒适的体位，常见正确的喂哺姿势有斜抱式、卧式、抱球式（图 5-1～图 5-3）。

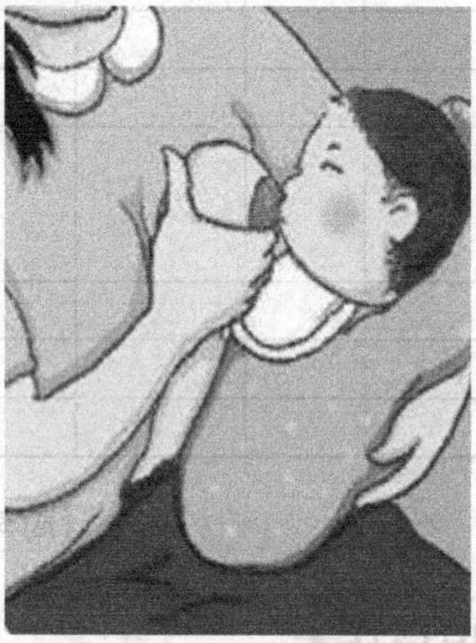

图 5-1 斜抱式母乳喂养姿势

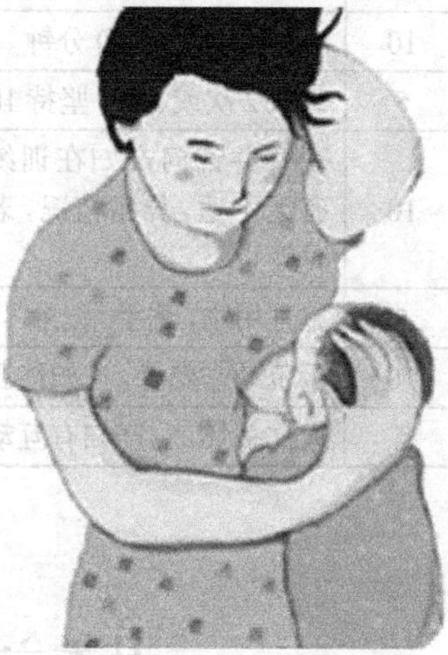

图 5-2 卧式母乳喂养姿势

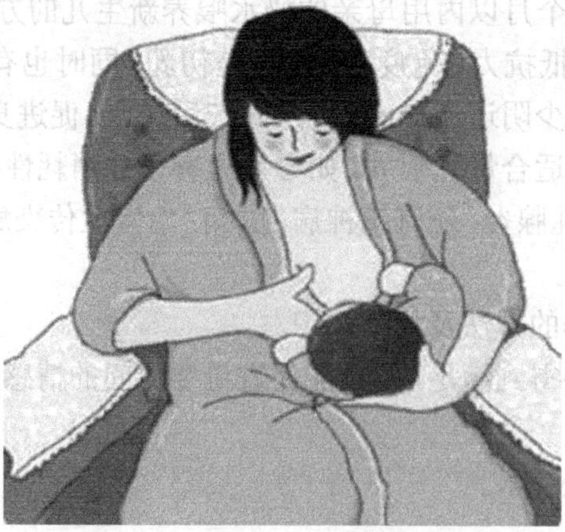

图 5-3 抱球式母乳喂养姿势

(4) 指导母亲亲手托乳房的方法。

1) 将大拇指与其他四指分开。

2) 示指至小指四指并拢并紧贴在乳房的胸壁下，用示指支撑乳房基底部。

3) 用大拇指轻压乳房的上部，可以改善乳房形态，易于新生儿含接。

4) 托乳房的手不要离乳头太近。

(5) 指导母亲正确的哺乳姿势。

1）新生儿的头和身体呈一直线。

2）新生儿身体面对并贴近母亲身体。

3）母亲抱紧新生儿，使新生儿头和颈得到支撑。

4）新生儿的脸朝向乳房、鼻子对着乳头。

（6）指导新生儿正确含接乳头的方法。

1）母亲用乳头触碰新生儿的嘴唇，使新生儿张嘴。待新生儿把嘴张大后，把乳头及大部分乳晕放入新生儿口中。

2）母亲一手扶住乳房，防止乳房堵塞新生儿鼻孔，影响呼吸。

3）防止新生儿的头因过度后仰而影响吞咽。

（7）哺乳结束时，用示指轻轻向下按压新生儿下颏，避免在口腔负压的情况下拉出乳头而引起局部疼痛或皮肤损伤。

（8）哺乳后，挤出少量乳汁，均匀地涂在乳头和乳晕上，可预防乳头皲裂和感染。

（9）后续处理

1）哺乳结束后，将新生儿竖着抱起，轻拍背部12分钟，排除胃内空气，以防吐奶。

2）协助母亲采取舒适的姿势。

4. 询问母亲感受，整理物品，洗手并做好记录。

【注意事项】

1. 做到早接触、早吮吸，母婴同室。

2. 哺乳时间　原则是按需哺乳。哺乳的时间及频率取决于新生儿的需要和母亲奶胀的情况。

3. 每次哺乳，应两侧乳房交替，一侧乳房吸空后再吸吮另一侧。

4. 患乳腺炎时，可酌情进行母乳喂养；若有乳房肿胀时，应用吸乳器吸出乳汁。

5. 切忌用肥皂、乙醇等刺激性物品清洗乳房，以免引起局部皮肤干燥、皲裂。

6. 睡觉注意不要让乳房受压，要坚持夜间哺乳。

7. 哺乳期间母亲应佩戴合适的棉质胸罩，起支托乳房和改善乳房血液循环的作用。

8. 不可随便给新生儿添加水及其他饮料。

9. 乳汁确实不足时，应及时补充按比例稀释的牛奶。

10. 哺乳期间慎用药物。

【结局评价】

1. 产妇能正确掌握母乳喂养的方法，对结果感到满足。

2. 新生儿生理需要得到满足，无哭闹。

【技术拓展】

乳头皲裂是哺乳期乳头发生的浅表溃疡。常在哺乳的第1周发生，初产妇多于经产妇。轻者仅乳头表面出现裂口，甚者局部渗液渗血，日久不愈反复发作易形成小溃疡，处理不当又极易引起乳痈。特别是哺乳时往往有撕心裂肺的疼痛感觉，令患者坐卧不安，极为痛苦。发生这种情况的主要原因可能是孩子在吸乳时咬伤乳头，或是其他损伤而引起。

为防止乳头皲裂，母亲应做到以下几点：

（1）哺乳时应尽量让新生儿吸吮住大部分乳晕，是预防乳头皲裂最有效的方法。

（2）每次喂奶时间以不超过20分钟为宜，如果乳头无限制地被含在新生儿口腔中易损伤乳头皮肤，而且新生儿口腔中细菌可通过破损的皮肤致乳房感染。

(3) 喂奶完毕，避免在口腔负压的情况下拉出乳头而引起局部疼痛或皮肤损伤。

如已发生乳头破裂，哺乳前应先热敷乳房，按摩并挤出少量乳汁使乳晕变软。可采用下述方法以减轻乳头的疼痛和促使皲裂的愈合：

(1) 哺乳时应先在疼痛较轻的一侧乳房开始，以减轻对另一侧乳房的吸吮力，并让乳头和一部分乳晕含吮在新生儿口内，以防乳头皮肤皲裂加剧。

(2) 交替改变哺乳时的抱婴位置，以便吸吮力分散在乳头和乳晕四周。

(3) 勤哺乳，以利于乳汁排空，乳晕变软，利于新生儿吸吮。

(4) 在哺乳后挤出少量乳汁涂在乳头和乳晕上，短暂暴露和干燥乳头。

(5) 哺乳后穿戴宽松内衣和胸罩，并放正乳头罩。

(6) 如果乳头疼痛剧烈或乳房肿胀，新生儿不能很好地吸吮乳头，可暂时停止哺乳 24 小时，但应将乳汁挤出，用小杯或小匙喂养新生儿。

【临床情景】

张女士，25 岁，已婚，昨日顺利分娩一足月男婴，母亲现一般情况良好，未发现异常。男婴出生无特殊情况，现一般情况良好，无异常发现。该母亲能否进行母乳喂养？作为助产士，应该从哪些方面去评估？如何指导母亲正确母乳喂养？

【操作考核评分标准】

母乳喂养指导操作考核评分标准如表 5-9 所示。

表 5-9 母乳喂养指导操作考核评分标准

班级： 学号： 姓名： 得分：

项目	分值	评分细则	评分等级				得分	备注
			A ×1.0	B ×0.8	C ×0.6	D ×（0～0.5）		
操作前	5	助产士着装及用物准备						
	5	母亲及新生儿评估及准备						
	5	环境评估及准备						
操作中	5	解释，协助洗净乳房						
	5	协助取舒适体位						
	10	指导用手托乳房方法						
	5	指导新生儿姿势						
	10	指导母亲抱新生儿姿势						
	10	指导新生儿正确含接乳头方法						
	5	指导取出乳头方法						
	5	指导哺乳后乳房的处理						
	5	指导哺乳后新生儿的处理						
操作后	5	整理用物、洗手、记录						
	5	喂养过程中母亲无不适，新生儿无哭闹						
其他	10	操作熟练、手法正确						
	5	人文关怀，爱伤观念强						

（周燕莉）

技术七 挤奶指导技术

挤奶技术是运用人工或者吸奶器等把乳汁吸出的方法，目的是保持母亲正常泌乳，防止奶汁淤积，减轻乳房肿胀，保持乳腺管通畅。挤奶技术没有禁忌证，其适应证有：

1. 缓解奶胀或解除乳汁淤积及乳腺管阻塞。
2. 喂养低体重儿（不会吮吸）或病婴（吸吮力差）。
3. 因产妇或新生儿生病必须延迟哺乳时，保持泌乳。
4. 产妇有乳头皲裂或乳腺炎等情况不能直接哺乳时。
5. 在产妇因工作或外出与新生儿暂时分开时，留母乳给新生儿。

【目的】

1. 母亲掌握用手挤奶的方法及相关知识。
2. 母亲没有出现奶胀、发热、乳腺炎等并发症。

【用物准备】

大口清洁容器，洗手液，清洁毛巾，温开水，屏风。

【操作程序】

1. 评估

(1) 母亲评估：①全身评估；②乳房情况：乳房的类型，乳汁的质和量，乳房有无红肿、硬块、肿胀，乳头有无皲裂等；③对用手挤奶的知识和技能的认知情况。

(2) 新生儿评估：喂养情况，是否母婴分离。

(3) 环境评估：环境是否安全、安静，温度、湿度等是否适宜。

2. 准备

(1) 环境准备：环境安静，温暖，整洁，舒适，并用屏风适当遮挡。

(2) 物品准备：大口清洁容器1个，清洁毛巾1条，温开水。

(3) 助产士准备：仪表端庄，着装整洁，剪指甲，洗手，戴口罩。

(4) 患者准备：洗净双手。

3. 操作步骤

(1) 向母亲解释，取得合作。

(2) 协助母亲取舒适的体位，坐位或站位均可。

(3) 指导母亲彻底洗净双手，先用温热水清洁乳房，然后再用热毛巾温热敷双侧乳房3～5分钟。

(4) 指导按摩乳房

1) 螺旋式按摩：一手拇指与其余四指分开，于乳房下端“C”字形托住乳房，另一手小鱼际按顺时针方向螺旋式按摩乳房在每一个按摩点按摩数秒再移至另一按摩点，从乳房外侧以环形渐渐按摩至乳晕。

2) 用整个手掌从底部向乳头尖轻轻拍打乳房。

(5) 指导挤奶

1) 身体微向前倾，用手轻轻晃动乳房。

2) 将大口径、干净的盛奶容器靠近乳房，用手将乳房托起，乳头对着容器开口。

3) 操作者一手托住乳房，另一手拇指放在上方乳晕处，示指跟中指放在下方乳晕处，距离乳头根部 2～3cm 的位置，手指相对，围成“C”字形，注意不要以虎口整个抓住乳房。拇指和食指在乳晕周边不断变换位置，将所有乳汁彻底排空。

4）手指向胸壁方向下压，不可压得太深，否则会引起乳腺管阻塞，若乳房较大，用手指将乳房先提挺一下，再重复上述步骤。

5）下压后，手指向乳头方向推动，用手指的指腹在乳房上滚动，印一个指纹的感觉，将乳汁挤出来。

（6）记录：询问母亲感受，整理物品，洗手并做好记录。

（7）操作要点

1）压力应作用在拇指及示指间乳晕下方的乳房组织上，即必须压在乳晕下方的导管组织上。

2）不要挤压乳头，因挤压乳头不会使乳汁排出。

3）按压乳晕的手指不应有滑动或摩擦式动作应类似于滚动式的动作。

4）规律地重复上述的挤奶动作（手指放好正确的位置，下压，推挤……），有节奏地挤压放松，如此数次，重复进行。

5）依各个方向按照同样方法压乳晕，要做到使乳房内每一个导管的乳汁都被挤出。

6）一侧乳房至少挤压 3～5 分钟，待乳汁少了，就可挤另一侧乳房，两侧乳房交替进行，将乳汁完全挤出。

7）为挤出足够的乳汁，挤奶时间应以 20～30 分钟为宜。

4. 协助母亲喂养新生儿，询问母亲感受，整理物品，洗手并做好记录。

【注意事项】

1. 与产妇讲清乳房护理的重要性，以取得产妇的配合。
2. 注意室内温度，不要过于暴露。
3. 按摩时力量要适度，切忌用力过度，使产妇产生恐惧感。
4. 选择大口的容器，每次尽量将乳汁挤干净。
5. 不要挤压或牵拉乳头及乳房，不要双手在整个乳房上滑动推挤。

【技术拓展】

急性乳腺炎是乳房的急性化脓性感染，常见于产后哺乳期，发病轻者表现为乳汁排泄不畅，乳房出现胀痛性硬块，局部皮肤微红，全身发热，重者全身症状明显高热，局部红肿，浅表静脉扩张，有明显压痛，腋窝淋巴结肿大，白细胞计数增高明显，严重者脓肿形成，严重时并发败血症。

预防急性乳腺炎的发生，关键在于避免乳汁淤积，防止乳头损伤，保持局部清洁。

（1）保持乳头乳晕的清洁：妊娠期（尤其是初产妇）应经常用温水清洗两侧乳头，妊娠后期每日清洗 1 次。

（2）纠正乳头内陷：怀孕前乳头内陷者每日挤捏、提拉乳头，多数乳头内陷可得到矫正。哺乳时有利于新生儿吸吮，分娩后仍是乳头内陷者，可用吸奶头器抽吸乳头，吸出后立即让新生儿吸吮，防止乳汁淤积。

（3）指导正确哺乳：养成定时哺乳、新生儿不含乳头而睡等良好的哺乳习惯，每次哺乳尽量让新生儿吸净。如有淤积，即使用吸乳器或按摩乳房帮助乳汁排除，哺乳后应清洗乳头。

（4）乳头乳晕有破损或皲裂时：停止哺乳，每日用吸乳器吸出乳汁哺育新生儿，局部温水清洗后，涂以抗生素软膏，待伤口愈合后再进行哺乳。

(5)新生儿方面：注意新生儿口腔卫生，及时治疗口腔炎症。

【临床情景】

张女士，25岁，已婚，前日顺利分娩一足月男婴，新生儿因羊水Ⅲ°转新生儿科观察治疗。母亲现一般情况良好，因母婴分离，从昨天开始出现奶胀。该母亲能否用手挤奶？作为助产士如何指导其正确挤奶？

【操作考核评分标准】

挤奶指导操作考核评分标准如表5-10所示。

表5-10　挤奶指导操作考核评分标准

班级：　　　　学号：　　　　姓名：　　　　得分：

项目	分值	评分细则	评分等级				得分	备注
			A ×1.0	B ×0.8	C ×0.6	D ×(0～0.5)		
操作前	5	助产士着装及用物准备						
	5	母亲及新生儿评估及准备						
	5	环境评估及准备						
操作中	5	解释，协助取舒适体位						
	5	协助洗净及温热敷乳房						
	5	指导托乳房方法						
	10	指导螺旋式按摩方法						
	15	指导挤奶的手法						
	10	告知挤奶的操作要点						
	5	告知规律重复动作						
	5	告知挤奶注意事项						
操作后	5	整理用物、洗手、记录						
	5	询问母亲感受						
其他	10	操作熟练、手法正确						
	5	人文关怀，爱伤观念强						

（周燕莉）

技术八　乳头平坦和凹陷护理技术

乳头平坦是指乳头直径虽然在标准范围内，但是却不够突出；乳头凹陷是指乳头不能凸出而是向内凹陷。乳头凹陷的发生一般是由于先天发育引起，乳腺导管短缩，部分组织纤维化挛缩，乳头平滑肌发育不良。乳头凹陷是母乳喂养不足的常见原因之一，也是引起局部感染和肿瘤性疾病的重要原因之一。乳头凹陷的治疗方法有多种，最常见的治疗方法有霍夫曼乳头伸展运动和负压吸引法。

【目的】

1. 母亲及家属掌握乳头平坦和凹陷的常规治疗方法及相关知识。

2. 母亲能正常进行母乳喂养，没有出现乳头皲裂、乳腺炎等并发症。

【用物准备】

洗手液，清洁毛巾，温开水，屏风，20ml注射器2个，10cm输液连接管，剪刀。

【操作程序】

1. 评估

(1) 母亲评估：①全身评估；②乳房情况：乳房的类型，乳汁的质和量，乳房有无红肿、硬块、肿胀，乳头有无皲裂等；③心理状况，有无担忧、自卑等。

(2) 环境评估：环境是否安全、安静，温度、湿度等是否适宜。

2. 准备

(1) 环境准备：环境安静，温暖，整洁，舒适，并用屏风适当遮挡。

(2) 助产士准备：仪表端庄，着装整洁，剪指甲，洗手，戴口罩。

(3) 母亲及家属准备：洗净双手。

3. 操作步骤

(1) 向母亲及家属解释，取得合作。

(2) 协助母亲取舒适的体位。

(3) 母亲彻底洗净双手，用温热水清洁乳房。

(4) 霍夫曼乳头伸展运动

1) 将两拇指平行放在乳头两侧，慢慢由乳头向两侧拉开，牵拉乳晕及皮下组织，使乳头向外突出。

2) 将拇指分别放在乳头上下两侧，由乳头上下纵行拉开。

3) 重复上述步骤多次，使乳头突出，再用示指和拇指捏住乳头轻轻向外牵拉数次，促使长乳头形成。

4) 在牵拉同时用拇指或示指轻轻按摩乳头，每次5～10分钟，每天早、中、晚共3次。

5) 牵拉练习后，用温水洗乳头。

(5) 负压吸引法

1) 抽吸器的制作：准备2副20ml的一次性无菌注射器，将其中1副注射器前端的活塞去掉，用一根长10cm的输液连接管将两幅注射器的乳头连接，备用。

2) 将抽吸器无活塞的一端罩在凹陷的乳头上。

3) 轻轻抽吸另一端注射器活塞，利用注射器的负压将凹陷的乳头吸出，抽吸压力视母亲感觉及乳突突出情况而定，负压保持5分钟以上；2～3次/日。

4) 结束时，先分离连接管，再取下罩在乳头上的注射器。

5) 抽吸练习后，用温水洗乳头。

(6) 询问母亲感受，整理物品，洗手并做好记录。

【注意事项】

1. 应及早发现乳头凹陷，及早进行牵拉运动，在孕前及产后进行，为产后哺乳做准备，但在怀孕后，尤其在中、晚期妊娠时有导致早产的可能，不宜进行。

2. 哺乳前，先用温热毛巾敷乳房乳头3～5分钟。

3. 新生儿饥饿时先吸扁平或内陷明显的一侧乳头，尽量不喂养其他奶制品。

4. 要注意母亲的心理护理，要多鼓励母亲，向母亲提供相关知识，增加其对母乳喂养的信心。

【结局评价】

1. 产妇能正确掌握乳头凹陷的常规治疗，能正常母乳喂养。

2. 新生儿生理需要得到满足，无哭闹。

【技术拓展】

乳头矫正器，又叫乳头内陷矫正器，是一种矫正内陷乳头的简易装置（图5-4），利用真空负压原理和皮肤牵引扩张术原理，持续牵拉内陷乳头，延长乳腺管，乳头平滑肌，乳头乳晕下结缔组织，提供了非手术矫正乳头内陷的途径。对于轻度和中度的乳头内陷，效果理想。深度的乳头内陷，在停止使用乳头矫正器后，有回缩趋势。在孕前或在孕期，经过乳头矫正器的矫正，孕妇基本能够成功实现母乳喂养。

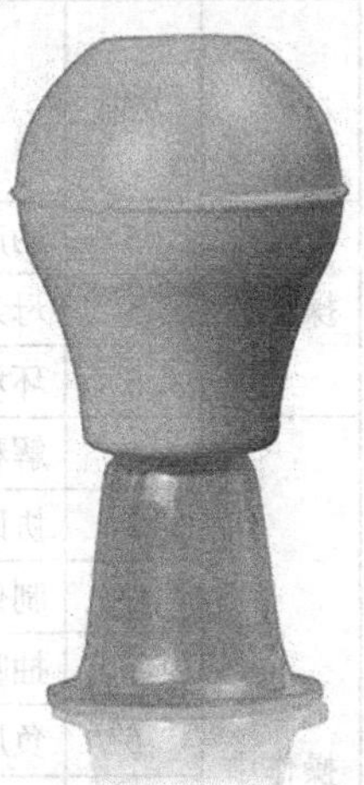

图5-4　乳头矫正器

【临床情景】

张女士，25岁，已婚，昨日顺利分娩一足月男婴。母亲有先天性乳头凹陷Ⅱ度。男婴出生无特殊情况，现一般情况良好，无异常发现。该母亲能否进行母乳喂养？作为助产士，应该从哪些方面去评估？如何指导母亲正确治疗乳头凹陷？

【操作考核评分标准】

霍夫曼乳头伸展运动操作考核评分标准如表5-11所示；注射器抽吸操作考核评分标准如表5-12所示。

表5-11　霍夫曼乳头伸展运动操作考核评分标准

班级：　学号：　姓名：　得分：

项目	分值	评分细则	评分等级				得分	备注
			A ×1.0	B ×0.8	C ×0.6	D ×（0～0.5）		
操作前	5	助产士着装及用物准备						
	5	母亲的评估及准备						
	5	环境评估及准备						
操作中	5	解释，协助取舒适体位						
	5	协助洗净及温热敷乳房						
	10	将乳头水平两侧拉开						
	10	将乳头纵行拉开						
	5	重复上述步骤						
	5	向外牵拉乳头						
	5	牵拉乳头时按摩乳头						
	5	指导每次持续5～10分钟，每天3次						
	5	结束时再用温水洗乳头						
	5	告知注意事项						
操作后	5	询问母亲感受						
	5	整理用物、洗手、记录						
其他	10	操作熟练、手法正确						
	5	人文关怀，爱伤观念强						

表 5-12 注射器抽吸操作考核评分标准

班级： 学号： 姓名： 得分：

项目	分值	评分细则	评分等级				得分	备注
			A ×1.0	B ×0.8	C ×0.6	D ×（0～0.5）		
操作前	5	助产士着装及用物准备						
	5	母亲的评估及准备						
	5	环境评估及准备						
操作中	5	解释，协助取舒适体位						
	5	协助洗净及温热敷乳房						
	15	制作抽吸器						
	5	抽吸活塞						
	5	负压保持5分钟以上						
	5	告知每天2～3次						
	10	先分离连接管，再取下罩在乳头上的注射器						
	5	结束时再用温水洗乳头						
	5	告知注意事项						
操作后	5	询问母亲感受						
	5	整理用物、洗手、记录						
其他	10	操作熟练、手法正确						
	5	动作轻柔，流程顺畅						

（周燕莉）

第六章

新生儿护理技术

新生儿初离母体，从子宫内生活转到外界生活，环境发生了巨大变化，但新生儿生理发育尚未完善，对外界环境的适应能力差、抗感染的能力弱，如果护理不当，容易患病，且病情变化快，容易由轻变重，死亡率高。因此，做好新生儿期保健非常重要。熟练掌握产褥期新生儿护理技术是促进新生儿健康、体现助产士专业价值的需要。本章实训项目包括：新生儿评分、新生儿"三早"开展、新生儿查体、新生儿沐浴、新生儿游泳、新生儿抚触、新生儿乙肝疫苗接种、新生儿卡介苗接种、新生儿足底血采集、新生儿听力筛查、新生儿经皮胆红素测定、温箱和蓝光照射的使用。

技术一　新生儿评分技术

新生儿阿普加评分（Apgar）用以判断新生儿出生情况，有无新生儿窒息及窒息严重的程度，以出生后1分钟内的心率、呼吸、肌张力、喉反射及皮肤颜色5项体征为依据。每项为0～2分，满分为10分。

【目的】

评估新生儿出生后适应子宫外生活的状况。

【用物准备】

听诊器、记录表、室温计。

【操作程序】

1. 新生儿娩出后，护理人员立即记录时间，然后对新生儿进行评分，实施最初复苏步骤。

2. Apgar评分的评估项目共有5项，包括心率、呼吸、肌张力、喉反射及皮肤颜色。每个项目分为0分、1分、2分三个等级，5项满分共10分。

（1）心率：使用听诊器测量新生儿的心跳速度，记录数值。心跳频率大于每分钟100次为2分；小于每分钟100次为1分；没有心率为0分。

（2）呼吸：成熟的新生儿在出生后大约30秒会有自发性呼吸，新生儿虽然呼吸较快，但仍可维持规律性的呼吸。呼吸均匀、哭声响亮为2分；呼吸缓慢而不规则或者哭声微弱为1分；无呼吸为0分。

（3）肌张力：根据新生儿四肢屈曲的程度和活动情况来判断肌张力。若四肢活动好为2分；四肢略屈曲为1分；四肢松弛为0分。

（4）反射：由新生儿面部表情及插入吸痰管的反应等来判断。给予刺激或插鼻管后，新生儿出现啼哭，打喷嚏或咳嗽为2分；只有皱眉等轻微反应为1分；无任何反应为0分。

(5) 皮肤颜色：观察新生儿全身皮肤颜色。全身皮肤粉红为2分；躯干粉红，四肢青紫为1分；全身青紫或苍白为0分。

3. Apgar评分8～10分属正常新生儿；4～7分为轻度窒息，需清理呼吸道、人工呼吸、吸氧、用药等措施才能恢复；0～3分缺氧严重为重度窒息，需紧急抢救，行喉镜在直视下气管内插管并给氧。缺氧较严重和严重的新生儿，应在出生后5分钟、10分钟时再次评分，直至连续两次评分均≥8分。

【注意事项】

1. Apgar评分以呼吸为基础，皮肤颜色最灵敏，心率是最终消失的指标。

2. 临床恶化顺序为皮肤颜色—呼吸—肌张力—反射—心率。复苏有效顺序为心率—反射—皮肤颜色—呼吸—肌张力。肌张力恢复越快，预后越好。

【结局评价】

新生儿评分准确，处理得当。

【技术拓展】

新生儿阿普加(Apgar)评分见表6-1。

表6-1 新生儿阿普加(Apgar)评分表

体征	0	1	2
心率	无	缓慢(每分钟低于100次/分)	每分钟大于100次
呼吸	无	缓慢或不规则	良好，哭声响亮
肌张力	松弛	四肢微屈曲	四肢活动好
反射	没有反应	差	哭声有活力
皮肤颜色	青紫或苍白	躯干呈粉红色、肢体发绀	全身红润

【临床情境】

足月女婴，于1分钟前顺娩出生，如何对新生儿进行评估？

【操作考核评分标准】

新生儿评分操作考核评分标准如表6-2所示。

表6-2 新生儿评分操作考核评分标准

班级： 学号： 姓名： 得分：

项目	分值	评分细则	评分等级				得分	备注
			A ×1.0	B ×0.8	C ×0.6	D ×(0～0.5)		
操作前	5	助产士着装及用物准备						
	5	环境评估：温度、光线						
	5	核对记录出生时间						
	5	实施最初复苏步骤						
操作中	10	Apgar评分——心率						
	10	Apgar评分——呼吸						
	10	Apgar评分——肌张力						
	10	Apgar评分——反射						
	10	Apgar评分——肤色						

续表

项目	分值	评分细则	评分等级				得分	备注
			A ×1.0	B ×0.8	C ×0.6	D ×(0～0.5)		
操作后	10	Apgar 评分准确度						
	10	根据评分处理得当						
其他	5	操作熟练						
	5	人文关怀						

（张　军）

技术二　新生儿“三早”开展技术

“三早”是指孩子出生后30分钟内进行早吸吮、早接触、早开奶，这是母乳喂养成功的保证。

【目的】

促进母乳喂养的成功，使母亲有足够的乳汁供给新生儿。

【用物准备】

浴巾、包被、记录表、室温计。

【操作程序】

1. 查对　新生儿腕带、脚环信息，核对产妇信息。

2. 评估

(1) 新生儿评估：出生时间、性别、体重等相关信息，出生时Apgar评分。

(2) 产妇评估：分娩过程，有无影响实施“三早”的因素。

(3) 环境评估：整洁、安静、安全；室温适宜（保持在26～28℃）。

3. 操作

(1) 正常分娩的新生儿断脐后，清理呼吸道，擦干全身，将其裸体放在母亲胸前，包被盖于新生儿及母亲身上。

(2) 剖宫产出生的新生儿在断脐后，擦干全身，先做局部皮肤接触，如：贴贴脸颊，或让母亲抚摸和亲吻自己的孩子，并于产妇返回病房后立即将新生儿放入母亲怀抱中。接触时间应不少于30分钟。

(3) 使刚刚出生的新生儿俯卧在母亲胸前，通过早期皮肤接触感到母亲皮肤的温暖，听到母亲的声音，闻到母亲的气息。

(4) 协助新生儿尽早吸吮母亲的乳头，激发新生儿觅食、吸吮和吞咽的本能。促进乳汁分泌，使其早下奶、多下奶。

【注意事项】

1. 操作前了解新生儿出生经过、Apgar评分、有无畸形。

2. 操作前要认真清理新生儿呼吸道，避免吸入性肺炎。

3. 在早吸吮开始时，只需协助，不要采取强迫手段。

4. 专人监护下进行操作，操作时动作轻柔。

【结局评价】

1. 新生儿三早技术操作正确，新生儿愉悦、无哭闹。

2. 产妇对操作过程满意，对新生儿“三早”具有一定认知。

【技术拓展】

初次哺乳宜“三早”

早接触：分娩后，母婴皮肤接触应在生后30分钟以内开始，接触时间不得少于30分钟。早接触使产妇在经过较长时间的待产、分娩后心理上得到安慰，也使新生儿在皮肤接触时很快表现安静，此项措施不仅促进母婴情感上的紧密联系，也使新生儿的吸吮能力尽早形成。

早吸吮：生后30分钟以内开始吸吮乳房。由于尽早地让新生儿吸吮了乳头，可使母亲体内产生更多的缩宫素和泌乳素，前者增强子宫收缩，减少产后出血，后者刺激乳腺泡，可提早乳房充盈。

早开奶：第一次开奶时间是在分娩后30分钟以内。新生儿早开奶可得到初乳，早得到第一次免疫。乳腺初次生成的乳汁称初乳，是一种发黄的或清澈的糖浆样液体。初乳富含蛋白质和抗体，可以保护新生儿避免感染，还能帮助排出体内的胎粪、清洁肠道。

【临床情境】

足月女婴，10分钟前顺娩出生，体重3150g。出生1分钟Apgar评分为9分，如何对新生儿进行早接触、早吸吮、早开奶？作为助产士，应该从哪些方面去评估？

【操作考核评分标准】

新生儿“三早”开展操作考核评分标准如表6-3所示。

表6-3 新生儿“三早”开展操作考核评分标准

班级： 学号： 姓名： 得分：

项目	分值	评分细则	评分等级				得分	备注
			A ×1.0	B ×0.8	C ×0.6	D ×(0～0.5)		
操作前	5	助产士着装及用物准备						
	5	环境评估：室温、光线						
	5	新生儿评估						
	5	新生儿、产妇身份识别						
操作中	10	新生儿适当处理						
	10	协助新生儿早吸吮						
	10	协助新生儿早接触						
	10	帮助产妇早开奶						
	10	操作时有效沟通						
操作后	10	整理用物、洗手、记录						
	10	新生儿愉悦、无哭闹						
其他	5	操作熟练、动作轻柔						
	5	人文关怀						

（张 军）

技术三　新生儿查体技术

新生儿生后12小时内应进行全面体格检查，新生儿体格检查是新生儿必需经过的重要检查，对全面了解新生儿的身体状况、发育、生理和病理状况具有重要意义，对新生儿以后的生长发育具有指导性意义。

【目的】

了解新生儿的健康发育状况，及时及早发现异常体征、畸形。

【用物准备】

新生儿辐射台、听诊器、台秤、皮尺、一次性垫巾、记录表。

【操作程序】

1. 查对　新生儿腕带、脚环信息，核对产妇信息，核对医嘱。

2. 评估

(1) 新生儿评估：评估出生时Apgar评分、体重、体表有无畸形、分娩经过。

(2) 产妇评估：了解诊断、孕周、分娩过程，有无影响新生儿体检的其他因素。

(3) 环境评估：环境整洁、安静、安全；室温适宜(保持在26～28℃)、光线充足。

3. 准备

(1) 助产士准备：着装整齐，洗手。

(2) 物品准备：备齐用物，预热辐射台，将用物放在合适的位置。

(3) 新生儿准备：身份识别，向产妇解释操作目的，取得其合作。

4. 操作

(1) 一般情况：观察新生儿在安静状态下的面色、呼吸情况、对外界反应、哭声等，判断其神经系统和代谢有无异常。

(2) 称体重：台称置零，将新生儿轻放于台称上，操作者双手护于新生儿周围，但不可接触新生儿，读数。

(3) 测身长：测量头顶至足跟的长度。新生儿头部固定于0指示位，将新生儿身体缓缓拉直，下肢靠拢，紧贴床面，两足跟位置所指刻度即为总身长。

(4) 前囟门：右手掌面触及前囟门大小、紧张度和饱满度。前囟门出生时1.5～2cm。前囟门凹陷见于脱水消瘦、前囟饱满见于颅内压增高。

(5) 测头围：用软尺测量眉骨上突起到枕骨后结节横向绕头一周的长度。

(6) 皮肤黏膜：检查皮肤是否红润，有无发绀、黄染、苍白，有无水肿，有无出血点。

(7) 头颅：检查头部有无异常隆起、凹陷、脑积水；颅缝大小、紧张度；有无产瘤、血肿；头颅大小、形状。

(8) 眼：手指腹触及眶下，检查眼球是否缺如，有无结膜炎、巩膜黄染、脓性分泌物。

(9) 外耳道：是否通畅，是否有分泌物。

(10) 鼻：鼻腔是否通畅，有无鼻翼扇动、分泌物。正常新生儿鼻尖有白色针尖大小密集的粟粒疹。

(11) 口：注意舌的大小，有无唇裂和腭裂，有无张口呼吸，牙龈处可有小白点(板牙)。

(12) 颈部：有无斜颈、颈腩、胸锁乳突肌出，有无出血导致的肿胀、肿块。

(13) 心肺：胸廓形态是否正常，有无凹陷。听诊双肺呼吸音，呼吸频率，心率、心律有无异常。

(14) 腹部：腹部外形有无脐膨出、腹裂。腹部有无包块。

(15) 外生殖器：检查外生殖器有无畸形，辨认性别。

(16) 肛门：检查肛门是否闭锁、肛瘘、肛裂。

(17) 检查四肢活动度、肌张力，有无畸形；有无四肢短小、足内翻、足外翻、多指、少指多指融合；有无外伤。

(18) 脊柱：检查脊柱是否连续，排列是否整齐，弯曲度是否正常；有无脊柱柱裂、脊膜膨出。

5. 整理并记录　整理用物，记录体检结果。

6. 发现异常　发现畸形应立即通知医师；配合医师做好安抚解释工作。

【注意事项】

1. 操作熟练、动作轻柔、手法正确，操作过程中注意保暖。

2. 准确记录新生儿查体结果，发现异常及时处理。

【结局评价】

1. 新生儿查体技术操作正确，新生儿愉悦、无哭闹。

2. 产妇对操作过程满意，对新生儿查体结果认可。

【技术拓展】

新生儿身份识别

脐带处理后，助产者用左手托住新生儿头及背部，用右手夹持双足将新生儿托起，让产妇观其性别和一般情况。而后，将新生儿放置在备好的处理台上交助手处理。先擦干净新生儿足底，打足印及产妇拇指印于新生儿出生记录单上。最好系上手足两个腕带、胸前包被上系胸卡，腕带和胸卡用记号笔清晰且无法擦拭地记录母亲姓名、床号、住院号、新生儿性别、出生日期，如是多胞胎可用大小来区分，姓名手腕带应松紧合适，太紧会妨碍新生儿手足血液循环或磨破皮肤，太松易脱落丢失。助产士必须告知家属在姓名腕带或胸卡显示不清或者脱落、遗失时请立即告知及时补上并佩戴至出院。

【临床情境】

足月男婴，一天前剖宫产出生，体重 4050g，出生 1 分钟 Apgar 评分为 9 分。如何对新生儿进行查体？作为助产士，应该从哪些方面去评估？

【操作考核评分标准】

新生儿查体操作考核评分标准如表 6-4 所示。

表 6-4　新生儿查体操作考核评分标准

班级：　　　　　学号：　　　　　姓名：　　　　　得分：

项目	分值	评分细则	评分等级				得分	备注
			A ×1.0	B ×0.8	C ×0.6	D ×(0～0.5)		
操作前	5	助产士着装及用物准备						
	5	环境评估：室温、光线						
	5	新生儿评分、身份识别						

续表

项目	分值	评分细则	评分等级				得分	备注
			A ×1.0	B ×0.8	C ×0.6	D ×（0～0.5）		
操作中	5	称体重						
	5	测身长						
	5	测头围						
	5	皮肤黏膜						
	5	前囟门、头颅						
	5	五官						
	5	肩颈						
	5	心肺						
	5	腹部						
	5	外生殖器、肛门						
	5	四肢						
	5	脊柱						
操作后	5	整理用物、洗手、记录						
	5	查体结果准确无误						
	5	新生儿愉悦、无哭闹						
其他	5	操作熟练、动作轻柔						
	5	人文关怀						

（张　军）

技术四　新生儿沐浴技术

新生儿沐浴可以通过温水对各部位皮肤进行良性刺激，经皮肤感受器传到中枢神经系统，从而有益于新生儿健康发展，加强免疫和适应能力，增进舒适感和食物的消化与吸收，减少新生儿哭闹，增加睡眠，促进新生儿生长发育。

【目的】

1. 清洁新生儿皮肤、促进血液循环，增强新生儿皮肤排泄及散热功能。

2. 有助于观察新生儿全身情况，尤其是皮肤情况。

【用物准备】

体重秤、沐浴露、爽身粉、护臀霜、湿纸巾、尿裤、消毒小毛巾 2 条、浴巾、清洁衣服、发梳、75% 乙醇、棉签、消毒沐浴盆、室温计。

【操作程序】

1. 查对　新生儿腕带、脚环信息，核对医嘱。

2. 评估

（1）新生儿评估：吃奶的时间，新生儿精神状态及有无并发症。

（2）环境评估：安全、安静、舒适。室温保持在26～28℃，水温38～42℃。

3. 准备

（1）助产士准备：着装整齐，洗手。

（2）物品准备：备齐用物，将用物放在合适的位置。

（3）新生儿准备：身份识别，向新生儿家属解释操作目的，取得其合作。

4. 操作

（1）脱去新生儿衣物，检查全身情况。

（2）称重并记录。

（3）沐浴

1）打开喷头开始测试水温，抱新生儿于浴盆。

2）洗脸：用消毒毛巾由内向外、由上向下按顺序擦洗眼、鼻、耳、颌下。

3）洗头：①左手掌托住新生儿头颈部；②左手拇指和无名指将新生儿双耳廓折向前方遮盖耳孔，防止水流入耳内；③右手取适量沐浴露涂抹新生儿头部；④清水冲洗。

4）清洗全身：①左手经背部环抱新生儿肩部及对侧腋窝；②右手取适量沐浴露按颈→腋下→上肢→手→胸部→腹股沟→臀部→下肢→背部的顺序涂抹新生儿全身，搓成泡沫，然后用清水冲洗干净；③洗背时可左右手交替环抱小儿，使其头靠在助产士右手臂上。

（4）沐浴后：将新生儿抱至浴台上，用浴巾蘸干全身。

（5）消毒脐带：用75%乙醇消毒肚脐根部。

（6）皮肤护理：颈下、腋下撒爽身粉，臀部用护臀霜。

（7）穿好尿裤、衣服。

（8）核对：检查腕带、脚环、被牌；与家长确认。

（9）整理用物；洗手，记录。

【注意事项】

1. 严格掌握新生儿沐浴时机，应在喂奶前或后1小时，不哭闹、清醒状态下进行沐浴，注意避免在新生儿饥饿时沐浴。

2. 先放水，调好水温，再沐浴；沐浴的过程中绝对不能离开新生儿。

3. 沐浴液不能直接滴在新生儿皮肤上；沐浴时勿使水进入新生儿的耳、鼻、口、眼内。

4. 操作者应动作轻柔，注意保暖，避免新生儿受凉及损伤。

【结局评价】

1. 新生儿沐浴技术操作正确，新生儿愉悦、无哭闹。

2. 产妇对操作过程满意，对新生儿沐浴技术具有一定认知。

【技术拓展】

预防交叉感染：每个新生儿用一套沐浴用品；所有新生儿沐浴完后用消毒液浸泡浴池、浴垫；毛巾清洗消毒。有感染的新生儿应隔离洗浴，将换下的衣物隔离处理。

【临床情境】

足月男婴，于两天前顺利分娩出生，体重3400g，出生1分钟Apgar评分为9分，现一般情况良好，无异常发现。请你评估该新生儿能否进行沐浴？如何实施？

【操作考核评分标准】

新生儿沐浴操作考核评分标准如表6-5所示。

表 6-5 新生儿沐浴操作考核评分标准

班级： 学号： 姓名： 得分：

项目	分值	评分细则	评分等级				得分	备注
			A ×1.0	B ×0.8	C ×0.6	D ×（0～0.5）		
操作前	5	助产士着装及用物准备						
	5	新生儿身份识别						
	5	新生儿评估						
操作中	5	脱衣、称重						
	5	测试水温						
	10	洗脸						
	10	洗头						
	10	洗全身						
	10	消毒脐带						
	5	皮肤护理						
	5	穿好衣服、尿片						
操作后	5	整理用物、洗手、记录						
	5	抚触过程中新生儿愉悦、无哭闹						
其他	10	操作熟练、手法正确						
	5	人文关怀，爱伤观念						

（张 军）

技术五 新生儿游泳技术

新生儿游泳是一种以水为载体的新生儿自主运动。对刚出生的新生儿来说，游泳只是继续在母体羊水中的活动，是非常容易的事情。出生 3 个月内是新生儿学游泳的最理想时期。游泳适用于健康或疾病恢复期的新生儿及婴幼儿。

【目的】

1. 增强新生儿心肌收缩力，增加肺活量，提高抗病能力。

2. 促进新生儿骨骼的发育，加强灵活性和柔韧性，增加肢体协调功能。

3. 刺激新生儿脑神经的发育。

【用物准备】

治疗盘、水温计、合适型号泳圈、一次性水疗垫巾、防水护脐贴、浴巾、棉签、乙醇、新生儿衣服、尿裤。

【操作程序】

1. 评估

(1) 新生儿评估：新生儿体重、体温、黄疸、进食情况、精神状态及有无并发症或合并症。

(2) 环境评估：环境是否清洁、安静，温度是否适宜（26～28℃），检查浴缸内水温 38～40℃。

(3) 游泳圈评估：型号是否合适，保险按扣是否完好、是否漏气等。

2. 准备

(1) 助产士准备：着装整齐，洗手。

(2) 物品准备：备齐用物，将用物放在合适的位置。

(3) 新生儿准备：向新生儿家属解释操作目的，取得其合作。

3. 操作

(1) 核对医嘱，核对新生儿的性别及母亲的姓名、床号，询问新生儿喂养时间。

(2) 将新生儿放置在抚触台上，打开包被，解开衣物，检查全身情况，核对新生儿胸卡。

(3) 给新生儿脐部贴防水护脐贴。

(4) 选择合适型号的游泳圈，检查其安全性。

(5) 一人抱住新生儿，用一只手托着新生儿头、颈、背部，另一手固定，使新生儿头稍向后仰，另一人掰开泳圈开口处，从新生儿颈前部套入游泳圈，认真检查新生儿下颏部是否放在下颏槽内，下颌是否垫托在预设位置（将泳圈的内圈紧贴双下颌部位）。

(6) 扣紧安全扣和安全带，抱新生儿的工作人员托着新生儿头颈背部的手不改变，另一手托着新生儿臀部，逐渐且缓慢入水。

(7) 游泳时间为15～20分钟，同时进行水中抚触（游泳操）并与新生儿进行情感和语言交流。

1) 肩关节：操作者双手分别握着新生儿上臂前后摆动，活动肩关节，然后做小圆周的外展内收运动（角度约30°）。

2) 肘关节：操作者双手分别握着新生儿的前臂，按节拍使肘关节屈、伸（大于90°角）。

3) 腕关节：操作者双手握住新生儿的腕关节，拇指放在新生儿手掌根部（大小鱼际肌处），示指及中指放在手背腕关节处，使腕关节有节拍地屈、伸（角度约50°～60°），然后操作者双手分别握着新生儿上臂由上至下轻柔按摩上肢。

4) 髋关节：操作者双手握着新生儿大腿，按节拍上下摆动大腿（约40°角），然后做小圆周外展、内收运动（约40°角）。

5) 膝关节：操作者双手握着新生儿的小腿，有节拍地使膝关节屈、伸（约70°～90°角）。

6) 踝关节：操作者示指及中指放在新生儿足跟部，拇指放在对侧，使其踝关节有节拍地屈、伸（约40°角），然后操作者双手分别握着新生儿大腿由上至下轻柔按摩下肢。

7) 放松运动：操作者双手在水里摆动，让水产生波浪，新生儿自由活动。

4. 泳毕用大毛巾包好新生儿，打开泳圈搭扣，缓慢取下泳圈，轻柔地取下防水贴，予75%乙醇消毒脐部两次，自然晾干，垫尿布，核对胸卡、性别、床号，包好新生儿。

5. 送新生儿回床边，再次核对胸卡、性别、床号。

6. 取出泳池薄膜，放水，用消毒液擦试泳圈，再用清水冲洗干净，物品归原备用。

7. 洗手并记录。

【注意事项】

1. 根据新生儿的颈圈选择泳圈型号，游泳圈使用前必须进行安全检测（如保险按扣、漏气否等）。

2. 新生儿游泳全过程必须有专人全程监护。

3. 游泳完毕后，要迅速擦干水迹，注意保暖。

4. 当在游泳中发现新生儿面色苍白，全身发抖，必须停止游泳，以免发生不良后果。

【结局评价】

1. 新生儿游泳操作正确，新生儿愉悦、无哭闹。

2. 产妇及家属对操作过程满意，对新生儿游泳意义具有一定认知。

【技术拓展】

新生儿第一次游泳 7 分钟，以后可根据情况适当延长至 15～20 分钟，最长不宜超过 30 分钟。同时要掌握好新生儿在水中的运动量，既不要漂浮着不动，也不要一刻不停地运动四肢。假如游得时间过长或在水中运动过多，会造成新生儿一定程度的疲劳，严重的还会出现虚脱现象。

【临床情境】

邓女士之女，前天 21:06 顺利分娩的足月女婴，体重 3220g，出生 1 分钟、5 分钟 Apgar 评分均正常。现女婴一般情况良好，无黄疸。该新生儿能否进行游泳？如何做？

【操作考核评分标准】

新生儿游泳操作考核评分标准如表 6-6 所示。

表 6-6　新生儿游泳操作考核评分标准

班级：　　　　　　　　学号：　　　　　　　　姓名：　　　　　　　　得分：

项目	分值	评分细则	评分等级				得分	备注
			A ×1.0	B ×0.8	C ×0.6	D ×（0～0.5）		
操作前	5	助产士着装及用物准备						
	10	新生儿评估：状态、喂奶时间						
	5	环境评估						
操作中	5	核对新生儿身份						
	5	给新生儿脐部贴防水护脐贴						
	10	游泳圈安全评估						
	5	正确为新生儿套上游泳圈						
	10	帮助新生儿做游泳操						
	10	泳毕正确抱出新生儿，取下游泳圈						
	5	撕掉游泳护脐贴，正确处理脐部						
	5	新生儿穿好衣服，注意保暖						
操作后	5	洗手、记录						
	5	核对新生儿身份，送回床边						
其他	10	操作熟练、手法正确						
	5	人文关怀，爱伤观念						

（曹文静）

技术六　新生儿抚触技术

新生儿抚触是指用双手对新生儿全身进行有次序、轻柔的爱抚与按摩，有利于新生儿身心健康发育。对产后 12 小时的正常新生儿可进行此项操作，有特殊情况的新生儿不进行抚触，如疑有或确有锁骨骨折、颅内出血、皮下出血、皮肤破损感染、发热未明确原因等。

【目的】

1. 刺激新生儿产生良好的应激能力，促进神经系统的发育，减少哭闹，有助于新生儿免疫系统的完善。

2. 促进新生儿胃肠蠕动，增强对食物的吸收，减少生理性体重下降幅度。

3. 有利于母婴之间的感情交流，满足新生儿情感需求。

【用物准备】

抚触台、室温计、大毛巾、润肤油、爽身粉、干净衣服、纸尿裤。

【操作程序】

1. 评估

(1) 新生儿评估：新生儿精神状态（清醒不烦躁）及有无抚触禁忌证，喂养情况，如吃奶的时间，是否饥饿或过饱，宜在新生儿沐浴后、睡前或两次哺乳之间处于清醒与安静状态进行。

(2) 环境评估：环境是否安全、安静，温度是否适宜，室温宜28～30℃，光线柔和，避免刺激性光源；有条件的可轻声播放轻缓柔和的音乐。

2. 准备

(1) 助产士准备：着装整齐，摘掉手表等饰物，洗手，剪指甲，戴口罩。

(2) 物品准备：备齐用物，将用物放在合适的位置。

(3) 新生儿准备：向新生儿家属解释操作目的，取得其合作。

3. 操作

(1) 取适量润肤油于手掌内，涂抹均匀，温暖双手。

(2) 核对新生儿腕带，将新生儿放置在抚触台上，打开包被，解开衣物，检查全身情况，并与新生儿亲密交流，及时更换尿布。

(3) 抚触

1) 抚触顺序为：前额、下颌、头部、胸部、腹部、四肢、背部、臀部。

2) 按摩方法：

额部：两拇指指腹由眉间向两侧滑动（图6-1）。

下颌部：两拇指指腹由中央向两侧滑行，让上下唇形成微笑状（图6-2）。

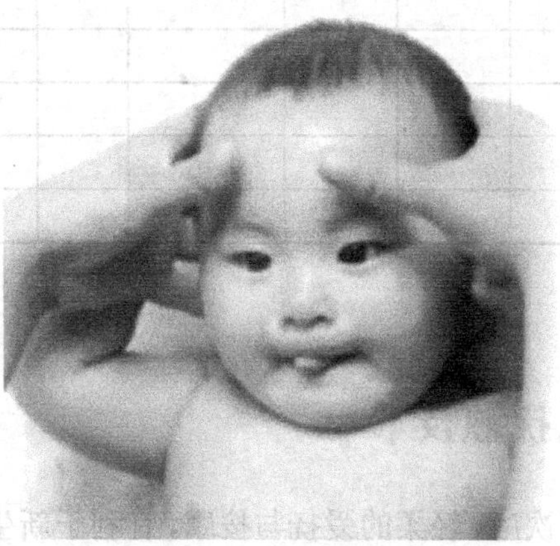

图6-1 抚触额部

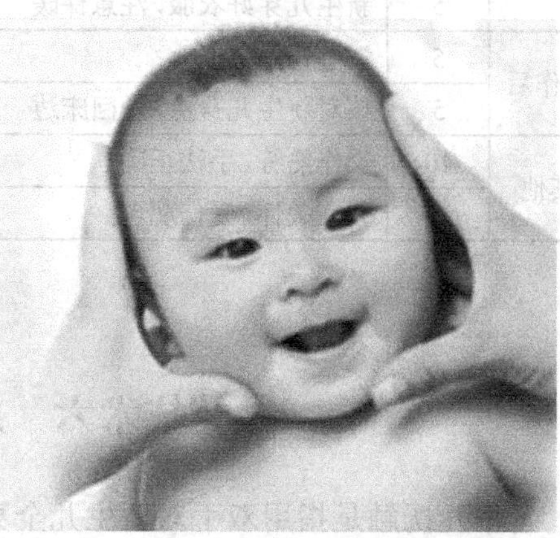

图6-2 抚触下颌部

头部：一手托头，另一手示、中、无名指指腹从前额发际抚向后发际，最后停在耳后乳突处；换手抚触另半部（图6-3）。

胸部：双手示、中指指腹分别由胸部外下方向对侧上方交叉推进，至两侧肩部，在胸部换一个大的交叉，避开新生儿的乳房（图6-4）。

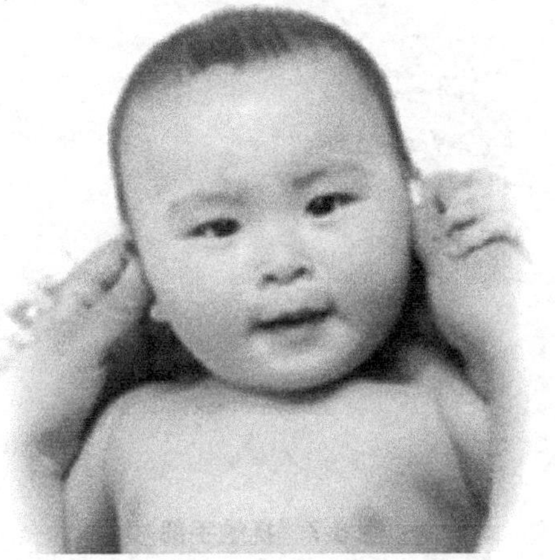

图6-3　抚触头部

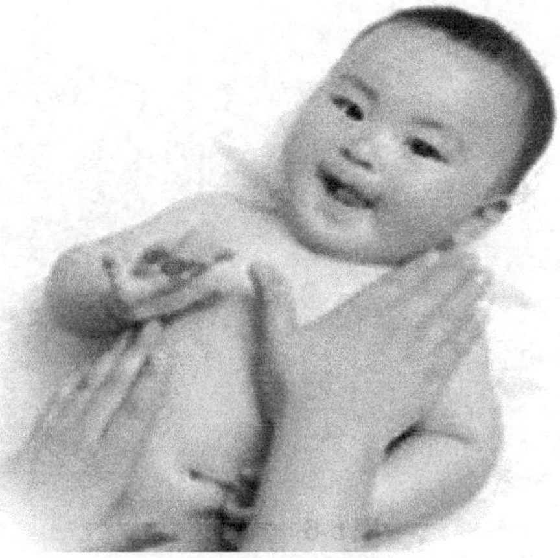

图6-4　抚触胸部

腹部：双手示、中指腹轮换从右下腹至右上腹，左上腹至左下腹做顺时针抚触，避开新生儿脐部（图6-5）。

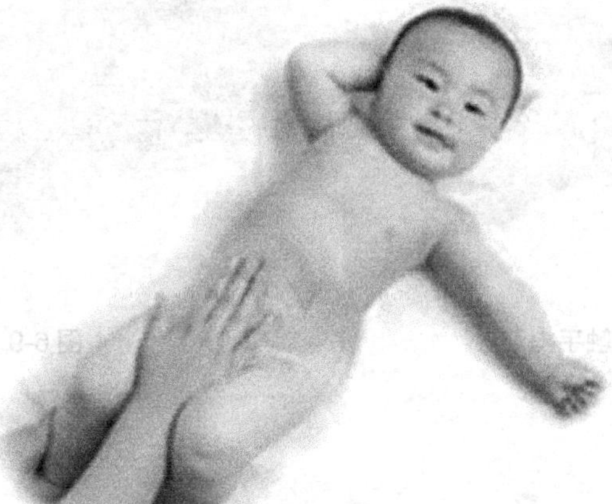

图6-5　抚触腹部

四肢：双手交替从近端向远端轻轻滑行达腕部，然后在重复滑行过程中分段挤捏，按摩肢体肌肉，再用拇指指腹从新生儿掌面向手指方向推进，并从手指两侧轻轻提拉每个手指；同法抚触下肢（图6-6～图6-11）。

背、臀部：使新生儿趴在床上（注意新生儿脸部位置，保证其呼吸通畅），以脊柱为中点，双手示、中、无名指指腹分别平行地放在脊柱两侧，轻轻地从脊柱向外侧滑行，重复数次，从背部上端渐步到下降至臀部（横向抚触）（图6-12）。最后双手轮流由头部沿脊柱抚触至骶部、臀部（纵向抚触）（图6-13），两手掌心在两侧臀部同时做环形抚触。

4. 抚触完之后给新生儿换上纸尿裤，穿好衣服，包好包被，注意保暖。
5. 核对新生儿身份无误之后送回产妇身边。
6. 用物整理，洗手，记录。

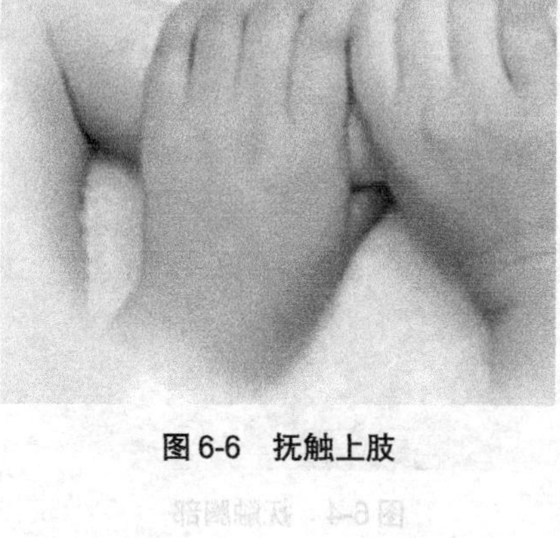

图 6-6 抚触上肢

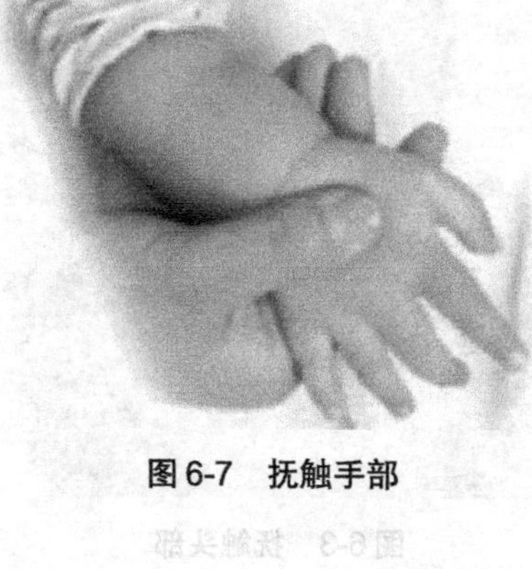

图 6-7 抚触手部

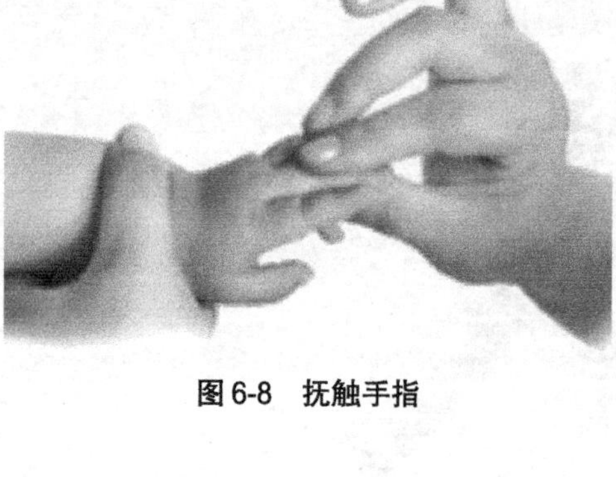

图 6-8 抚触手指

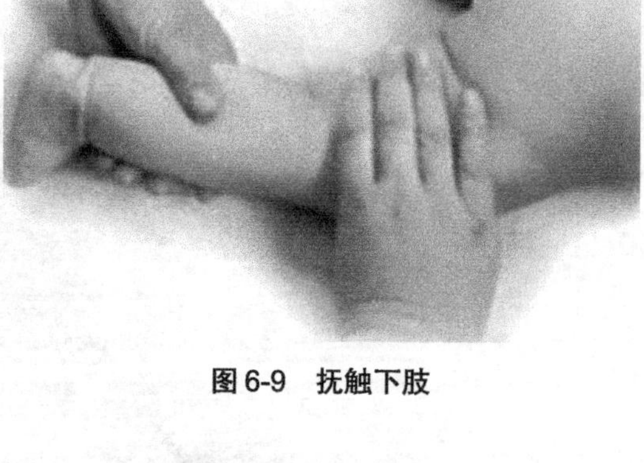

图 6-9 抚触下肢

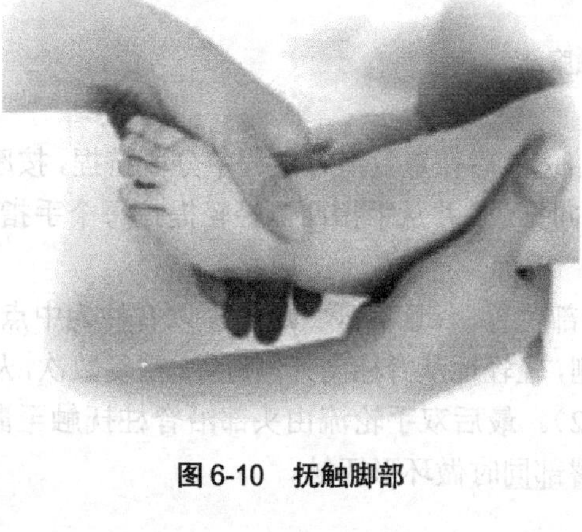

图 6-10 抚触脚部

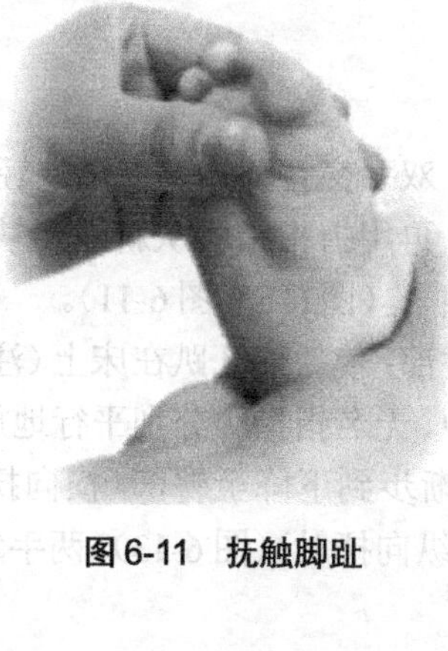

图 6-11 抚触脚趾

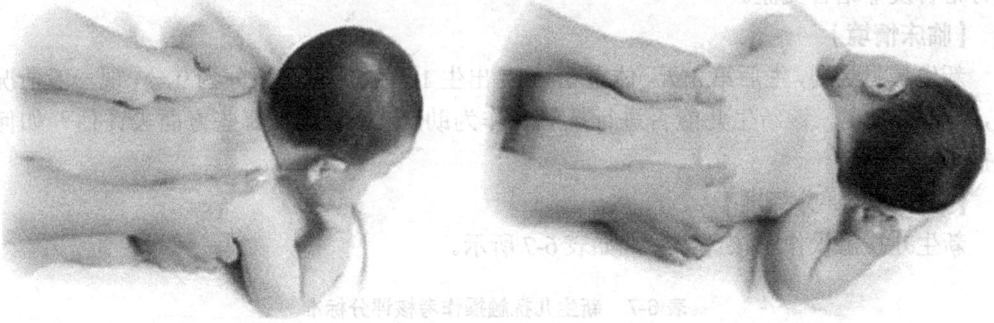

图 6-12　抚触背部

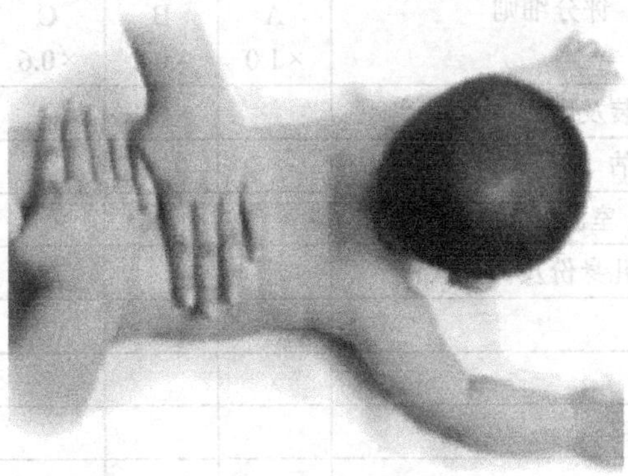

图 6-13　抚触臀部

【注意事项】

1. 抚触过程中手法、力度要适宜、均匀、柔和，切忌用力过猛，以免损伤皮肤。开始按摩时力度要轻，然后逐渐加力，让新生儿慢慢适应。

2. 新生儿进食 1 小时以内及脐带未脱落者不做腹部按摩。每个抚触动作不能重复太多，一般每个部位 4～6 次，以每日 1～2 次，每次 15 分钟为宜。

3. 抚触时应注意与新生儿进行目光与语言交流，抚触时注意观察新生儿的反应，出现哭闹、肌张力增高、肤色变化时应暂停抚触。

【结局评价】

1. 新生儿抚触操作正确，新生儿愉悦、无哭闹。

2. 产妇及家属对操作过程满意，对新生儿抚触意义具有一定认知。

【技术拓展】

尿布更换方法：

1. 打开包被，左手轻轻提起新生儿双足，解下脏的纸尿裤。

2. 用湿纸巾由会阴部至肛门方向擦拭新生儿臀部，检查有无臀红或皮肤破损。如有红臀或破损，涂以护臀霜等或用氧气吹至干燥，不宜紧兜纸尿裤。

3. 将折叠好的纸尿裤垫于臀部下，按照粘贴区的指示粘贴并将纸尿裤防漏隔边向外拉一拉，以防侧漏。纸尿裤应松紧合适，防止因过紧而影响新生儿活动或过松造成大便外溢。同时，操作过程中应观察新生儿大小便的颜色、性状等；操作过程中动作宜轻柔，与新生儿进行语言及非语言交流。

【临床情境】

新生足月男婴，生后第3天，体重3000g，出生1分钟Apgar评分为9分，现一般情况良好，无异常发现。该新生儿能否进行抚触？作为助产士，应该从哪些方面去评估？如何进行抚触操作？

【操作考核评分标准】

新生儿抚触操作考核评分标准如表6-7所示。

表6-7 新生儿抚触操作考核评分标准

班级： 学号： 姓名： 得分：

项目	分值	评分细则	评分等级				得分	备注
			A ×1.0	B ×0.8	C ×0.6	D ×（0～0.5）		
操作前	5	助产士着装及用物准备						
	5	新生儿评估						
	5	环境评估：室温、光线						
操作中	5	核对新生儿身份及体位放置						
	5	润温双手						
	5	抚触额部						
	5	抚触下颌部						
	5	抚触头部						
	5	抚触胸部						
	5	抚触腹部						
	5	抚触四肢						
	5	抚触背部						
	5	抚触臀部						
	5	抚触顺序正确						
操作后	5	更换尿布，包包被						
	5	整理用物、洗手、记录						
	5	抚触过程中新生儿愉悦、无哭闹						
其他	10	操作熟练、手法正确						
	5	人文关怀，爱伤观念						

（曹文静）

技术七 新生儿乙肝疫苗接种技术

乙肝疫苗是一种用来预防乙型肝炎的疫苗。新生儿出生后，在24小时内注射乙肝疫苗，通过人工自动免疫，使新生儿体内产生抗体，防止乙肝病毒感染，阻断母婴传播。

【目的】

预防乙型肝炎。

【用物准备】

注射盘、75%乙醇、棉签、1ml注射器、冰盒、乙肝疫苗、乙肝疫苗接种卡、污物罐、锐器盒。

【操作程序】

1. 查对　新生儿腕带、脚环信息，核对医嘱。

2. 评估

(1) 产妇评估：产妇是否为乙肝病毒携带者或乙肝患者；对乙肝疫苗接种目的及注意事项的认知。

(2) 新生儿评估：了解新生儿出生时间和出生时状况，新生儿有无接种禁忌证及接种部位情况。

(3) 环境评估：安静整洁、温暖舒适。

3. 准备

(1) 助产士准备：着装整齐，洗手，戴口罩。

(2) 物品准备：备齐用物，将用物放在合适的位置。

(3) 新生儿准备：身份识别，向新生儿家属解释操作目的，取得其合作。

(4) 生物制品的准备

1) 检查制品标签：包括名称、剂量、批号、有效期及生产单位，并做好登记。

2) 检查药物：安瓿有无裂痕，药液有无发霉、异物、凝块、变色或冻结等，若发现药液异常，立即停止使用。

3) 根据医嘱选择注射剂量，摇匀后抽吸药液待使用。

4. 疫苗接种

(1) 接种部位：上臂外侧三角肌中部。

(2) 接种途径：肌内注射。

(3) 接种方法：消毒接种部位皮肤，直径≥5cm，待干。绷紧三角肌皮肤，呈90°肌内注射，根据情况刺入针头的1/2～2/3，回抽无回血时开始注射药物。注射完毕后，快速拔出针头，用棉签轻压注射部位。观察新生儿15～30分钟，有无接种反应。

(4) 整理用物并填写新生儿乙肝疫苗接种卡，交代监护人注射后的注意事项及可能出现的反应，及第2次、第3次接种时间。如出现异常及时就诊。

【注意事项】

1. 乙肝疫苗在2～8℃条件下运输和避光储存。避免受到阳光直接照射。

2. 疫苗安瓿开启后未用完应盖上无菌棉球，超过1小时未用完，应弃之。

【结局评价】

1. 操作熟练、动作轻柔、手法正确，剂量准确。

2. 治疗性沟通有效，监护人感到安全和满意。

【技术拓展】

如果母亲为乙肝表面抗原阳性者，则新生儿应在出生时即采用乙肝免疫球蛋白加乙肝疫苗联合免疫，然后1个月和6个月时再分别接种1针乙肝疫苗。

【临床情境】

足月男婴，3小时前剖宫产出生，体重4050g，出生1分钟Apgar评分为9分。请问该男婴适合接种乙肝疫苗吗？如何操作？

【操作考核评分标准】

新生儿乙肝疫苗接种操作考核评分标准如表6-8所示。

表6-8 新生儿乙肝疫苗接种操作考核评分标准

班级： 学号： 姓名： 得分：

项目	分值	评分细则	评分等级				得分	备注
			A ×1.0	B ×0.8	C ×0.6	D ×（0～0.5）		
操作前	5	助产士着装及用物准备						
	5	新生儿身份识别						
	5	新生儿评估						
	5	乙肝疫苗准备						
操作中	10	告知接种目的，有效沟通						
	10	选择接种部位						
	10	按医嘱抽吸药液						
	10	安全注射						
	10	填写新生儿接种卡						
	10	告知注意事项						
操作后	5	整理用物、洗手、记录						
	5	新生儿保暖						
其他	5	操作熟练、手法正确						
	5	人文关怀，爱伤观念						

（吴瑜瑜）

技术八 新生儿卡介苗接种技术

卡介疫苗是一种人工制备的减毒结核活菌苗，接种于人体中，相当于结核菌的初次感染过程，使机体产生对结核病的特异免疫能力。当再次受外来结核菌感染时，可使侵入的结核菌觉局限化，使其不能繁殖及自行播散。对新生儿接种卡介苗可预防结核病。

【目的】

预防结核病。

【用物准备】

注射盘，75%乙醇，棉签，1ml注射器，冰盒，卡介苗，疫苗接种卡，污物罐，锐器盒。

【操作程序】

1. 查对 新生儿腕带、脚环信息，核对医嘱。

2. 评估

(1) 产妇评估：对新生儿卡介苗接种目的及注意事项的认知。

(2) 新生儿评估：了解新生儿出生时间和出生时状况。新生儿有无接种禁忌证及接种部位情况。

(3) 环境评估：安静整洁、温暖舒适。

3. 准备

(1) 助产士准备：着装整齐，洗手，戴口罩。

(2) 物品准备：备齐用物，将用物放在合适的位置。

(3) 新生儿准备：身份识别，向新生儿家属解释操作目的，取得其合作。

(4) 生物制品的准备

1) 检查制品标签：包括名称、剂量、批号、有效期及生产单位，并做好登记。

2) 检查药物：安瓿有无裂痕，药液有无发霉、异物、凝块、变色或冻结等，若发现药液异常，立即停止使用。

3) 根据医嘱选择注射剂量，按规定的方法稀释、摇匀后抽吸药液待使用。

4. 操作

(1) 接种部位：上臂外侧三角肌中部附着处。

(2) 接种途径：皮内注射。

(3) 接种方法：消毒接种部位皮肤，直径≥5cm，待干。绷紧注射部位皮肤，与皮肤呈10°～15°行皮内注射，使注射部位形成一个圆形隆起的皮丘，皮肤变白，毛孔变大，注射完毕后针管顺时针方向旋转180°后，迅速拔出针头。勿按摩注射部位。观察新生儿15～30分钟，有无接种反应。

(4) 整理用物并填写新生儿卡介苗接种卡，交代监护人注射后的注意事项及可能出现的反应，出现异常及时就诊。告知复查时间及地点。

【注意事项】

1. 患急性热病、发烧、皮肤病、严重湿疹、慢性病及早产儿或体重在2500g以下之新生儿，都暂时不要接种卡介苗。

2. 卡介疫苗在2～8℃条件下运输和避光储存。避免受到阳光直接照射。

3. 疫苗安瓿开启后未用完应盖上无菌棉球，超过30分钟未用完，应弃之。剩余疫苗不能随意丢弃，需焚烧处理。

4. 卡介苗皮内注射剂量要准确，严禁皮下注射或肌内注射，防止引起经久不愈的深部寒性脓肿。

5. 1个月内接种不同疫苗时，不可在同臂接种。

【结局评价】

1. 操作熟练、动作轻柔、手法正确，剂量准确。

2. 治疗性沟通有效，监护人感到安全和满意。

【技术拓展】

卡介苗接种的禁忌证：早产儿，低体重儿（出生体重＜2500g），患有结核病、急性传染病、肾炎、心脏病、湿疹、其他皮肤病、免疫缺陷，既往接种疫苗后有严重不良反应者。

【临床情境】

足月男婴，30小时前剖宫产出生，体重3650g，出生1分钟Apgar评分为10分。请问该男婴接种卡介苗需要注意哪些？如何操作？

【操作考核评分标准】

新生儿卡介苗接种操作考核评分标准如表6-9所示。

表6-9 新生儿卡介苗接种操作考核评分标准

班级： 学号： 姓名： 得分：

项目	分值	评分细则	评分等级				得分	备注
			A ×1.0	B ×0.8	C ×0.6	D ×（0～0.5）		
操作前	5	助产士着装及用物准备						
	5	新生儿身份识别						
	5	新生儿评估（体重）						
	5	卡介苗准备						
操作中	10	告知接种目的，有效沟通						
	10	选择接种部位						
	10	按医嘱抽吸药液						
	10	安全注射						
	10	填写新生儿接种卡						
	10	告知注意事项						
操作后	5	整理用物、洗手、记录						
	5	新生儿保暖						
其他	5	操作熟练、手法正确						
	5	人文关怀，爱伤观念						

（吴瑜瑜）

技术九 新生儿足底血采集技术

新生儿足底采血是新生儿筛查的第一个重要环节。新生儿疾病筛查的3种疾病分别是先天性甲状腺功能低下、苯丙酮尿症和红细胞葡萄糖-6-磷酸脱氢酶缺乏症。这些疾病是严重影响新生儿体格、智力发育的先天性、遗传性疾病，应尽早诊断，及早合理治疗。

【目的】

早期发现、早期确诊、早期治疗新生儿G6PD缺乏症、苯丙酮尿症和先天性甲状腺功能减低症。

【用物准备】

治疗盘、一次性采血针、75%乙醇、棉签、采血卡及支架、手套、锐器盒。

【操作程序】

1. 查对 新生儿腕带、脚环信息，核对医嘱。

2. 评估

（1）产妇评估：对新生儿疾病筛查的认识和心理反应。

（2）新生儿评估：出生天数、进食次数、体重、一般情况（病重、输血制品、换血暂时不做）。

（3）环境评估：安静整洁、温暖舒适。

3. 准备

（1）助产士准备：着装整齐，洗手，戴口罩、手套。

（2）物品准备：备齐用物，将用物放在合适的位置，核对采血卡与登记本。

（3）新生儿准备：出生72小时后，7天之内，并充分哺乳（6次以上）。

4. 操作

（1）按摩新生儿足跟，用75%乙醇消毒皮肤，待干。

（2）使用一次性采血针刺足跟内侧或外侧（图6-14），深度＜3cm，用干棉签拭去第一滴血，从第二滴血开始取样。

（3）将滤纸片接触血滴，是血自然渗透至滤纸背面，滤纸正反面血斑一致。采集3个血斑，每个血斑直径＞8cm，不可在同一部位的血斑上重复滴入血液。完成之后用干棉签轻压采血部位止血。

（4）将血片悬空平置，自然晾干至深褐色，避免阳光及紫外线照射、烘烤、挥发性化学物质等污染。检查合格的滤纸干血片至于塑料袋内，保存在2～8℃冰箱中。

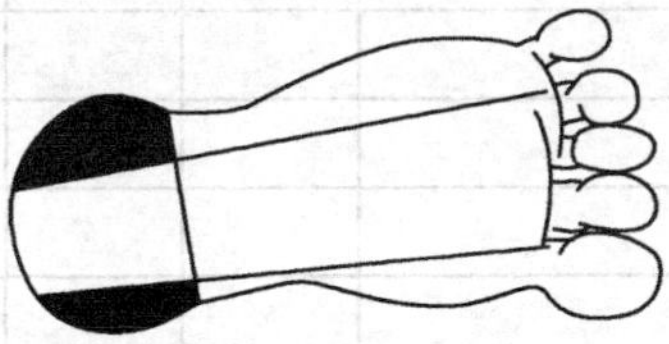

图6-14　足底采血位置

【注意事项】

1. 正常采血时间为新生儿出生72小时之后，7日之内，并充分哺乳。对于各种原因（早产儿、低体重儿、正在治疗疾病的新生儿、提前出院者等）为采血者，采血时间一般不超过出生后20日。

2. 合格滤纸干血片应当符合以下条件：至少3个血斑，且每个血斑直径＞8mm；血滴自然渗透。滤纸正反面血斑一致；血斑无污染；血斑无渗血环。

【结局评价】

1. 新生儿足跟血采集操作熟练、手法正确，新生儿痛苦小，采血部位正确。

2. 治疗性沟通有效，家长感到安全和满意。

【技术拓展】

采足跟血是为了筛查3种疾病：红细胞葡萄糖-6-磷酸脱氢酶缺乏症、先天性苯丙酮尿症和甲状腺功能低下。此3种病主要症状是呆傻、反应慢、发育迟缓等，检查出来国家免费治疗，治愈率达95%以上。如果不筛查，将来得病后是无法治愈的。一般采集足跟血后大约1个月内出结果，如果化验为阳性，则怀疑相关疾病，需要复查，那就得再次采血，如果化验报告为阴性，就不需要再采血了。医疗机构通过电话或信函方式通知新生儿疾病筛查阳性的新生儿家属，所以孕产妇及家属在分娩医院所留电话和通讯地址必须真实、有效。新生儿疾病筛查阳性的父母，应尽早带新生儿到当地新生儿疾病筛查中心复诊，以免延误病情。筛查中心将为新生儿提供诊断和治疗。

【临床情境】

足月男婴，3天前剖宫产出生，体重3650g，出生1分钟Apgar评分为10分，请你为该男婴做足底血采集进行新生儿筛查。

【操作考核评分标准】

新生儿足底血采集操作考核评分标准如表6-10所示。

表 6-10 新生儿足底血采集操作考核评分标准

班级： 学号： 姓名： 得分：

项目	分值	评分细则	评分等级				得分	备注
			A ×1.0	B ×0.8	C ×0.6	D ×（0～0.5）		
操作前	5	助产士着装及用物准备						
	5	环境评估：室温、光线						
	5	新生儿评估						
操作中	5	告知筛查目的						
	5	填写采血卡片						
	5	确定新生儿采血部位						
	5	预处理针刺部位						
	10	针刺采血						
	10	采集血样标本						
	10	采集后处理						
	5	血片保存						
	5	血片递送						
	5	交代注意事项及结果查询						
操作后	5	整理用物、洗手、记录						
	5	新生儿保暖						
其他	5	操作熟练、手法正确						
	5	人文关怀，爱伤观念						

（吴瑜瑜）

技术十　新生儿听力筛查技术

新生儿听力筛查是指使用客观生理学方法和主观测试方法，对所有活产出生的新生儿进行听力筛查。主要是通过耳声发射、自动听力脑干反应和声阻抗等电生理学技术，在新生儿出生后的自然睡眠或安静状态下进行的客观、快速和无创的检查。

【目的】

尽早发现有听力障碍的新生儿，在其语言发育的关键年龄段之前实施适当的干预，使其语言发育不受损害。

【用物准备】

听力筛查设备及计算机、新生儿资料登记表、测试报告单、听力筛查复查通知书、听力筛查补查通知书、筛查之情同意书、筛查数据统计表。

【操作程序】

1. 环境准备　相对安静的专用房间，噪声小，远离电梯或干扰设备，背景噪声≤45dB（A）。

2. 助产士准备　经过听力筛查培训，洗手，手温暖。

3. 新生儿准备　新生儿处于自然睡眠状态或哺乳后的安静状态，取平卧头侧位，检查耳朝上。也可以由家长抱在怀里进行测试。

4. 筛查方法

(1) 清洁耳道，以消除耳道积液造成传音障碍的因素，降低假阳性率。

(2) 根据耳道大小选择型号合适的耳塞。

(3) 放置耳塞，轻轻将耳廓向后下方牵拉，使耳道变直，将探头紧密至于外耳道外三分之一处，其尖端小孔要正对鼓膜，勿使可置换的弹性部分遮盖麦克风和扬声器。

(4) 两耳分别进行测试。仪器自行显示结果，如未通过，需重复2～3次测试。

5. 筛查结果分析　检查结果应使用“通过”(pass)或“未通过”(refer)，不能使用“正常”或“不正常”。

6. 实行两阶段筛查　出院前进行初筛，未通过者42天内进行复筛，仍未通过者转听力检测中心。告知有高危因素的新生儿家长，即使通过筛查仍应注意观察听力变化，3年内每6个月随访一次。

【注意事项】

1. 筛查通过仅意味着此次筛查未发现异常，还有出现迟发型听力损害的可能，需要跟新生儿家长有效沟通。

2. 筛查人员操作中应注意预防交叉感染。

【结局评价】

1. 新生儿听力筛查操作熟练、手法正确，新生儿无痛苦。

2. 筛查结果有效，家长感到安全和满意。

【技术拓展】

预防交叉感染：筛查人员应注意个人卫生，检查前要洗手。如筛查有皮肤感染的新生儿后，应洗手后再对下一个新生儿进行听力筛查。在不同新生儿之间进行筛查，探头的头部用乙醇棉球擦拭消毒，耳塞一人一塞，用后集中以清洁液清洁，擦干水分，消毒备用。对其所有用品，定期用紫外线照射消毒。对特殊感染的新生儿应待其化验结果正常后再进行听力筛查，如梅毒感染。

【临床情境】

足月男婴，2天前顺产出生，体重3650g，出生1分钟Apgar评分为10分。请问该男婴适合新生儿听力筛查需要注意哪些？如何操作？

【操作考核评分标准】

新生儿听力筛查操作考核评分标准如表6-11所示。

表6-11　新生儿听力筛查操作考核评分标准

班级：　　　　学号：　　　　姓名：　　　　得分：

项目	分值	评分细则	评分等级				得分	备注
			A ×1.0	B ×0.8	C ×0.6	D ×(0～0.5)		
操作前	5	助产士着装及用物准备						
	5	环境评估：室温、光线						
	5	新生儿评估						

续表

项目	分值	评分细则	评分等级				得分	备注
			A ×1.0	B ×0.8	C ×0.6	D ×（0～0.5）		
操作中	5	告知筛查目的						
	5	填写知情同意						
	5	新生儿检查状态						
	5	耳道准备						
	5	耳塞选择						
	5	防止耳塞						
	5	进行测试						
	5	筛查结果分析						
	5	筛查结果记录						
	5	后续处理						
	5	告知结果及复筛时间						
操作后	5	整理用物、洗手、记录						
	5	新生儿愉悦、无哭闹						
其他	5	操作熟练、手法正确						
	5	人文关怀，爱伤观念						

（吴瑜瑜）

技术十一　新生儿经皮胆红素测定技术

经皮胆红素测定是用经皮胆红素测定仪（又名经皮黄疸测定仪），通过测定沉淀于新生儿皮肤组织内胆红素的浓度，得到相关的血清胆红素浓度。

【目的】

对新生儿黄疸情况进行动态监测，有助于及时处理，避免胆红素脑病的发生。

【用物准备】

经皮胆红素测定仪，新生儿登记表。

【操作程序】

1. 评估

(1) 环境准备：环境安静，温暖，整洁，舒适。

(2) 助产士准备：仪表端庄，着装整洁，洗手，戴口罩。

(3) 新生儿准备：安静状态，不烦躁，不哭闹，仰卧位。

2. 经皮胆红素测定

(1) 测量部位：新生儿前额或胸骨部位。

(2) 测量方法：在新生儿安静状态下，将经皮胆红素测定仪的探头垂直对准测量点，使探头与皮肤全面接触，向下按压探头。

(3) 测量结果：显示器上的直接读数为血清胆红素浓度值，显示单位可设置为“mg/dl 或 μmol/L”，单位可转换。并准确记录结果。

3. 测量后的工作　教会家长观察黄疸程度、进展情况、胆红素脑病的早期表现，指导喂养方法。

【注意事项】

经皮胆红素测定反映的是血清总胆红素水平，不能替代标准生化法检测血清胆红素水平，也不能作为判断治疗方法的标准。

【结局评价】

1. 新生儿经皮胆红素测定操作熟练、手法正确，新生儿无哭闹。

2. 沟通有效，家长感到安全和满意。

【临床情境】

足月男婴，1 天前剖宫产出生，体重 3650g，出生 1 分钟 Apgar 评分为 10 分。请问该男婴应该怎样检测黄疸？

【操作考核评分标准】

新生儿经皮胆红素测定操作考核评分标准如表 6-12 所示。

表 6-12　新生儿经皮胆红素测定操作考核评分标准

班级：　　　　学号：　　　　姓名：　　　　得分：

项目	分值	评分细则	评分等级				得分	备注
			A ×1.0	B ×0.8	C ×0.6	D ×(0～0.5)		
操作前	5	助产士着装及用物准备						
	5	环境评估：室温、光线						
	5	新生儿评估						
操作中	10	告知测量目的，有效沟通						
	10	选择测量部位						
	10	测量方法						
	10	读数方法						
	10	准备记录结果						
	10	健康宣教指导喂养						
操作后	5	整理用物、洗手、记录						
	5	新生儿愉悦、无哭闹						
其他	10	操作熟练、手法正确						
	5	人文关怀，爱伤观念						

（吴瑜瑜）

技术十二　暖箱和蓝光照射的使用技术

新生儿暖箱是一种为新生儿提供适宜温度和湿度环境的辅助设备，帮助新生儿维持体温的稳定，提高未成熟儿的成活率，避免因低体温造成缺氧、低血糖、硬肿等一系列并发症。一般体重小于 2000g 者，应尽早将新生儿置于暖箱中保暖。

蓝光照射，即光照疗法，是一种降低血清胆红素的简单易行的方法，在光的作用下，将有毒的、脂溶性的未结合胆红素（在人体内还没有经肝脏代谢的胆红素），变成无毒的、能够溶解在水的物质，经过胆汁排泄到肠道路，或从尿中排除体外。它的具体方法是将新生儿裸体放入蓝光箱内（双眼、外阴用黑色布遮住，以防损伤），光疗时间可以连续24～72小时，或间断照射6～12小时后停止2～4小时，对一般黄疸大多数只需要24～48小时就可获得满意效果。

【目的】

1. 保暖，使早产儿、低出生体重儿体温维持在正常范围。

2. 保护性隔离，暴露脓疱疮、尿布疹、烫伤等皮肤受损患儿患处皮肤，保持局部干燥，减少衣物摩擦损伤，促进愈合。

3. 蓝光照射治疗新生儿生理性黄疸。

【用物准备】

暖箱、床单、温湿度计、灭菌注射用水、快速手消毒液、消毒床单、清洁暖箱罩、眼罩。

【操作程序】

1. 入暖箱前准备

(1) 评估：了解患儿的胎龄、体重、出生日龄、生命体征、有无并发症等。估计常见的护理问题，操作前洗手。

(2) 环境准备：室内温湿度适宜，以减少辐射散热。避免将暖箱放在阳光直射、有对流风或取暖设备附近，以免影响箱内温度。

(3) 患儿准备：患儿穿单衣、裹尿布，并向患儿家长解释使用暖箱的目的及注意事项。

2. 预热暖箱

(1) 打开暖箱加水抽屉，向水箱内加入灭菌注射用水。

(2) 接通电源，开机。

(3) 预热

1) 选择温度控制模式：箱温控制/肤温控制。

2) 设置箱温/肤温以及湿度，开始预热。暖箱温度设定参照不同年龄及体重新生儿适中温度调节对照表见表6-13。对于肛温＜30℃的低体温患儿，预设箱温比肛温高1～2℃，箱温不宜过高。相对湿度一般为55%～65%，对于早产超低体重儿湿度要求可遵照医嘱适当调高。

表6-13 不同年龄及体重新生儿适中温度调节对照表

年龄及体重	开始温度（°C）	范围
0～6小时		
＜1200g	35	34.0～35.4
1200～1500g	34.1	33.9～34.4
1501～2500g	33.4	32.8～33.8
2500g以上或36周以上	32.9	32.0～33.8
6～12小时		
＜1200g	35	34.0～35.4
1200～1500g	34	33.5～34.4

续表

年龄及体重	开始温度(°C)	范围
1501～2500g	33.1	32.2～33.8
2500g 以上或 36 周以上	32.8	31.4～33.7
12～24 小时		
<1200g	34	34.0～45.4
1200～1500g	33.8	33.3～34.3
1501～2500g	32.8	31.8～33.8
2500g 以上或 36 周以上	32.4	31.0～33.7
24～36 小时		
<1200g	34	34.0～35.0
1200～1500g	33.6	33.1～34.2
1501～2500g	32.6	31.6～33.5
2500g 以上或 36 周以上	32.1	30.7～33.5
36～48 小时		
<1200g	34	34.0～35.0
1200～1500g	33.5	33.0～34.1
1501～2500g	32.5	31.4～33.5
2500g 以上或 36 周以上	31.9	30.5～33.3
48～72 小时		
<1200g	34	34.0～35.0
1200～1500g	33.5	33.0～34.1
1501～2500g	32.3	31.2～33.4
2500g 以上或 36 周以上	31.7	30.1～33.2
72～96 小时		
<1200g	34	34.0～35.0
1200～1500g	33.5	33.0～34.0
1501～2500g	32.2	31.1～33.2
2500g 以上或 36 周以上	31.3	29.8～32.8
4～12 天		
<1500g	33.5	33.0～34.0
1501～2500g	32.1	31.0～33.2
2500g 以上或 36 周以上		
4～5 天	31	29.5～32.6
5～6 天	30.9	29.4～32.3
6～8 天	30.6	29.0～31.8
8～10 天	30.3	29.0～31.8
10～12 天	30.1	29.0～31.4
12～14 天		
<1500g	33.5	32.6～34.0
1501～2500g	32.1	31.0～33.2
2500g 以上或 36 周以上	29.8	29.0～30.8

续表

年龄及体重	开始温度(°C)	范围
2～3周		
<1500g	33.1	32.2～34.0
1501～2500g	31.7	30.5～33.0
3～4周		
<1500g	32.6	31.6～33.6
1501～2500g	31.4	30.0～32.7
4～5周		
<1500g	32.6	31.2～33.0
1501～2500g	31.4	29.5～32.2
5～6周		
<1500g	32	30.6～32.3
1501～2500g	30.9	29.0～31.6

3. 入箱后护理

(1) 将患儿抱入暖箱，取舒适体位。要求：身体呈中位，床头抬高，下颌微收靠近身躯，颈部保持正中，肩部、髋关节内收，膝关节自然弯曲。可使用自制的鸟巢或床单卷围住或包裹新生儿，并取侧卧位或俯卧位。

(2) 定时监测体温。常规每4小时监测新生儿体温1次，同时记录箱温；若患儿肛温>30℃，须每小时监测体温，直至体温恢复正常；若患儿肛温<30℃，每小时监测体温，同时每小时提高箱温1～1.5℃，最高不超过34℃。待患儿体温恢复正常后，根据体重、胎龄及生后天数调节合适的暖箱温度。

(3) 一切护理操均通过操作孔在暖箱内集中进行，尽量避免打开箱门，如需长时间操作，应将患儿抱至新生儿复苏抢救台进行。

(4) 为提高保暖效果，可在暖箱外加盖暖箱保暖罩(同时减少光线对新生儿的刺激)，操作窗佩戴塑料套，早产超低体重儿戴帽子、穿袜子。另外，更换床单、包被需提前预热。

4. 暖箱的清洁

(1) 每天使用消毒毛巾擦拭暖箱内外，如遇奶渍、葡萄糖等污渍应随时擦去。忌用乙醇等有机溶剂清洁暖箱罩。

(2) 使用中的暖箱每7天更换1次，进行清洁消毒。

5. 暖箱使用中的安全管理

(1) 暖箱内放置温湿度计，每4小时观察记录1次，同新生儿体温监测同时进行。

(2) 每班交接时查看暖箱控制窗及显示窗，确保暖箱在正常工作中，并填写仪器使用登记本。

(3) 暖箱发出报警信号，及时处理。

6. 出暖箱　患儿达到出暖箱条件，出箱时使用温暖的衣服包被，包裹好患儿、抱出暖箱。关机，关闭电源。患儿出暖箱的条件如下：

(1) 患儿体重达2000g或以上，体温正常。

(2) 患儿在室温24～26℃环境条件下，能维持正常的体温，吃奶好，体重稳定增长者。

【注意事项】

1. 不要将通风口堵塞，以免箱内环境过热，从而造成伤害或烫伤。

2. 定期检查空气过滤材料，并及时更换。一个附着赃物的空气过滤材料会增加暖箱内二氧化碳浓度，严格遵照仪器说明更换过滤材料。如宁波戴维暖箱过滤膜要求2个月更换1次，阿童木暖箱要求3个月更换。

3. 正确使用皮肤温度传感器。患者取仰卧位，探头置于患儿剑突与肚脐之间，避开肝脏部位；患儿俯卧位，应将探头置于患儿背部，最好是肾脏位置。切记，不要将皮肤温度传感器置于患者的下方。

4. 水箱内只加灭菌注射用水，每24小时更换。严禁向暖箱内加温度>40℃的水，严禁骤然提高箱温。

5. 进行蓝光照射时，一定要注意给患儿戴上眼罩。

【结局评价】

1. 新生儿体温维持在正常范围，肢端温暖。

2. 新生儿在暖箱中无烫伤、无冻伤、无皮肤擦伤发生。

【技术拓展】

暖箱内早产儿光疗技术：

因蓝光箱仅用于足月儿的黄疸治疗，不得作为培养箱使用。因此，暖箱内的早产儿需要光疗时，可使用移动的蓝光灯。若胆红素水平高，可在患儿两侧增加单面光源加强疗效，每2小时更换体位一次；加强体温监测，每小时测体温1次；根据体温调节箱温，必要时暂停光疗，待体温恢复正常后再继续治疗；暖箱湿度相对不宜过高，以免水蒸气影响光疗效果。患儿光疗准备及注意事项可参照儿科护理学光照疗法。光照时需给患儿戴上眼罩。

【临床情境】

新生儿毛毛，28周，体重1000g，生后1小时，需入住暖箱。请问为该新生儿准备的暖箱预设温度是多少？如何提高保暖效果及促进患儿舒适？

【操作考核评分标准】

新生儿暖箱使用操作考核评分标准如表6-14所示。

表6-14 新生儿暖箱使用操作考核评分标准

班级： 学号： 姓名： 得分：

项目	分值	评分细则	评分等级				得分	备注
			A ×1.0	B ×0.8	C ×0.6	D ×(0～0.5)		
操作前	5	助产士着装及用物准备						
	10	新生儿评估：胎龄、体重、出生日龄、生命体征、有无并发症等						
操作中	5	灭菌注射用水加至水位线						
	5	预设暖箱温湿度合适						
	15	患儿在暖箱内体位舒适，肤温探头贴放位置正确						
	10	定时监测及记录患儿体温						

续表

项目	分值	评分细则	评分等级				得分	备注
			A ×1.0	B ×0.8	C ×0.6	D ×（0~0.5）		
操作中	10	根据患儿体温正确调节箱温						
	5	辅助保暖用物使用恰当						
	10	达到出箱条件（口述）患儿出暖箱						
	5	安置患儿						
操作后	5	整理用物、洗手、记录						
其他	5	操作规范熟练、准确						
	10	人文关怀、爱伤观念						

（徐慧颖）

第七章 产科常用急救技术

分娩期母体和宫内胎儿均会发生难以预测的临床变化，脐带脱垂、胎儿窘迫、产后出血、围生期孕产妇突发呼吸心搏骤停等危急事件均可能发生。一旦发生，孕产妇和围生儿生命则危在旦夕，死亡率极高。临床上需争分夺秒、灵活应对，才有机会力挽狂澜。因此，规范产科急救护理技术、模拟情景演练非常重要。熟练掌握产科急救技术是助产士专业价值的重要体现。本章实训项目包括：脐带脱垂应急处理、产后出血急救护理、新生儿复苏、孕产妇复苏。

技术一　脐带脱垂应急处理技术

脐带脱垂是产科最紧急的急诊之一，一般是指胎膜破裂脐带脱出于宫颈外口外，降至阴道内甚至露于外阴部。脐带脱垂对胎儿的危害严重，脐带在胎儿的先露部分和骨盆边缘或侧壁之间受挤压或闭塞，阻断了胎盘与胎儿之间的脐血流导致缺血缺氧甚至死亡。

【目的】

1. 解除脐带受压、恢复或改善宫内胎儿的血液循环。

2. 迅速选择分娩方式终止妊娠并做好新生儿窒息复苏的准备。

【用物准备】

1. 一般用物　阴道检查的消毒物品、吸氧套装、输液物品、一次性产包、阴道助产器械包、剖宫产手术包。

2. 抢救物品　成人吸痰机、成人及新生儿抢救车及相关物品。

【操作程序】

1. 评估

(1) 母胎评估：对胎心率、胎方位、宫缩、宫口扩张程度，胎先露下降程度，孕妇体位以及孕妇心理状态进行全面评估。

(2) 环境评估：环境是否整洁、整齐、安静、安全。

2. 准备

(1) 助产士准备：着装整齐，戴口罩，洗手。

(2) 物品准备：备齐用物，将用物放在合适位置。

(3) 孕妇准备：向孕妇解释操作目的，取得其合作。

(4) 环境准备：疏通环境，扩大抢救空间，转移抢救室间非抢救物品和人员。

3. 操作

(1) 呼救：阴道检查后发现脐带脱垂，立即手推先露部至骨盆入口以上，至胎儿娩出。大声呼叫："脐带脱垂，快帮忙抢救。"台下巡回助产士启动院内急救系统，即刻通知助产士(主管或高级责任助产士)、产科上级医师、儿科医师。准备急救物品，配合医师抢救。

(2) 告知并安抚产妇，帮助产妇去枕，取头低臀高位，给予 8～10L/min 高流量吸氧，持续电子胎心监测。

(3) 建立静脉通道，遵医嘱给予平衡液 500ml 静脉滴注，口服或静脉滴注 β_2 肾上腺素受体激动剂，抑制子宫收缩，改善胎盘、脐带血流灌注。

(4) 分娩方式的准备

1) 剖宫产：即刻做好留置尿管、腹部手术野消毒等术前准备并通知手术室助产士及麻醉师在产房急诊手术，并配合儿科医师做好新生儿窒息复苏抢救的准备。

2) 阴道分娩：即刻做好上台及新生儿抢救准备，使用阴道助产结束分娩。

3) 死胎或死产：若脐带停止搏动，胎心音消失，做好解释工作，等待自然分娩。

(5) 胎儿娩出：配合新生儿科医师进行新生儿窒息复苏抢救，复苏后生命体征平稳，行新生儿护理完毕后，遵医嘱转新生儿科 / 产后区。

(6) 术后：预防使用抗生素和缩宫素，防止产后出血和产褥感染，产妇术后转产后区观察。

(7) 整理用物，洗手。

(8) 记录。

【注意事项】

1. 脐带脱垂抢救成功的关键 早期发现和发现后尽快解除脐带受压并终止妊娠。脐带受压到胎儿娩出的时间越短越好，最好控制在 6 分钟以内，最长不要超过 10 分钟。

2. 做好孕产妇及其亲属的解释工作，配合抢救。

3. 减少搬动，如需剖宫产，即刻在产房内手术。

【结局评价】

1. 及早发现脐带脱垂，并妥善处理，尽快娩出胎儿，胎儿存活，产妇无严重并发症。

2. 助产士能严密监测胎心变化，处理流程熟练。

【技术拓展】

1. 自然破膜或人工破膜者，一旦发现胎心率突然减慢，应考虑脐带脱垂，立即行阴道检查，了解有无脐带脱垂和脐带有无搏动。

2. 在实施手推胎先露时动作轻柔，尽量不要触摸或刺激脐带，以免兴奋迷走神经，胎心率减慢，加剧胎儿窘迫；不主张进行脐带回纳手术。手推胎先露至骨盆入口，可以留置尿管并朝膀胱内注入生理盐水 500ml，阻止胎先露的下降和压迫。另外，也可采取脐带外露对侧 30° 卧位，减轻胎先露对脐带的压迫。

3. 产房产床可截石位剖宫产，因产妇为饱食后手术，易发生呕吐和误吸，孕产妇头朝一侧，备好吸痰机和手术吸引器。麻醉师做好气管插管准备。

【临床情境】

王女士，30 岁，已婚，G_2P_0，孕 38 周。因阴道大量流液伴下腹阵痛 1 小时入院。医师进行阴道检查：头位、单活胎，LOT，宫口开 3cm，先露 S^{-4}。入室行胎心监测 20 分钟，发现胎心率突然变慢 106 次 / 分。立即行阴道检查发现脐带脱出宫颈口。此刻助产士应该如何处理紧急状况？应从哪些方面去评估和抢救？

【操作考核评分标准】

脐带脱垂应急处理考核评分标准如表 7-1 所示。

表 7-1　脐带脱垂应急处理考核评分标准

班级：　　　　　学号：　　　　　姓名：　　　　　得分：

项目	分值	评分细则	评分等级				得分	备注
			A ×1.0	B ×0.8	C ×0.6	D ×(0～0.5)		
操作前	5	助产士着装及用物准备						
	5	脐带脱垂评估						
	5	环境评估：室温、光线						
操作中	5	体位放置						
	5	上推胎先露						
	5	持续胎心监护						
	5	呼救和吸氧						
	5	建立静脉通道						
	5	宫缩抑制剂的使用						
	5	分娩方式的选择						
	5	阴道助产的配合						
	5	产房剖宫产术前准备						
	5	术前胎心听诊						
	5	手术中的配合						
	5	新生儿复苏配合						
操作后	5	整理用物、洗手、记录						
	5	抢救过程中孕产妇配合情况 新生儿评分						
其他	10	操作熟练、手法正确						
	5	人文关怀观念						

（李映桃）

技术二　产后出血急救护理技术

胎儿娩出后 24 小时内出血量超过 500ml 者称产后出血。产后出血是分娩期严重并发症，居我国目前孕产妇死亡原因的首位，其发生率占分娩总数的 2%～3%。若短时间内大量失血可迅速发生失血性休克，严重者危及产妇生命，因此产后出血急救护理技术是助产士必须掌握的一门重要技能。

【目的】

1. 针对出血原因，迅速止血。

2. 积极容量复苏，补充血容量、防治休克、预防并发症。

【用物准备】

1. 一般物品 输液车、阴道检查包、吸氧管、心电监护仪等。

2. 抢救物品 成人抢救车，Cook 止血球囊或避孕套、纱布或碘纺纱等。

【操作程序】

1. 评估

（1）产妇评估：生命体征、神志、出血量的评估。详见第三章技术十一。

（2）环境评估：操作台是否无菌，环境是否安全、安静、宽敞、清洁。

2. 准备

（1）助产士准备：着装整齐，戴口罩、帽子，洗手。

（2）物品准备：备齐用物，将用物放在合适的位置。

（3）孕妇准备：向孕妇解释操作目的，取得其合作。

（4）环境准备：疏通环境，扩大抢救空间，转移抢救室间非抢救物品和人员。

3. 操作

（1）产后 2 小时出血量 >400ml 为产后出血处置预警线，应迅速启动一级急救处理，立刻大声呼叫："产后出血，快帮忙抢救。"即刻通知助产士（主管或高级助产士）、产科上级医师。准备急救物品，配合医师抢救。若产妇清醒，向产妇告知病情，予以安抚，指导其配合。

（2）迅速建立 2 条畅通的静脉通道容量复苏，持续心电监护，监测生命体征和尿量，交叉配血。通知血库和检验科做好配血和输血准备。容量复苏原则为补液应先晶体后胶体，先盐后糖，纠正酸中毒，必要时输血。15～20 分钟内输注晶体液 1000ml，再输注胶体液 500ml。

（3）进行呼吸管理，保持气道通畅，必要时面罩给氧，流量 7～12L/min，维持血氧 $SPO_2 \geq 95\%$。进行基础的实验室检查（血常规、凝血功能、DIC 组合、肝肾功能检查等）并行动态监测。

（4）宫缩剂的应用：遵医嘱给予卡前列素氨丁三醇（欣母沛）250μg 宫颈或肌内注射，再给予平衡液 500ml 加入缩宫素 10～20U 静脉滴注维持 6 小时，视情况用前列腺素制剂，如卡孕栓 1mg 塞肛内使用或米索前列醇 400～600mg 口服。

（5）积极寻找出血原因，迅速止血

1）子宫收缩乏力：排空膀胱。按摩子宫，一手握拳置阴道前穹隆，向前、向上压住子宫前壁，另一只手在腹部按压子宫后壁，并作按摩，可刺激子宫收缩并能压迫子宫内血窦；按摩时间以子宫恢复正常收缩并能保持良好收缩状态为止，并配合应用宫缩剂。水囊或纱条宫腔填塞，用于产后出血经按摩和宫缩剂治疗效果不佳者。水囊可以用 Cook 止血球囊或避孕套做成，放入宫腔，注入生理盐水 500ml。纱条则可用码纱或碘纺纱从一侧宫角填起，顺序均匀填满宫腔至阴道上段，宫腔填塞后应密切观察出血量、子宫底高度、生命体征变化等，动态监测血红蛋白、凝血功能的状况，以避免宫腔积血，水囊或纱条放置 24～48 小时后取出，要注意预防感染。若子宫仍然出血，止血效果不佳，有介入手术条件的即做好经导管动脉栓塞术或急诊子宫切除手术的各项准备。

2）胎盘残留：胎儿娩出后阴道流血较多或 15 分钟后胎盘无剥离征象，通知医师，与产妇解释病情后行徒手剥离胎盘术。若剥离胎盘后检查部分胎盘残留，子宫活动性出血，必要时协助医师超声介导下清宫。

3）软产道裂伤：应在良好的照明下，查明损伤部位，注意有无多处损伤，缝合时尽量恢复原解剖关系，并应超过裂伤顶端 0.5cm 缝合。血肿应切开清除积血，缝扎止血或碘仿纱条填塞血肿压迫止血，24～48 小时后取出。小血肿可密切观察，采用冷敷、压迫等保守治疗。宫颈裂伤、会阴深度裂伤或产道血肿，应请示上级医师缝合。

4）凝血功能障碍：观察出血是否稀薄、无黏性、不凝固，如有凝血功能障碍，立即报告医师，并遵医嘱迅速补充相应的凝血因子。

5）子宫内翻：立即通知麻醉师，医师在麻醉下将经阴道子宫手法复位或准备开腹手术复位。

（6）治疗效果的监测与评估：密切观察生命体征、神志、皮肤颜色以及阴道流血等情况，如有休克征象立即报告医师。补充血容量应遵循达到 2 个“100”：即收缩压＞100mmHg，心率＜100 次/分；达到 2 个“30”：尿量＞30ml/h，HCT＞30%。

（7）生活护理：病情稳定后再次解释病情并予心理护理，清醒者予温开水口服，密切观察出血情况，宫底沙袋加压，每 15 分钟按压一次宫底并测量生命体征，抢救后生命体征平稳大于 2 小时、子宫收缩良好可转产后区观察。

（8）整理用物，洗手。

（9）记录。

操作程序如产后出血规范处理流程，见图 7-1。

【注意事项】

1. 正确估计出血量是抢救成功的关键第一步，可用称重法、容积法加面积法计量出血量。详见第三章技术十一。

2. 查找出血原因和补液容量复苏需同时进行，快速补充血容量预防并发症。

3. 补液容量复苏原则　先晶体（平衡液、林格液、生理盐水），再胶体（白蛋白），最后血液（红细胞、血浆、冰冻血浆、血小板浓缩液、冷沉淀物）。一般产后出血患者血制品的输注比例为红细胞∶新鲜冰冻血浆∶血小板为 6∶4∶1，但凶险型前置胎盘患者则主张为 1∶1∶1。

4. 注意宫缩剂的特性　缩宫素有受体饱和现象，24 小时总量应控制在 60U 内。前列腺素为强宫缩剂可引起全子宫协调有力收缩。哮喘、心脏病和青光眼患者禁用，高血压患者慎用；其副反应有暂时性恶心、呕吐、腹泻等。

【结局评价】

1. 产妇出血得以控制，血压恢复正常，全身状况得以改善。

2. 助产士熟练掌握产后出血急救护理流程，与家属能做好良好沟通。

【技术拓展】

产后出血的预防

（1）加强产前保健：产前积极治疗基础疾病，充分认识产后出血的高危因素，高危孕妇应于分娩时转诊到有输血和抢救条件的医院。按围产保健分级管理和高危孕产妇的监测和转诊制度执行。

（2）积极处理第三产程：循证医学研究表明，第三产程积极干预能有效降低产后出血量和发生产后出血的危险度。积极处理第三产程包含 3 个主要的干预措施：①头位胎儿前肩娩出后、胎位异常胎儿全身娩出后、多胎妊娠最后一个胎儿娩出后，预防性应用缩宫素（Ⅰa 级证据），使用方法为缩宫素 10U 肌内注射或 5U 稀释后静脉滴注，也可 10U 加入 500ml 液体中，以 100～150ml/h 静脉滴注；②胎儿娩出后（45～90 秒）及时钳夹并剪断脐带，有控制

积极处理第三产程

预警：一级急救处理

产后2h内出血>400ml

求助
建立两条可靠的静脉通道
吸氧
监测生命体征、尿量
检查血常规、凝血功能、交叉配血
积极寻找原因并处理

出血量：500~1500ml

处理线：二级急救处理

病因治疗

抗休克治疗	宫缩乏力	产道损伤	胎盘因素	凝血功能障碍
扩容 给氧 监测出血量、生命体征和尿量、血氧饱和度、生化指标等	按摩子宫 使用子宫缩剂 宫腔水囊或纱条填塞 B-Lynch及其他子宫缝合术 子宫血管结扎	缝合损伤 清除直径>3cm血肿 恢复子宫解剖位置	人工剥离 刮宫等	补充凝血因子： 新鲜冷冻血浆、冷沉淀、凝血酶原复合物、血小板等

出血量：>1500ml

危重线：三级急救处理

继续抗休克和病因治疗
呼吸管理
容量管理
DIC的治疗
使用血管活性药物
纠正酸中毒
应用抗生素
必要时行子宫动脉栓塞或子宫切除术
重要脏器功能保护：心、脑、肺、肾等
重症监护（麻醉科、血液科、ICU等）

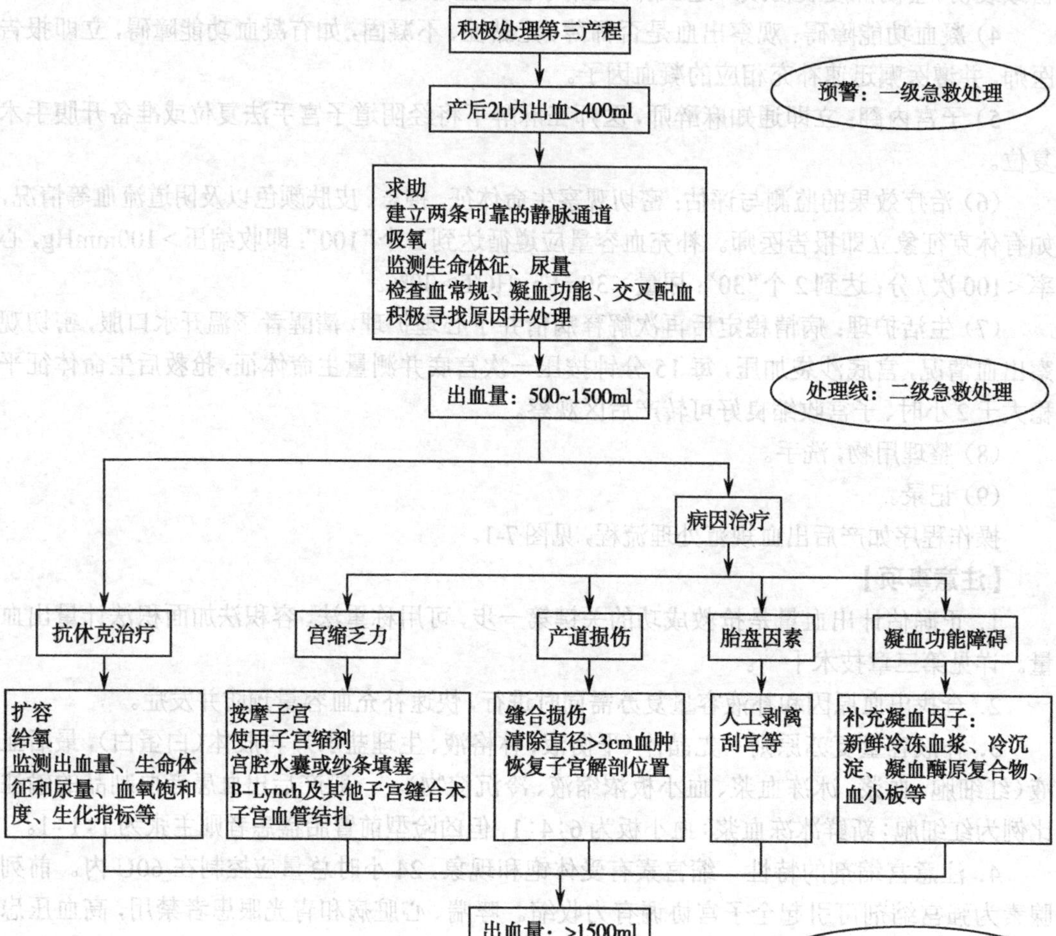

图7-1 产后出血规范处理流程图

地牵拉脐带协助胎盘娩出；③胎盘娩出后按摩子宫。产后2小时是发生产后出血的高危时段，应密切观察子宫收缩情况和出血量变化，并应及时排空膀胱。

(3) 孕妇为稀有血型者，孕期做好自体血储血准备，分娩期做好回收自体血准备，或做好亲属互助献血工作。

【临床情境】

肖女士，32岁，已婚，G_2P_1，孕39周，LOA，单活胎，临产。产前胎儿体重估计4000g，头盆评分7分，产妇要求阴道试产，产程进展顺利，现宫口开全，S^{+3}，已做好接生准备。助产士行会阴侧切后，顺利娩出一活男婴，产时出血约650ml。此时是否诊断为产后出血？应采取哪些抢救措施？

【操作考核评分标准】

产后出血应急处理考核评分标准如表7-2所示。

表7-2　产后出血应急处理操作考核评分标准

班级：　　　　　　　　学号：　　　　　　　　姓名：　　　　　　　　得分：

项目	分值	评分细则	评分等级				得分	备注
			A ×1.0	B ×0.8	C ×0.6	D ×(0～0.5)		
操作前	5	助产士着装及用物准备						
	5	出血量评估						
	5	环境评估：室温、光线						
操作中	5	查找出血原因						
	5	按摩子宫						
	5	一般处理：呼救、吸氧、配血、生化检查						
	5	双管补液容量复苏						
	5	心电监护						
	5	宫缩剂的使用						
	5	协助胎盘娩出						
	5	徒手剥离胎盘术						
	5	软产道检查						
	5	软产道裂伤缝合术配合						
	5	子宫填塞术配合						
	5	急诊子宫切除术的配合						
操作后	5	整理用物、洗手，记录治疗效果的监测与评估						
	5	抢救过程产妇配合，生命体征平稳						
其他	10	操作熟练、手法正确						
	5	人文关怀，仁心观念						

（李映桃）

技术三 新生儿复苏技术

新生儿复苏是针对新生儿窒息采取的抢救措施。新生儿窒息是指胎儿娩出后1分钟，仅有心跳而无呼吸或未建立规律呼吸的缺氧状态。

【目的】

1. 改善新生儿的呼吸和循环。

2. 减少新生儿并发症，降低围生儿死亡率。

【用物准备】

抢救物品：新生儿抢救车，内置：吸引管，吸球，各种型号的气管插管管道，导丝，喉镜，新生儿面罩，新生儿自动充气复苏气囊，氧气连接装置，药物（盐酸肾上腺素，氯化钠，纳洛酮，碳酸氢钠）等；新生儿血氧和心电监护仪；新生儿辐射抢救台，大毛巾，肩垫，新生儿吸痰机等。

【操作程序】

1. 评估

（1）孕妇评估：有否妊娠合并症和并发症，生命体征是否平稳；胎儿宫内缺氧严重度。让产妇转为侧卧位或俯卧位，再次评估胎心。

（2）新生儿评估：新生儿足月与否，羊水清洁度，有无呼吸或哭声响亮，肌张力情况。

（3）环境评估：环境是否安全、安静，温度是否适宜。

2. 准备

（1）助产士准备：呼救新生儿科医师到场，高级产科医师、训练有素的助产士到场，着装整齐，洗手，戴口罩、帽子。

（2）物品准备：备齐各种抢救用物，将用物放在合适的位置。物品包括：新生儿辐射抢救台，新生儿吸痰机，吸引管，吸球，大毛巾，肩垫，气管插管管道，导丝，喉镜，新生儿面罩，新生儿自动充气复苏气囊、氧气连接装置，药物（盐酸肾上腺素，氯化钠，纳洛酮，碳酸氢钠）。

（3）产妇准备：向新生儿家长解释缺氧的严重度和复苏的目的，取得其合作和理解。

3. 操作

（1）新生儿出生前

1）呼救：产前诊断胎儿宫内窘迫，准备上台接生，巡回助产士启动院内急救系统，即刻通知助产士（主管或高级责任助产士）、产科上级医师、儿科医师。准备急救物品，配合医师抢救。

2）调节新生儿恒温辐射抢救台（28～32℃），连接好新生儿口鼻吸引管和负压吸痰机，连接适当大小的面罩和自动充气复苏气囊，调整好氧气流量。

3）在恒温辐射抢救台上放置干净的大毛巾，肩垫（备用）。

4）按新生儿科医师医嘱，备用好1∶10 000肾上腺素、纳洛酮和生理盐水。

（2）新生儿出生后

1）出生后立即评估新生儿，快速评估羊水、呼吸或哭声、肌张力，如果各项评分2分，按照新生儿的护理常规进行护理。“有活力的”的定义：呼吸、肌张力好，心率>100次/分，具体评估方法详见第六章技术一。羊水胎粪污染处理流程见图7-2。

2）如果羊水、呼吸或哭声、肌张力及早产当中其中有一项是“否”，就要按ABCD流程复苏，计时复苏时间。脐带有搏动之前不要切断脐带，在床边立即复苏。目前关于窒息新生儿复苏时，实施晚断脐的时间不统一，国内专家建议，在窒息新生儿初步复苏和正压通气步骤（至少 1 分钟内）可以将新生儿放在母亲旁边操作，不用断脐，如果需要胸外按压、气管插管、脐静脉导管给药等步骤可断脐到操作台操作。

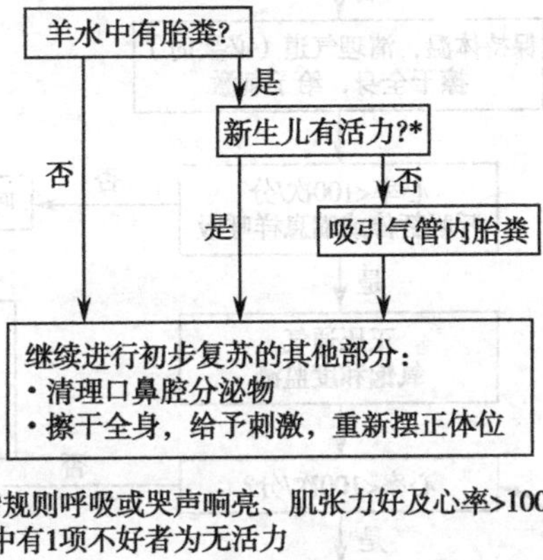

图 7-2　产羊水胎粪污染处理流程图

（3）新生儿 ABCD 复苏流程

A. 清理呼吸道　①新生儿有活力：只清理口腔和鼻内的分泌物，如果需要可进行复苏。②新生儿无活力：在进行任何步骤之前对新生儿的气管进行吸引清理；将新生儿摆成“鼻吸气”体位以开放气道，仰卧或侧卧，颈部轻度仰伸“鼻吸气”位使咽后壁、喉和气管成一直线，选择合适，富有弹性的吸痰管，先吸口腔再吸鼻腔，吸痰管插入长度不超过患儿鼻尖到耳垂的距离。开放负压后，将吸痰管边旋转边吸引，慢慢向外提出，手法轻巧，动作轻柔。擦干全身，给予刺激。

B. 建立呼吸　经上述处理 30 秒后，评估心率、呼吸、血氧饱和度，若心率 < 100 次 / 分或呼吸暂停或喘息样呼吸，给予自动复苏气囊正压通气，氧饱和度检测。

C. 建立循环　正压通气 30 秒后继续评估心率、呼吸、血氧气饱和度，若心率 < 60 次 / 分，需要考虑气管插管 + 胸外按压与正压通气配合。按压部位：胸骨下 1/3，按压的深度：胸廓前后径的 1/3。胸外按压和正压通气的比例应为 3∶1，即 90 次 / 分按压和 30 次 / 分呼吸，达到每分钟 120 个动作。

D. 药物的使用　30 秒后评估心率仍 < 60 次 / 分，考虑使用药物，复苏药物 1/10 000 盐酸肾上腺素脐静脉注射或气管内给药。

用药后 30 秒，评估心率 < 60 次 / 分，要考虑新生儿有否先天畸形，如先天隔疝、气胸、低血容量等，必要时给予扩容和升压药物；如心率 > 100 次 / 分，继续复苏支持治疗，按医嘱转新生儿科继续观察。新生儿复苏流程见图 7-3。

【注意事项】

1. 负压吸痰的压力　10～13kPa（80～120mmH$_2$O）。气囊面罩正压通气压力是 20～25cmH$_2$O，频率是 40～60 次 / 分（胸外按压时为 30 次 / 分）。氧流量 5L/min，面罩不可压在面部，不可将手指或手掌置于患儿眼部，念“1”时挤气囊，念“2、3”时放气，正压呼吸时间超过 2 分钟需插胃管，30 秒正压通气后心率小于 60 次 / 分，进行胸外按压（或气管插管）。

2. 气管插管的指征　①需要气管内吸引清除胎粪时；②气囊面罩正压通气无效或要延长时；③胸外按压时；④特殊复苏情况，如先天性膈疝或超低出生体重儿。

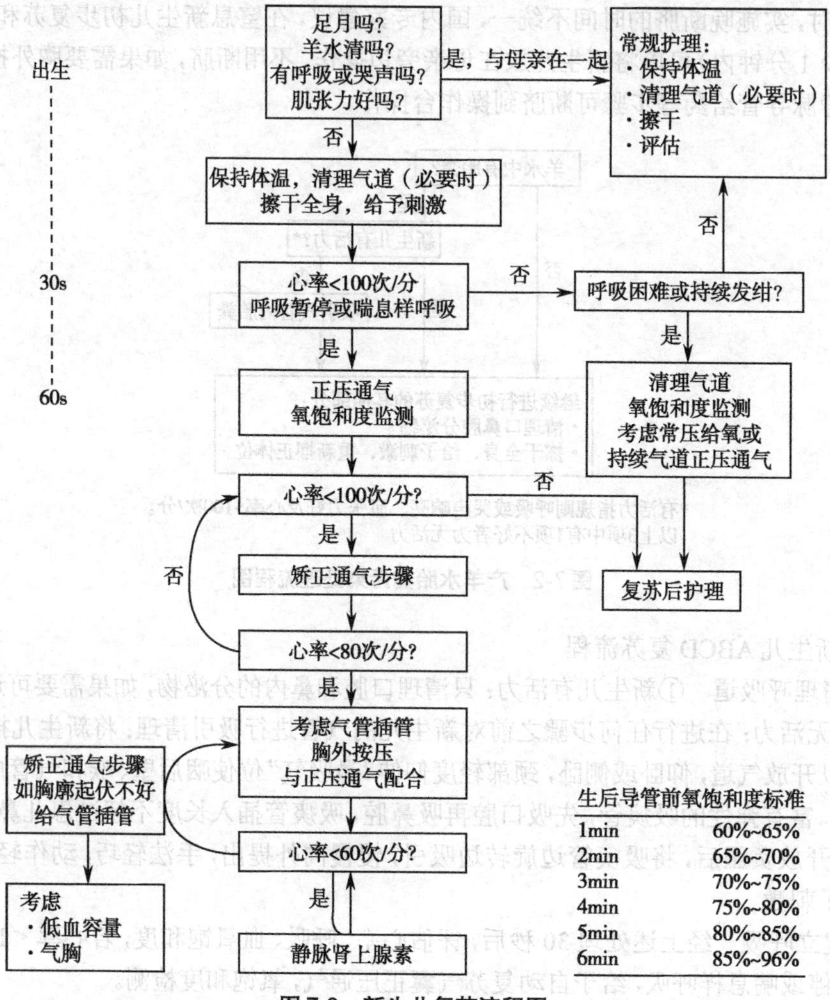

图7-3 新生儿复苏流程图

3. 气管插管方法 左手持喉镜，使用带直镜片的喉镜进行经口气管插管，整个操作要求在20秒内完成并常规做一次气管吸引。

(1) 喉镜的选择：选择合适型号的镜片（1号足月儿用，0号早产儿用）。

(2) 气管导管的选择：内径2.5mm的气管导管适用于体重<1000g、胎龄<28周的新生儿；内径3.0mm的适用于出生体重位于1000～2000g之间、胎龄位于28～34周之间的新生儿；内径3.5mm的适用于体重位于2000～3000g之间、胎龄位于34～38周之间的新生儿；内径4.0mm的适用于体重>3000g、胎龄>38周的新生儿。

4. 胸外按压的方法 手的正确位置在胸骨下1/3处（两乳头连线中点下方）；双指法（用中指和示指或无名指指尖，垂直压迫）；拇指法（两拇指可并排放置或重叠，拇指第1节应弯曲，垂直压迫，双手环抱胸廓支撑背部）压迫深度为前后胸直径1/3，放松时指尖或拇指不离开胸骨，下压时间应稍短于放松时间，节奏每秒按压3次呼吸1次，频率为120次/分。30秒胸外按压后，听心率6秒，心率<60次/分，重新开始胸外按压（并使用药物）。若心率>60次/分，停止胸外按压继续人工呼吸。

【结局评价】

1. 新生儿复苏技术有效，恢复自主循环或自主呼吸。

2. 助产士能熟练掌握新生儿窒息复苏技术，并根据新生儿 Apgar 评分，评估新生儿窒息的严重度和预后。

【技术拓展】

1. 出生脐带还在搏动，胎盘与新生儿之间的血液交换还在进行，大概可以持续 3～5 分钟或更长，继续供氧和营养物质，要实施晚断脐，尤其是呼吸尚未建立的有窒息的新生儿，立即断脐增加了脑缺氧的危险。

2. 如果有胎粪，但是新生儿有活力，只需要用吸引球或大孔吸管清理口腔和鼻腔，不必常规进行气管内吸引清理。

3. 抢救复苏中要避免以下错误的危险动作，有可能造成新生儿脑损伤和骨折。例如：用力拍打新生儿的后背或臀部，挤压肋骨，将大腿压向腹部，手指扩张刺激肛门括约肌，热敷、冷敷、热浴、冷浴等，过度摇动新生儿。

4. 确定气管插管的导管位置正确的方法：①胸廓起伏对称；②听诊双肺呼吸音一致，尤其是腋下，且胃部无呼吸音；③无胃部扩张；④呼气时气管导管内有雾气；⑤新生儿心率、肤色和反应好转；⑥有条件可使用呼出 CO_2 检测器，可有效确定有自主循环的新生儿气管插管的位置是否正确。

5. 复苏用药指征　①肾上腺素：心搏停止或者经 30 秒的正压人工呼吸和胸外按压后，心率持续 <60 次 / 分，静脉或气管注入的剂量是 0.1～0.3ml/kg 的 1∶10 000 溶液（0.01～0.03mg/kg），需要时 3～5 分钟重复 1 次。②扩容剂：有低血容量、怀疑失血或休克的新生儿对其他复苏措施无反应时，考虑扩充血容量。可选择等渗晶体溶液，推荐使用生理盐水。大量失血则需要输入与患儿交叉配血阴性的同型血或 O 型红细胞悬液。方法：首次剂量为 10ml/kg，经外周静脉或脐静脉缓慢推入（>10 分钟）。在进一步的临床评估和观察反应后可重复注入 1 次。③纳洛酮：产妇使用麻醉药物引起的新生儿呼吸抑制，可给予 0.1mg/kg 脐静脉缓慢推入或肌注。

【临床情境】

李女士，28 岁，已婚，宫口近开全，羊水Ⅱ°混浊，宫缩用力时胎心音 80～100 次 / 分。该新生儿出生后是否需要进行复苏处理？如何操作？

【操作考核评分标准】

新生儿窒息复苏操作考核评分标准如表 7-3 所示。

表 7-3　新生儿窒息复苏操作考核评分标准

班级：　　　　　　　　学号：　　　　　　　　姓名：　　　　　　　　得分：

项目	分值	评分细则	评分等级				得分	备注
			A ×1.0	B ×0.8	C ×0.6	D ×(0～0.5)		
操作前	5	助产士着装及用物准备						
	5	新生儿评估						
	5	环境评估：室温、光线						
操作中	5	清理呼吸道						
	5	体位放置						
	5	擦干并保暖						

续表

项目	分值	评分细则	评分等级				得分	备注
			A ×1.0	B ×0.8	C ×0.6	D ×(0～0.5)		
操作中	5	诱发呼吸						
	5	简易三项评估						
	5	氧饱和度检测						
	5	气囊面罩给氧						
	5	喉镜和气管导管的选择						
	5	气管插管						
	5	胸外按压						
	5	脐血管用药						
	5	正压给氧＋胸外按压						
操作后	5	整理用物、洗手、记录						
	5	新生儿复苏1、5、10分钟Apgar评分和复苏后监护						
其他	10	操作熟练、手法正确						
	5	人文关怀，爱伤观念						

（李映桃）

技术四 孕产妇复苏技术

心搏骤停是指心脏突然衰竭而不能搏出足量的血液保证重要器官，特别是危及脑的存活。一般导致孕产妇心搏骤停的原因主要有妊娠期高血压疾病、血栓形成、大出血、心脏病及药物等其他影响。孕产妇复苏是指针对孕产妇心搏骤停采取的抢救措施，是助产士必须掌握的抢救技能之一。

【目的】

1. 患者心跳、呼吸恢复；面色、口唇、甲床色泽转为红润；散大的瞳孔缩小；意识逐渐恢复；有尿；心电图波形有改变。基本生命支持复苏成功。

2. 母胎安全。

【用物准备】

1. 一般物品 输液车、心电监护仪等。

2. 抢救物品 成人抢救车。

【操作程序】

1. 判断意识与呼吸 低头凑近患者耳边大声呼唤其名字并拍打双肩、声音洪亮有效，对着左右耳朵呼唤一遍，随后用大拇指掐压“人中”2次，同时观察患者呼吸是否正常。

2. 呼救 确定昏迷后高声呼救“患者昏迷，快抢救”。

3. 摆体位 患者去枕，左侧15°～30°卧位，背部置心肺复苏硬板上，以压额抬颏法（也称“仰头提颏法）开放气道，清除口腔异物。操作者需靠近患者左侧。

4. 判断循环 示指和中指指尖触及患者气管正中部（相当于喉结的部位），向侧方滑动2～3cm，至胸锁乳突肌前缘凹陷处，判断有无颈动脉搏动，同时判断患者有无呼吸，孕妇面色改变及有无咳嗽反射。判断时间在10秒以内。

5. 心肺复苏 "患者无意识、无呼吸、无循环体征，立即进行心肺复苏。"按C-A-B复苏流程（图7-4），以30∶2的比例进行心脏按压和正压通气给氧。助手双手固定面罩于患者口鼻部。操作者双手挤压简易呼吸器球囊，连续通气2次，每次持续1秒，通气量以见到胸部明显抬起为宜（操作时要有观察胸部动作）。

6. 心电监测 若是心室颤动，立即行直流电非同步除颤。如一时难以电除颤，或电除颤一次不复律，可选用胺碘酮、利多卡因、溴苄安或普鲁卡因胺静注，药物除颤与电除颤同时交替使用，能提高复苏成功率。

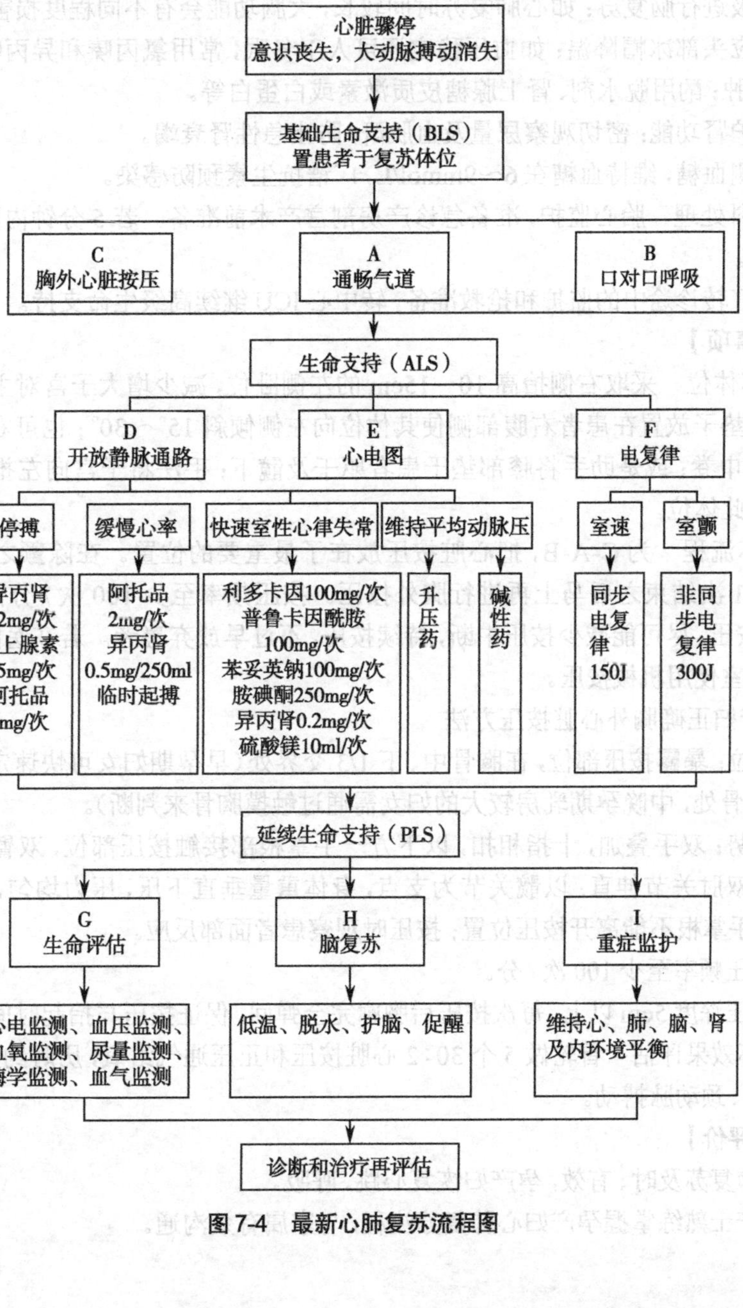

图7-4 最新心肺复苏流程图

7. 早期气管插管　先面罩正压通气，然后配合医师，准备短柄喉镜及成人12号气管套管行气管插管。

8. 循环复苏　肾上腺素首先静注，1/10 000肾上腺素1mg，如来不及建立静脉通道则可心内注射或气管注入，随后开放2条静脉通路，快速容量复苏。

9. 复苏后期处理

(1) 维持血液循环：心脏复苏后常有低血压或休克，应适当补充血容量并用血管活性药，维护血压在正常水平。

(2) 维持有效通气功能：继续吸氧。如自主呼吸尚未恢复，可用人工呼吸机辅助通气；维持血氧饱和度≥95%。

(3) 持续心电监护，发现心律失常酌情处理。

(4) 积极进行脑复苏：如心肺复苏时间较长，大脑功能会有不同程度损害。①如意识障碍伴发热，应头部冰帽降温；如血压稳定还可人工冬眠，常用氯丙嗪和异丙嗪静滴或肌注。②防治脑水肿：酌用脱水剂、肾上腺糖皮质激素或白蛋白等。

(5) 保护肾功能：密切观察尿量及血肌酐，防止急性肾衰竭。

(6) 检测血糖，维持血糖在6～9mmol/L，广谱抗生素预防感染。

10. 产科处理　胎心监护，准备急诊产房剖宫产术前准备。若5分钟内复苏不成功，立即行剖宫产。

11. 做好转诊途中的监护和抢救准备，转中心ICU继续高级生命支持。

【注意事项】

1. 复苏体位　采取右侧抬高10～15cm的左侧卧位，减少增大子宫对主动脉及下腔静脉压迫。将垫子放置在患者右腹部侧使其体位向左侧倾斜15°～30°；也可右侧躯干及髋下垫水袋或毛巾卷；或是助手将膝部垫于患者躯干及髋下；手法将子宫向左推，或用Cavdiff楔形物固定此体位。

2. 复苏流程　为C-A-B，把心脏按压放在了最重要的位置。在除颤之前进行胸外按压，在除颤1次结束之后马上再进行胸外按压。按压频率至少100次/分，按压深度至少5cm，连续按压，尽可能减少按压中断，持续按压，不过早放弃患者。若在医院内发生者，可以在治疗科室使用机械按压。

3. 孕产妇正确胸外心脏按压方法

(1) 部位：暴露按压部位，在胸骨中、下1/3交界处（早孕期妇女可快速定位于两乳头连线中点的胸骨处，中晚孕期乳房较大的妇女需通过触摸胸骨来判断）。

(2) 姿势：双手叠加，十指相扣，以下方一手掌根部接触按压部位，双臂位于患者胸骨的正上方，双肘关节伸直；以髋关节为支点，身体重量垂直下压，压力均匀，不可冲击式按压，抬起时手掌根不能离开按压位置；按压时观察患者面部反应。

(3) 按压频率至少100次/分。

(4) 按压深度5cm以上，每次按压后胸廓完全弹回，保证按压与抬起时间基本相等。

4. 复苏效果评估　首轮做5个30∶2心脏按压和正压通气给氧，历时约2分钟后，操作者复检呼吸、颈动脉搏动。

【结局评价】

1. 心肺复苏及时、有效，孕产妇恢复心跳、呼吸。

2. 助产士熟练掌握孕产妇心肺复苏流程，与家属有效沟通。

【技术拓展】

1. 通气方式　妊娠晚期母婴均不能耐受缺氧，所以对于猝死的孕妇应尽早建立人工气道，实施高流量氧气正压通气支持，由于孕产妇膈肌抬高、肺容量减少和顺应性降低，正压通气时应适当减少潮气量。

2. 急诊剖宫产　母体心跳呼吸停止后，因脐静脉血氧张力总是低于子宫静脉血氧张力，胎儿的氧储备不超过 2 分钟。孕妇对无呼吸无心跳的耐受时间仅 4 分钟，在这时限后，母体及胎儿复苏成功率均下降。因此在救治中的 4 分钟也称“4 分钟规则”。对于胎龄 24～25 周以上胎儿，孕产妇心跳停止 4 分钟内施行剖宫产术娩出胎儿，可获得最高存活机会。

3. 高级生命支持　在实施剖宫产术中和术后一定不能中断胸外按压，高质量胸外按压是心肺复苏过程中最有效的抢救手段。如孕妇恢复自主循环，转入 ICU 进行复苏后高级生命其他支持治疗。

4. 复苏有效的指标

(1) 瞳孔变化：由大变小，对光反应恢复都是有效的表现。

(2) 面色（口唇）变化，由发绀转为红润。

(3) 脑功能恢复的迹象：①患者手脚开始抽动挣扎；②肌张力增加；③吞咽动作增加；④吞咽动作出现；⑤自由呼吸恢复。

(4) 心电图变化：心电图出现交界区、房性或窦性心律。

【临床情境】

孕妇李某，未规范产检，停经 34^{+2} 周，有家族心脏病史，头晕、心慌，活动后气急加重 4 天由外院转入。入院体检时，孕妇突然失去意识，问答无反应。作为助产士该如何处理？

【操作考核评分标准】

孕产妇复苏操作考核评分标准如表 7-4 所示。

表 7-4　孕产妇复苏操作考核评分标准

班级：　　　　学号：　　　　姓名：　　　　得分：

项目	分值	评分细则	评分等级				得分	备注
			A ×1.0	B ×0.8	C ×0.6	D ×(0～0.5)		
操作前	5	助产士着装及用物准备						
	5	猝死评估						
	5	环境评估：室温、光线						
操作中	5	呼救、启动 BLS						
	5	摆放体位						
	5	胸外心脏按压						
	5	除颤仪的使用						
	5	开放气道						
	5	口-口人工呼吸						
	5	面罩气囊人工呼吸						
	5	气管插管配合						
	5	心电监测						

续表

项目	分值	评分细则	评分等级				得分	备注
			A ×1.0	B ×0.8	C ×0.6	D ×(0~0.5)		
操作中	5	双管补液循环复苏						
	5	胎儿监护						
	5	急诊剖宫产术前准备						
操作后	5	整理用物、洗手、记录						
	5	复苏效果评估						
其他	10	操作熟练、手法正确						
	5	人文关怀，爱伤观念						

（李映桃）

参考文献

1. 谢幸，苟文丽．妇产科学．第8版．北京：人民卫生出版社，2013.
2. 坎宁汉．威廉姆斯产科学．第21版．段涛，丰有吉，狄文主，译．济南：山东科学技术出版社，2006.
3. 任辉，常青，刘兴会，等．助产理论与实践．北京：人民军医出版社，2011.
4. 傅才英，吴佩煜，翁霞云，等．妇产科手术学．北京：人民军医出版社，2007.
5. 王子莲．妇产科护理指南．北京：人民军医出版社，2011.
6. 乐杰．妇产科学．第7版．北京：人民卫生出版社，2010.
7. 曹泽毅．中华妇产科学．北京：人民卫生出版社，1999.
8. 丰有吉，沈铿．妇产科学．第2版．北京：人民卫生出版社，2011.
9. 苟文丽，吴连方．分娩学．北京：人民卫生出版社，2007.
10. 陈晓莉．妇产科护理技术．北京：人民卫生出版社，2011.
11. 魏碧蓉．高级助产学．第2版．北京：人民卫生出版社，2013.
12. Penny Simkin，Ruth Ancheta．产程进展手册．第2版．陈改婷，张宏玉，译．西安：世界图书出版公司，2011.
13. 蔡文智，王玉琼．妇产科护理学．第2版．北京：人民卫生出版社，2013.
14. 安力彬．实用妇产科护理学．北京：人民军医出版社，2009.
15. 安力彬．妇产科护理规范化操作．北京：人民军医出版社，2011.
16. Steven G. Gabbe，Joe Leigh Simpson，Jennifer R. Niebyl，et，al. Obstetrics：Normal and Problem Pregnancies. 5th Edition. Churchill Livingstone，2007，chapter 17：428-455.
17. 中华医学会．临床技术操作规范护理分册．北京：人民军医出版社，2005.
18. 刘雪琴，彭刚艺．临床护理技术规范（基础篇）．第2版．广东：广东科技出版社，2013.
19. 蒋琪霞．伤口护理临床实践指南．南京：东南大学出版社，2004.
20. 中华医学会妇产科学分会产科学组．产后出血预防与处理指南（2014）．中华妇产科杂志，2014，49（9）：641-646.
21. 朱兰，蒋芳．澳洲妇科泌尿学组Ⅲ、Ⅳ度会阴裂伤相关处理的指南更新与解读．中华妇产科杂志，2013，48（11）：878-880.
22. 中华医学会妇产科学分会产科学组．产后出血预防与处理指南（草案）．中华妇产科杂志，2009，44（7）：554-557.
23. 中华医学会妇产科学分会产科学组．孕前和孕期保健指南．中华妇产科杂志，2011，46（2）：150-153.
24. 黄玉珍．产科局部阻滞麻醉避免会阴撕裂伤的效果观察．中华医药杂志，2004，4（1）：120.
25. 刘艳茹．会阴深部神经阻滞麻醉300例效果观察．中华实用医药杂志，2005，3（16）：92.
26. 王珺，陈慧池．胎头吸引与产钳术临床应用及比较．中国实用妇科与产科杂志，2010，26（11）：829-831.
27. 卢兰琴．HELPERR法在肩难产中的应用．现代中西医结合杂志，2008，17（5）：719-720.

28. 周燕莉，肖春芳，欧有良. 盆底肌训练对预防产后尿潴留的作用探讨. 护士进修杂志，2012，27(21)：1992-1993.
29. 刘婷，邬燕萍，杜艳鸿，等. 阴道分娩后产妇会阴疼痛状况调查与干预. 中国护理管理，2011，9：74-75.
30. 刘圣英，范亚萍，魏文珠，等. 产后早期盆底肌肉锻炼对盆底功能的影响. 长江大学学报，2011，8(5)：144-145.